局所皮弁
LOCAL FLAPS

第2巻 上肢・手指

第2巻責任編集 | 四ツ谷メディカルキューブ手の外科・マイクロサージャリーセンター長 平瀬雄一

小川 令
工藤俊哉
平瀬雄一
編集

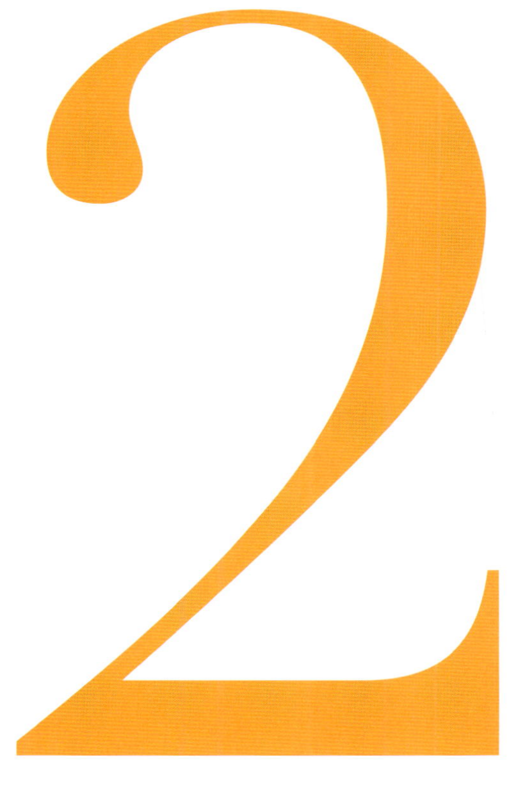

克誠堂出版

執筆者一覧

（五十音順，敬称略）

【編　集】

平瀬　雄一　四谷メディカルキューブ手の外科・マイクロサージャリーセンター長
（第２巻 責任編集）

小川　令　日本医科大学形成外科教授

工藤　俊哉　順天堂大学浦安病院外傷再建センター長

【執筆者】

天羽　健一　国立病院機構仙台医療センター形成外科

石河　利広　大津赤十字病院形成外科

宇佐美　聡　高月整形外科病院形成外科

大西　清　東邦大学医学部形成外科

荻野　晶弘　東邦大学医学部形成外科

小野　真平　日本医科大学形成外科

楠原　廣久　近畿大学医学部形成外科

黒川　正人　熊本赤十字病院形成外科

鳥谷部　荘八　国立病院機構仙台医療センター形成外科

根本　充　北里大学医学部形成外科

平瀬　雄一　四谷メディカルキューブ手の外科・マイクロサージャリーセンター

『局所皮弁』全3巻
編集にあたって

体のどこかに皮膚欠損を生じた場合，その傷の大小に関わらず，まずはよく似た組織で被覆できないかを第一に考えることになります。これは “Similar tissue is the best tissue” の原則によっています。つまり，創の被覆あるいは組織の再建において、最も重要で、最もよく似た組織で，さらに最もセンスを求められる手技は局所皮弁の手技です。微小血管解剖の知識が必要ですし，新たな拘縮を作らないためのaesthetic unit の理解が必要で，それを実行する技術が求められます。より高い結果が要求される現代医療で，形成外科，整形外科，救急科，外科，皮膚科，眼科，耳鼻科などの外科系医師にとって，局所皮弁の最新の知識は必要不可欠なものとなってきました。そこで，局所皮弁についてまとめた手術本を作りたいという趣旨で，2017年現在でのスタンダードな方法を本にしてみました。写真やイラストを多用した斬新な切り口でわかりやすい本になったと思います。

第1から3巻まで，それぞれに責任編集者をつくり，現時点で求められる局所皮弁の最新知識を国内の若き指導者の先生方にお願いしてまとめました。執筆者には，それぞれの分野で指導的なお仕事をしておられる先生方を選ばせていただきました。今後10年以上にわたって教科書として使われるに値する手術書ができたものと自負しております。

この本が読者である先生方の日常診療の一助となり，ひいては日本の外科の発展につながれば，編集者として望外の喜びであることは言うまでもありません。

2017年2月

編集者一同

第2巻 上肢・手指
はじめに

手あるいは指は人間の高度な文化的生活において欠くことのできないものであり，また，常に露出して使用されることから，その再建にあたっては整容的な側面も考慮せねばなりません。つまり，手外科手術には整形外科的知識と形成外科的知識の総動員が必要となります。「よく動き，痛くなくて，形も良い」手や指の再建には部位（unit）別の再建が必要で，1つの大きな皮弁で全体を再建するような方法は良い手外科手術とは言えません。また，たった一つの方法だけで再建計画を立てるのではなく，植皮や遊離皮弁も含めた複数の候補を立てて，その中からベストな方法を選択する，あるいは組み合わせるという考え方が重要です。さらに，minimum invasiveであることも必要でしょう。

この本では，指および手・前腕を機能的整容的unitに分けて再建法を論じています。まず，その部位の解剖学的特徴を述べ，さらにそれぞれ部位の再建法を複数列挙して総論を述べてあります。その中から特に有用と思われる局所皮弁の方法をいくつか選んで各論を述べてあります。

この本に書いてあることがすべてではありません。それは，執筆者の先生方のmy favorite methodにすぎません。しかし，行間から溢れる執筆者の熱意と知識をくみ取っていただき，読者の皆さんご自身のmy favorite methodの構築に役立てていただければ，編集者としては幸甚に堪えません。

第2巻　責任編集
四谷メディカルキューブ
手の外科・マイクロサージャリーセンター
平瀬 雄一

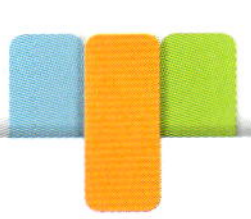

局所皮弁 第2巻 上肢・手指

もくじ

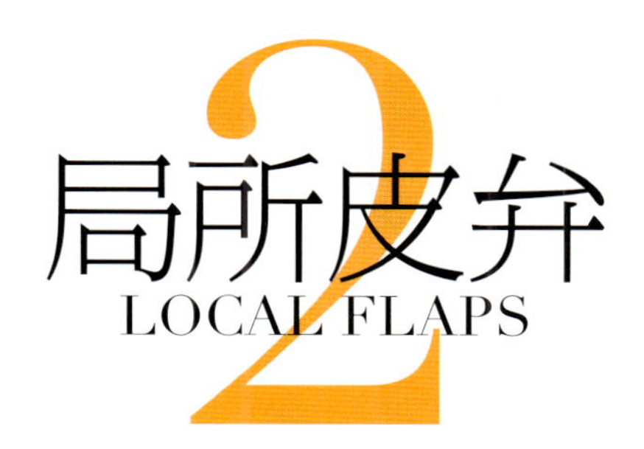

第2巻 上肢・手指

総論

上肢——とくに手指の再建には

他の部位にはない，いくつかの特徴が存在する。

それは，手は

“高度な人間生活を行うために欠くことのできない重要な器官である”

とともに，

“常に露出して使用する”

という特徴である。

したがって上肢・手・指の再建では，

機能と整容の両方を満たす再建法が「良い方法」

ということになる。

上肢の再建で目指すべき目標は

「痛くなくて，使いやすくて，形がよい」手や指を創る

ということに他ならない。

手外科という学問は

「機能と整容の間の限りない戦い」

と評しても過言ではない。

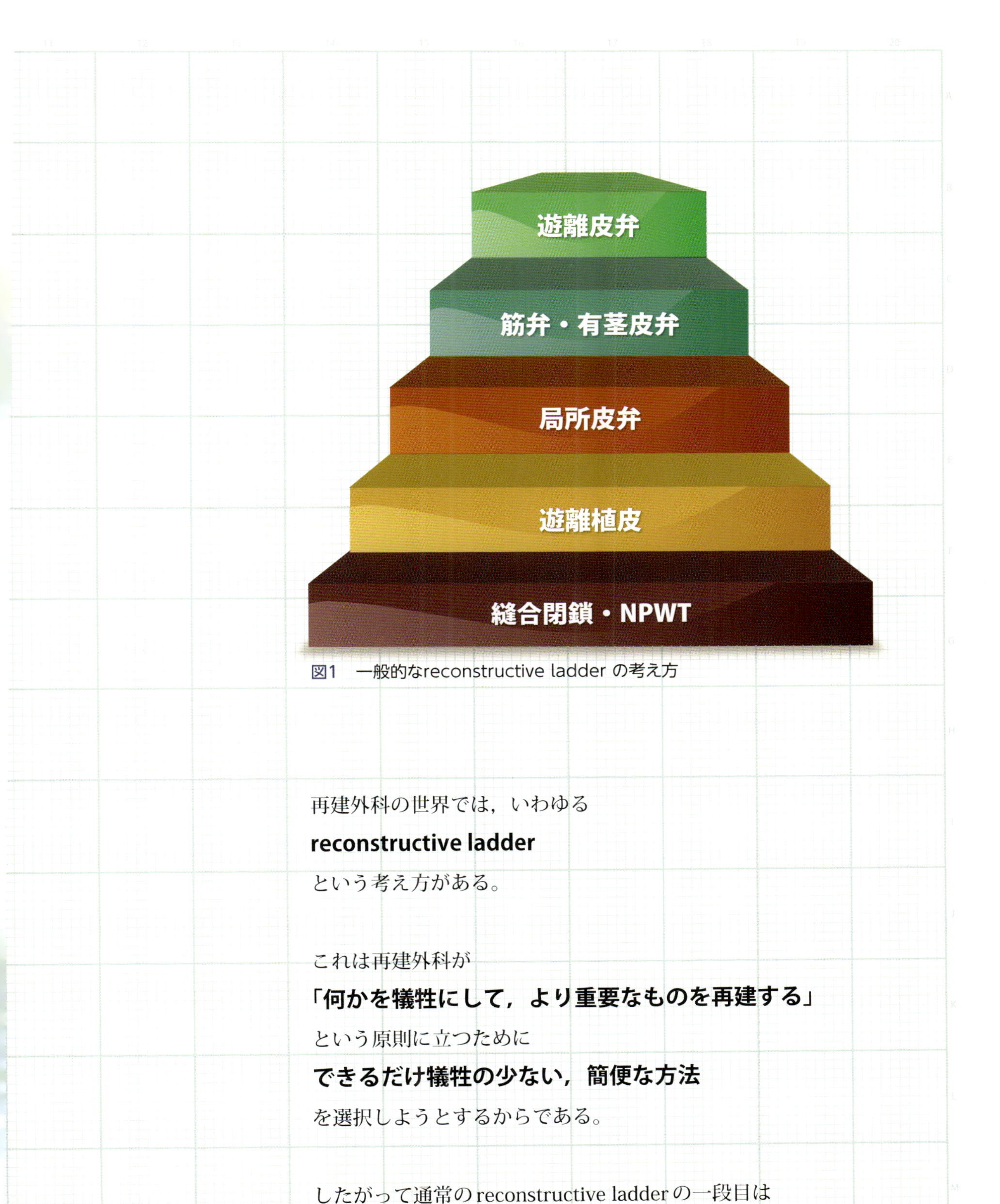

図1　一般的なreconstructive ladderの考え方

再建外科の世界では，いわゆる

reconstructive ladder

という考え方がある。

これは再建外科が

「何かを犠牲にして，より重要なものを再建する」

という原則に立つために

できるだけ犠牲の少ない，簡便な方法

を選択しようとするからである。

したがって通常のreconstructive ladderの一段目は

植皮，あるいは最近では陰圧閉鎖療法となる（図1）。

しかし，

手の再建においてはこの考え方は当たらない。
手指の再建では高度な機能とすぐれた整容性が求められるために，
植皮の選択順位は極めて低い。
手指，とくに指尖部再建では**局所皮弁が最優先**となり，
時には遊離皮弁でさえ植皮より選択順位が高くなる（図2）。

"Similar tissue is the best tissue."

手指の再建の極意はこの一言に集約される。

たとえば指尖部の再建で言うならば，
指背側の皮膚を掌側へ回して使用する指交差皮弁は
異なる性質の皮弁を使用するので第1選択とはならないが，
類似した組織で再建する thenar flap は良い再建である
と言える。

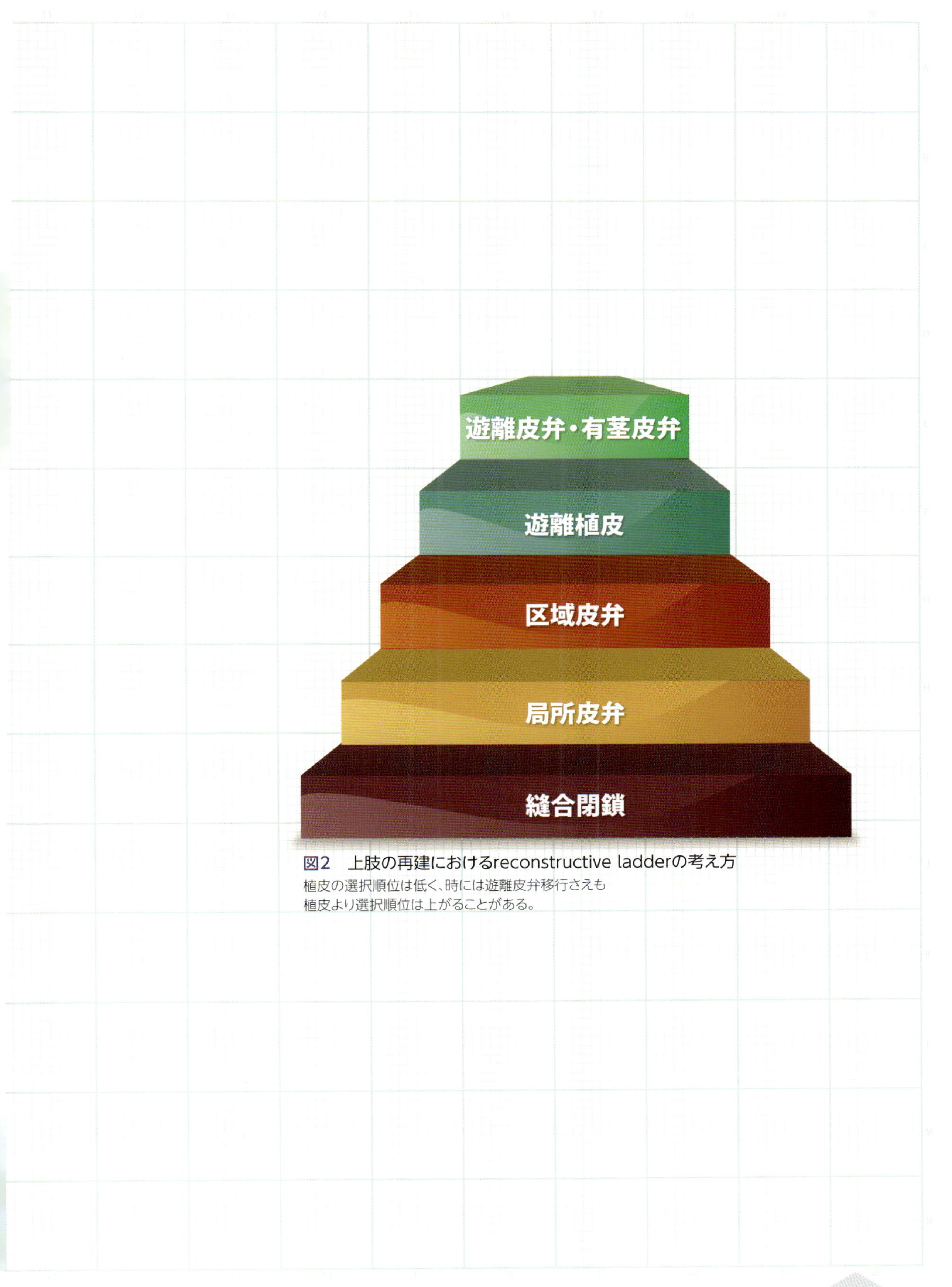

図2　上肢の再建におけるreconstructive ladderの考え方
植皮の選択順位は低く、時には遊離皮弁移行さえも
植皮より選択順位は上がることがある。

しかし，皮弁には良好な血行が求められる。
微小循環解剖が明らかになってきたとは言え，
手と指の中に存在する動脈には限りがある。
したがって，同じ血管茎に依存する皮弁でも，
その皮弁の向き，デザインを工夫することで全く違う使用が可能となる。

また，
指は長軸方向に屈伸するという性格から，
手指の瘢痕拘縮は
ほとんどが長軸方向（屈伸方向）に発生する（図3）。
短軸方向には皮膚の余裕がある場合が多い。

したがって，

局所皮弁による再建では，
長軸方向に皮弁を作って短軸方向へ移行し，
皮弁採取部を短軸方向に閉鎖するようなデザインが望ましい。

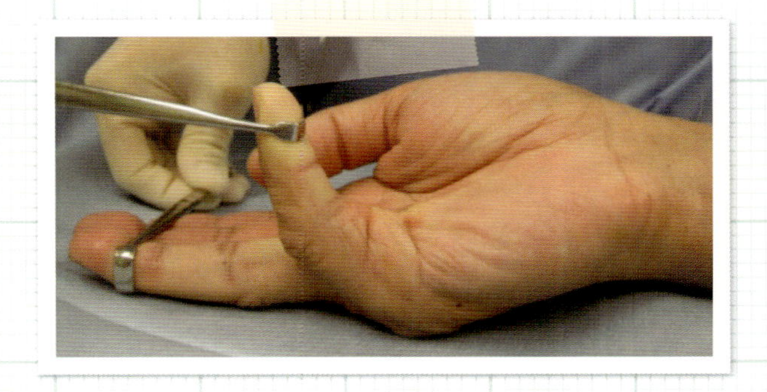

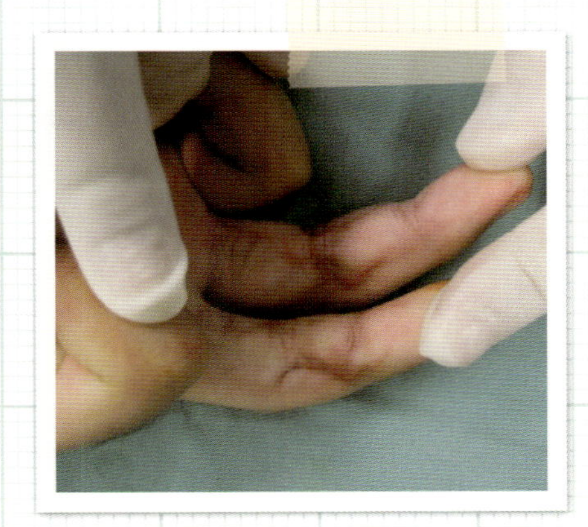

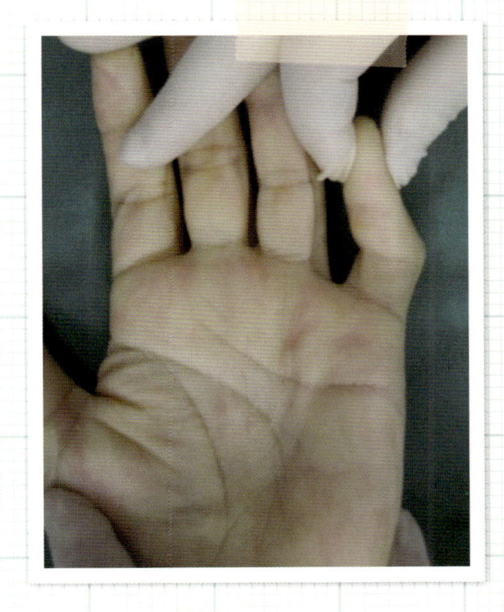

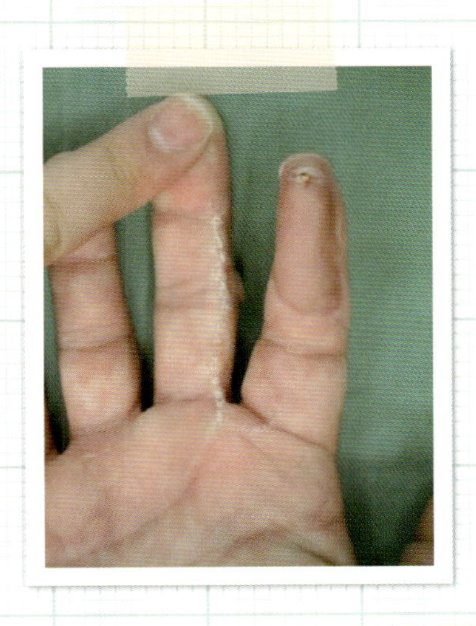

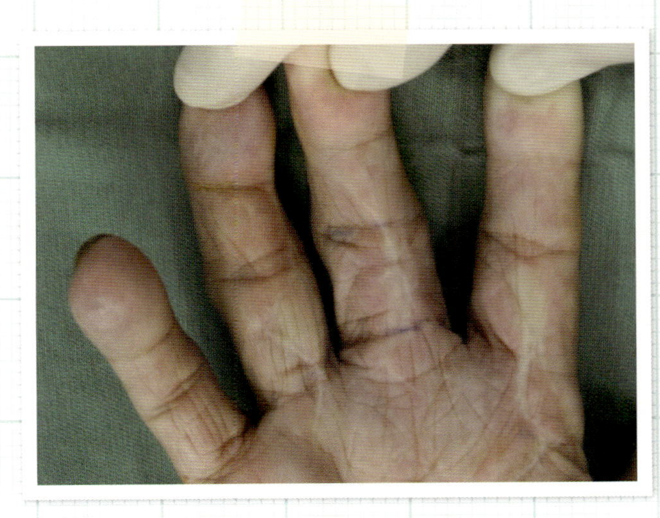

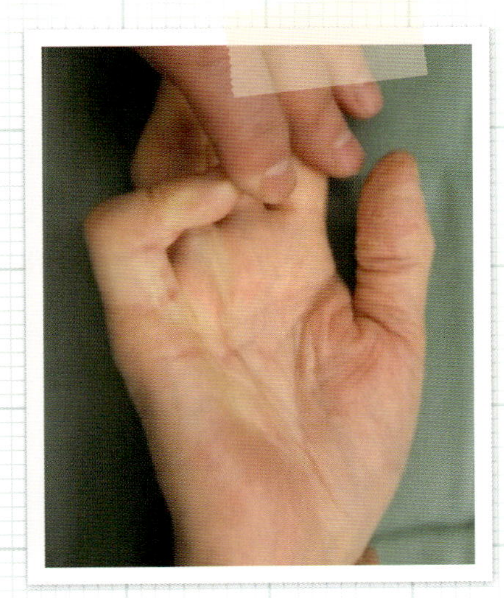

図3　上肢・手・指の拘縮は長軸の屈伸方向に起きる

したがって，皮弁の採取部の閉鎖は短軸方向に行うと新たな拘縮を生まない。

また,

指には知覚が必要である。

しびれや異常知覚ではない良好な知覚の再獲得が必要である。

知覚皮弁による再建ができれば最も良いが,
仮に知覚皮弁にはならなくとも類似した組織による再建であれば
周囲からの知覚の回復が期待できる。

“運動性”　“知覚”　“整容性”
の３つの目的を達した方法が最も優れた方法（図4）であり,
それには手指の特性を十分理解したうえでの皮弁の選択が求められる。

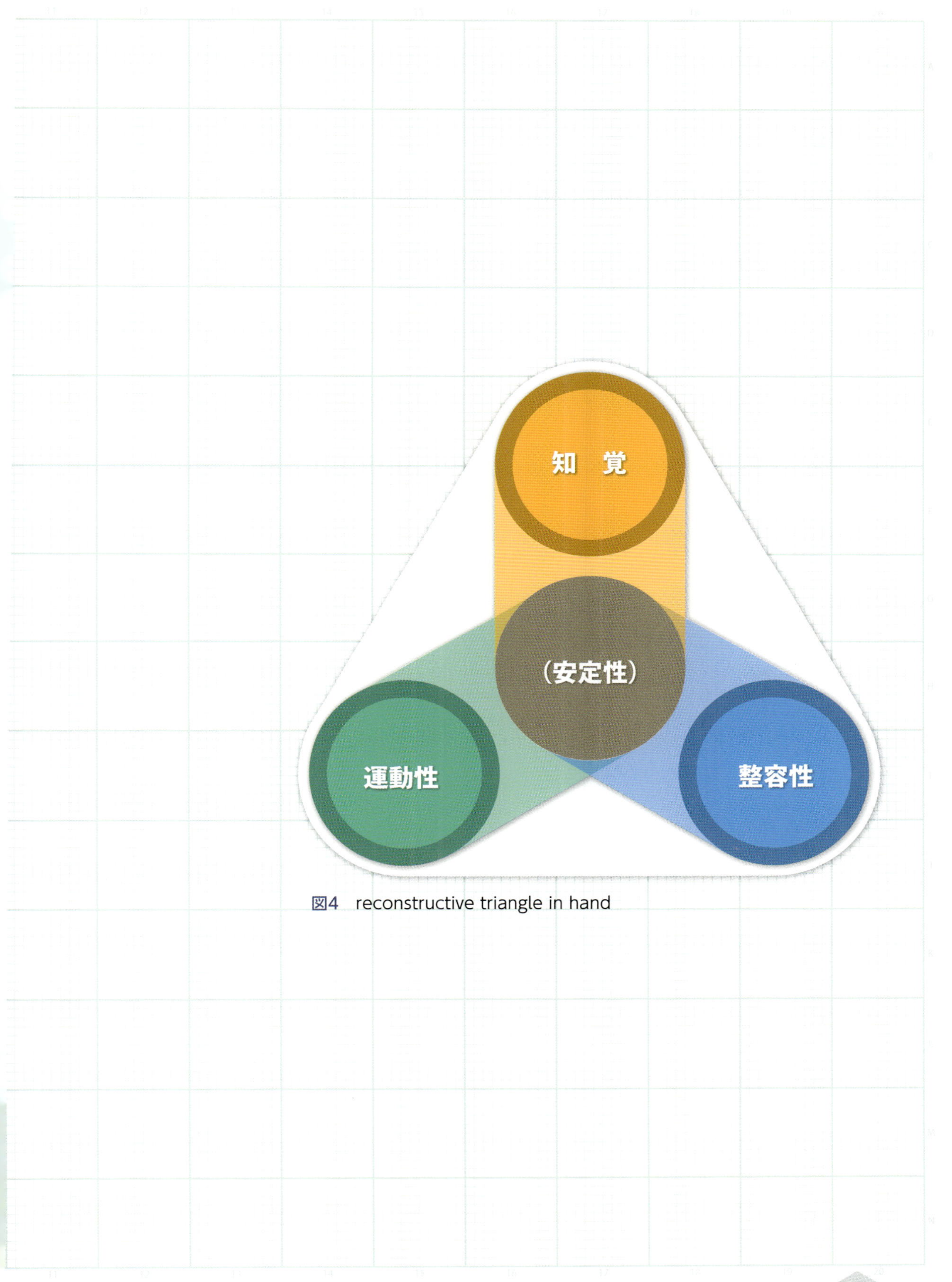

図4　reconstructive triangle in hand

NOTE

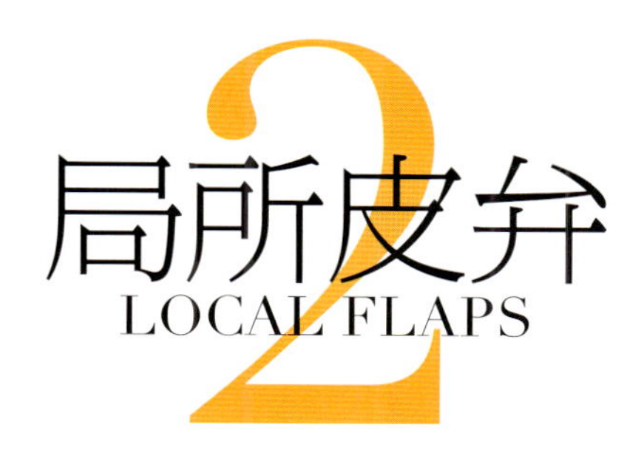

第2巻 上肢・手指

各論

1 指尖
2 指体部背側
3 手背
4 手背，指間形成
5 母指掌側
6 手掌から手関節内側
7 前腕から肘周囲
8 前腕から肘外側
9 合指症

1

指　尖

宇佐美　聡

基本的な考え方

指尖部は grip，pinch に重要であり，繊細な知覚をもつ一方で十分な厚みの皮膚と皮下脂肪組織を有する。皮膚と指節骨の間は靱帯や線維性の隔壁で固定され，把持動作時の安定性を保っている。その機能的な側面もさることながら，日常で人目にふれる所であるため再建時は整容的な面でも配慮が必要である。

厚み，知覚，見た目を満足させるには指尖部に似た組織での再建が望ましいとされる。これらの中には指体部掌側～側面，母指球・小指球，足部の無毛部の組織などが該当し，欠損部位と範囲により適応を決めていく。また，爪の形態も整容的に重要であるばかりでなく，grip，pinch 力に大きく影響する。末節骨の状態にもよるが，指の長さと爪甲形態を保ちつつ，厚みのある組織での再建を考慮する。また，可能な限り知覚再建を考慮する。

解　剖

総掌側指動脈より分岐する固有掌側指動脈が撓側と尺側より指体部へ流入する。これら固有指動脈は掌側側面に位置し，固有掌側指神経のすぐ背側を末梢に向かう。固有指動脈は基節部と中節部で対側と横連合枝にて交通があり，末節部で arch となって連絡する。指尖部には arch からの枝が放射状に数本伸び，動脈網を形成する。

それぞれの固有指動脈からは中節，基節部で背側に 2～4 本の枝（背側枝）を出し，各指節の近位と遠位に太めの背側枝が存在する。背側枝は近年穿通枝とも呼ばれる。固有指動脈および神経は背側より Cleland 靱帯，掌側より Grayson 靱帯によって支えられ，運動時の bowstring を防いでいる。

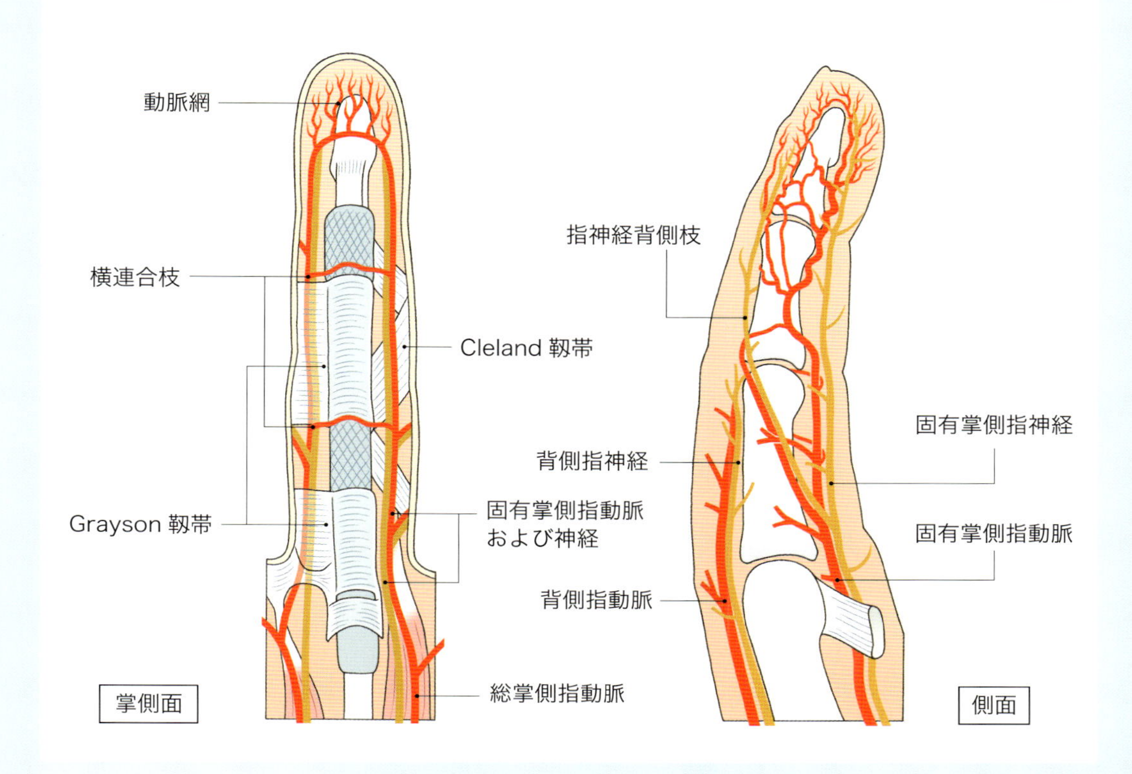

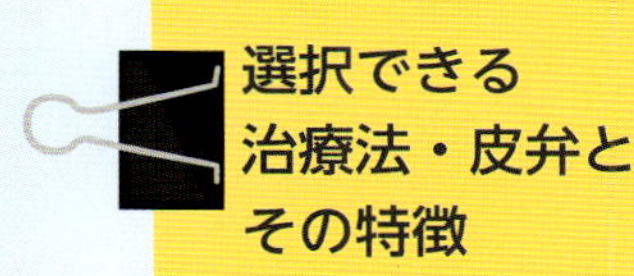

選択できる
治療法・皮弁と
その特徴

1. 同一指内での再建方法

❶ 掌側皮下茎前進皮弁

➡p16

Tranquilli-Lealiにより報告された。その後，Atasoyが同様のflapを報告した。遠位指節間皮線に三角形の頂点が重なるように掌側正中にV-Y前進皮弁を作成する。Random patternの血行で5mm程度の前進長が得られる。

❷ 神経血管柄島状前進皮弁

➡p17

Kutlerが両側面からのV-Y前進皮弁を報告し，その後Segmüllerが片側面からV-Y前進皮弁を報告した。その後にVenkataswamiがoblique triangular flapとして掌側寄り側面からのV-Y前進皮弁を報告した。片側の神経血管束を使用したaxial patternの血行でうっ血を来たしにくい。

❸ 神経血管柄掌側前進皮弁

➡p21

両側の神経血管束を血管茎とする。Morbergが報告した。Kojimaは移行後に近位部をV-Yにて閉鎖する方法を報告した。

❹ 逆行性指動脈島状皮弁
➡p23 ➡p27

児島によって報告された。指動脈を血管茎として指基部より皮弁を逆行性に移行する。Pivot point は中節部中央の横連合枝分岐部になる。うっ血しやすいので各種の予防法が報告されている。

隣指より逆行性皮弁を挙上して指尖部を交差皮弁として被覆する二期的再建の選択もある。

❺ 指動脈穿通枝皮弁
➡p29

Koshima によって報告された。一般的には背側枝を pivot point として回転させて指尖欠損部を被覆するが，スライドさせる方法もある。片側の血管を犠牲にしない利点があるが，多くの症例で皮弁挙上部に植皮が必要になる。

❻ 血管柄背側島状皮弁
➡p31

中節部背側より皮弁を挙上する報告が多い。栄養血管として指動脈の背側枝を含む手技が多く，基本的なコンセプトは指動脈穿通枝皮弁に近いが，以前より報告がある。皮弁デザインの場所は中節部もしくは基節部背側である。背側枝を含まなくても皮弁は挙上できるが，血行は不安定であるためなるべく含むように心がける。

❼ Spiral flap
➡p32

片側の神経血管束を血管柄とし，掌側から背側へ向かってデザインした皮弁を掌側へスライドさせることで欠損部を被覆する。背側の皮弁挙上部には植皮を要する。剥離範囲が広いためやや侵襲が大きくなる。皮弁のコンセプトは Tsai によって報告された。

2. 他指を利用した再建方法

❽ 血管柄島状皮弁
➡p32

母指以外の指尖部再建では小指以外にはあまり使用されない。示～環指にも使用可能だが移動距離の問題がある。最初は Littler が母指再建のために環指尺側からの神経血管柄島状皮弁として報告したが，知覚の再教育が困難であるため，固有指神経は残して指神経背側枝を移行先で縫合することが望ましい。神経を含まない動脈皮弁として隣接指へ移行する方法は Rose によって報告された。

❾ 指交叉皮弁

➡p35

Gurdin，Cronin，Tempest などにより報告された。切り離しが必要である。指神経背側枝を含めて知覚皮弁にできるが薄い背側皮膚なので色調などは優れず，掌側のふくらみがでにくい。指動脈背側枝を含めることで axial pattern の拡大皮弁にもできる。

3. 固有指部以外を利用した方法

❿ 母指球皮弁

➡p35

移植時と切り離し時の 2 回の手術が必要になる。高齢者では屈曲拘縮を来たすリスクがあると言われている。指尖部組織に近いため整容性は良好である。Gatewood により報告された。

⓫ Hemi-pulp transfer

母趾外側や第Ⅱ趾内側より挙上する。整容性に優れ，神経縫合を付加することで知覚回復も良好である。ただし，足趾の皮膚が硬い症例では欠損部を包み込むような再建には適さない。遊離皮弁の第 1 選択とされるが，足趾の morbidity を考慮する必要がある。Buncke により報告された。

⓬ その他の遊離皮弁

メラニン色素を含まない Glabrous skin を求めるのであれば medial planter flap, medialis pedis flap などを使用する。そのほか各種穿通枝皮弁での再建報告がある。

⓭ 静脈皮弁

母指球や小指球の組織を移植できる利点があるが，hemi-pulp flap や遊離穿通枝皮弁と比較すると生着率は劣る。

手術手技

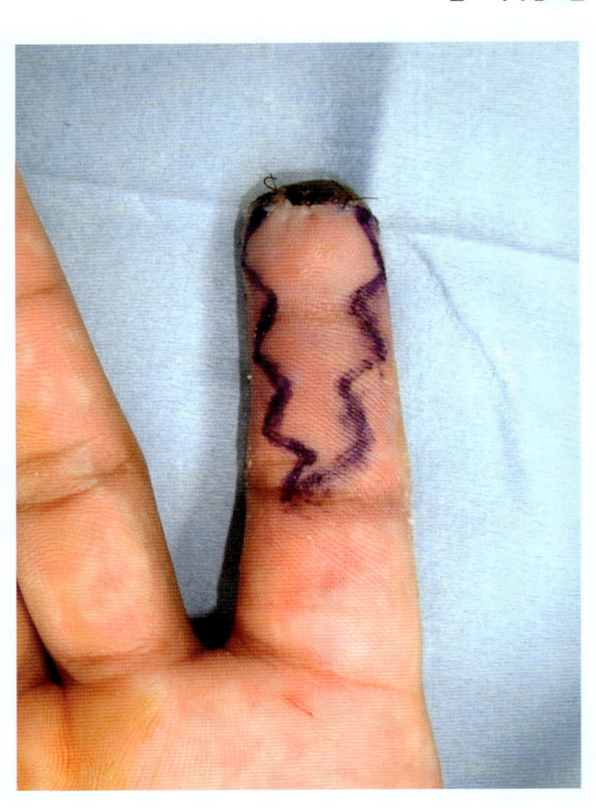

❶ 石川 subzone1 の指尖部欠損が適応。

爪床の幅の皮弁を掌側にデザインして前進させる。原法は末節部内で皮弁を移動させるが，step ladder とする場合は，切開線を中節部まで延長することで縫縮が容易となる。遠位指節間皮線には step が来るようにする。

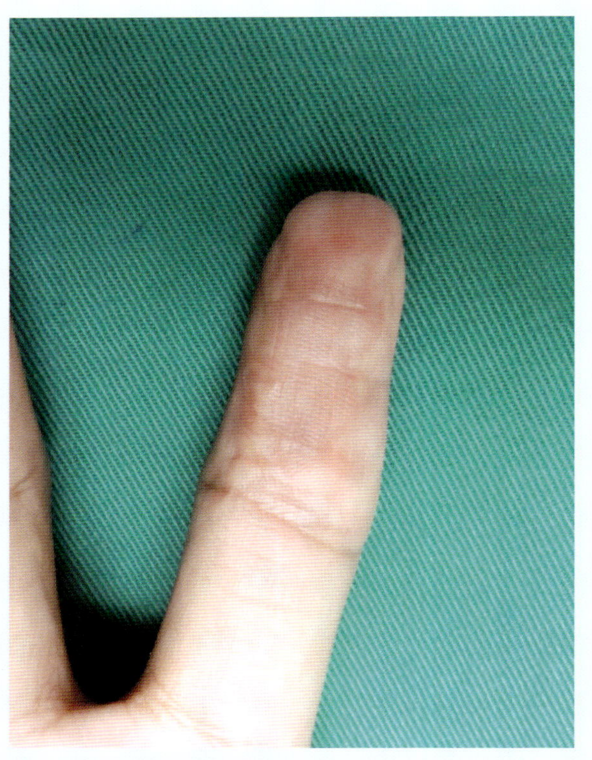

❷ 術後 5 カ月の状態

瘢痕がジグザグであるため光による視覚効果で目立ちにくい。また縦方向の皮膚性拘縮が起こりにくい。

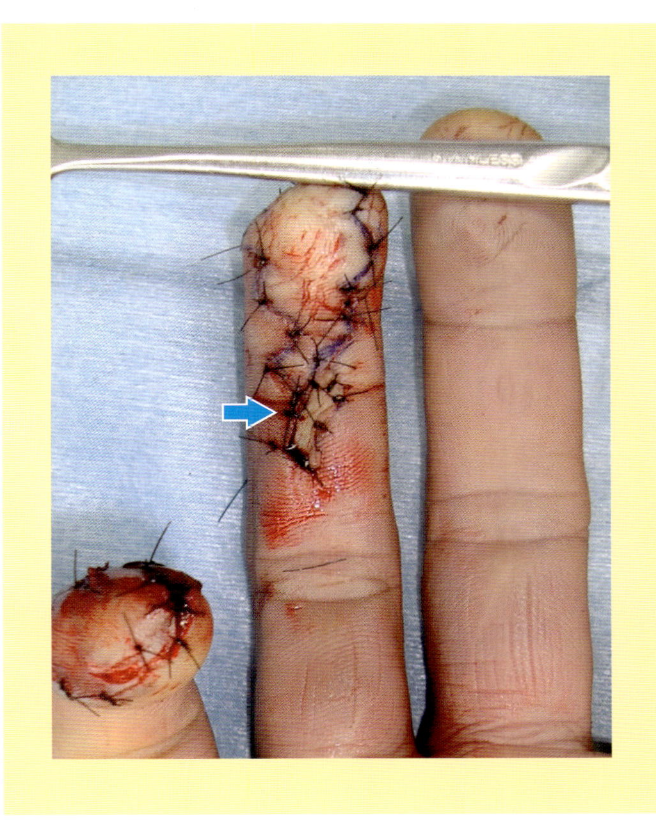

Pitfallと解決法

創の閉鎖時に緊張が強い場合

すべての皮弁に言えることであるが，皮弁移動後に創閉鎖部の緊張がきつい場合はためらわず植皮（➡）を行う。この際タイオーバーはせず，縫合固定しておくだけでよい。植皮片は完全生着しないが，周囲からの上皮化も含めて治癒が得られる。色素沈着予防のためには母指球や小指球より全層もしくは分層で皮膚を採取するとよい。小範囲であれば人工真皮だけでもよい。

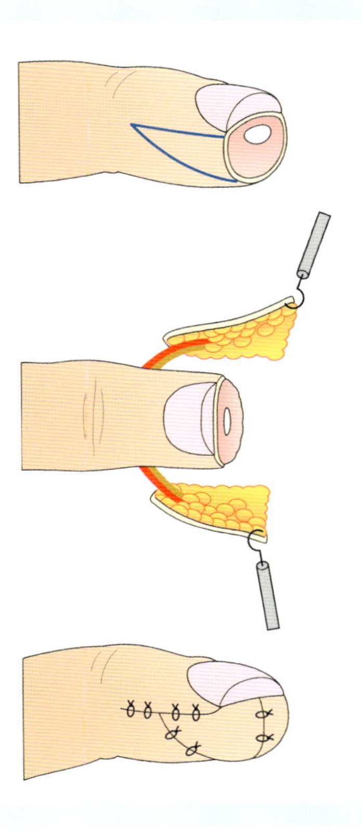

❶ Kutler 法のデザイン

指尖部両側に三角形の小皮弁をデザインする。

神経血管束を含めて皮弁を挙上し，両側より前進させて指尖部で縫合を行う。欠点として皮弁が小さいため移動距離に制限がでること，指尖部で神経血管束を同定することが困難な症例があること，縫合線が指尖部に重なることなどが挙げられる。

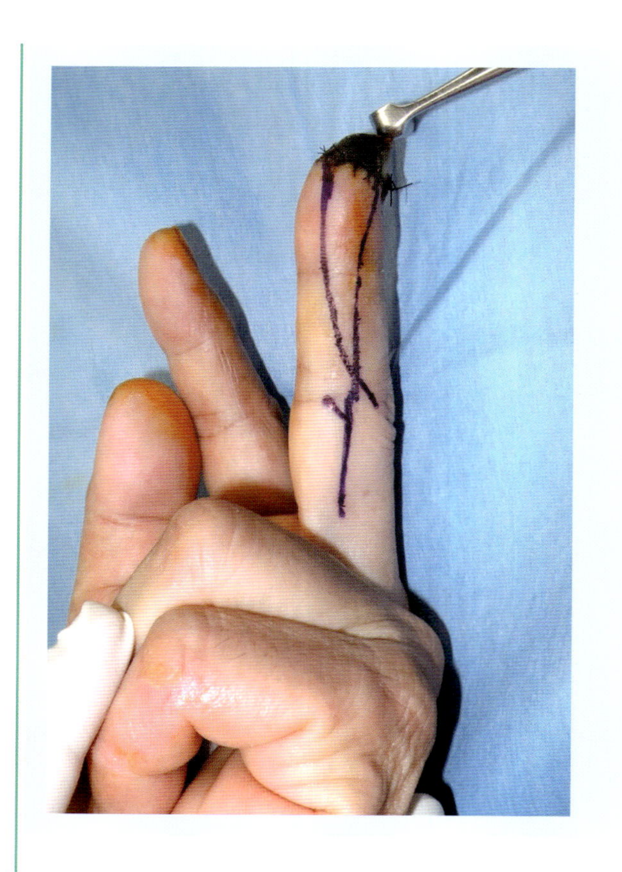

❷ Oblique triangular flap 変法のデザイン

側正中切開と掌側斜め切開による三角形を掌側〜側面にデザインする。

原法は三角形を掌側にデザインするが，そうすると皮弁前進後に指尖部に縫合部が重なるため，知覚過敏の原因となることがある。平瀬は oblique triangular flap 変法として側面寄りに細い皮弁を挙上し，指尖部に皮弁縫合部が来ないようにした。

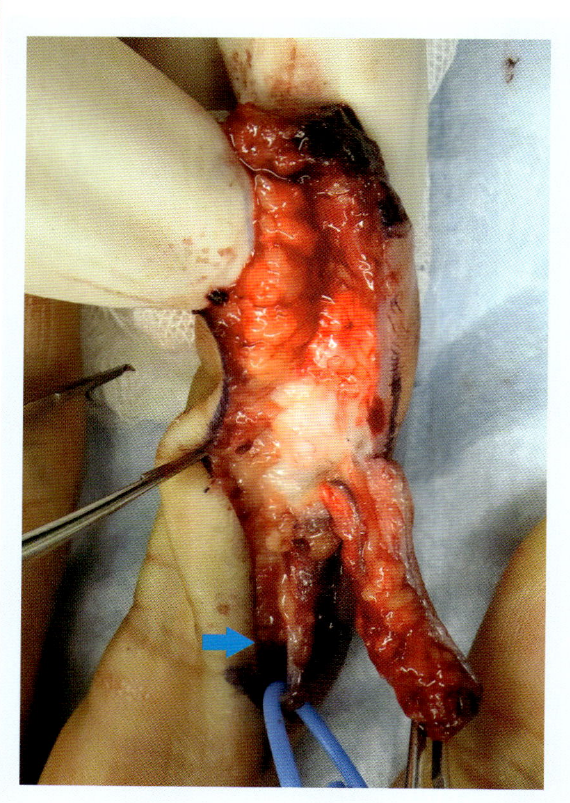

❸ まず基節部より展開し，皮弁の血管茎を確保する（➡）。基節部は神経血管束周囲の脂肪が豊富で，同定時に損傷のリスクが少ない。神経血管束確保後は遠位に剥離を進め，同時に指尖欠損部より屈筋腱腱鞘上を剥離して皮弁を挙上していく。神経の背側枝や関節枝などは前進の妨げになるようであれば適宜処理する。

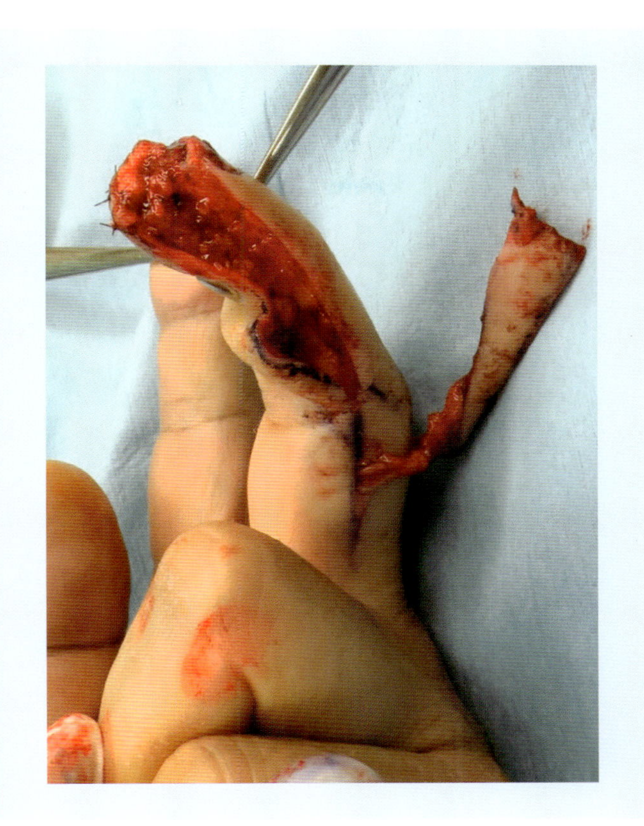

❹ 皮弁挙上後

皮弁は 15mm 程度の前進は可能であるが，知覚過敏などの合併症を考慮すると 10〜12mm 程度に留めておく方が無難とされる。

最初に皮弁を指尖部へ縫着した後にターニケットを解除して血流を確認してから創閉鎖へ移る。

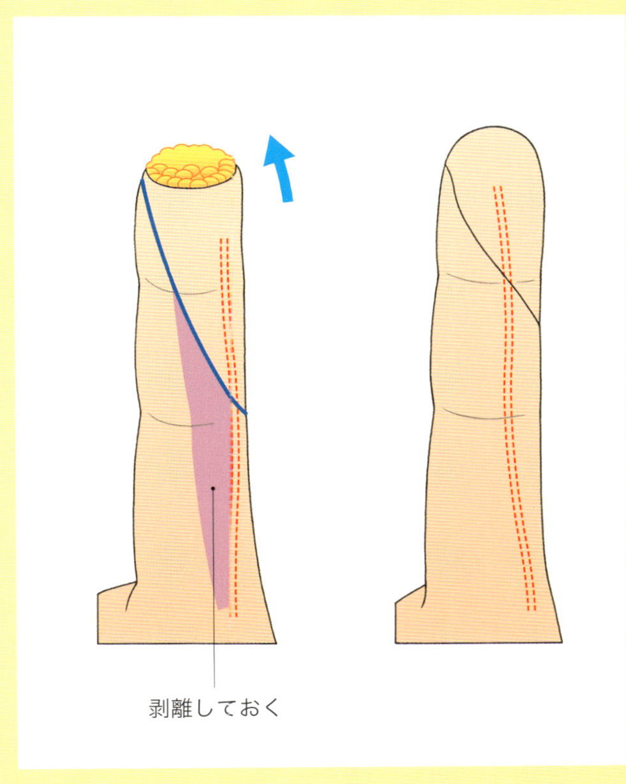

Pitfallと解決法

神経血管柄前進皮弁の合併症を減らすために

① 神経が延長されず，思うように前進しない際は基節部〜MP 関節掌側まで切開を延長する。

② 皮弁は前進させると神経血管束は掌側に移動する。よって血管茎の kinking や術後うっ血を予防するために少し掌側皮下を剥離しておく。

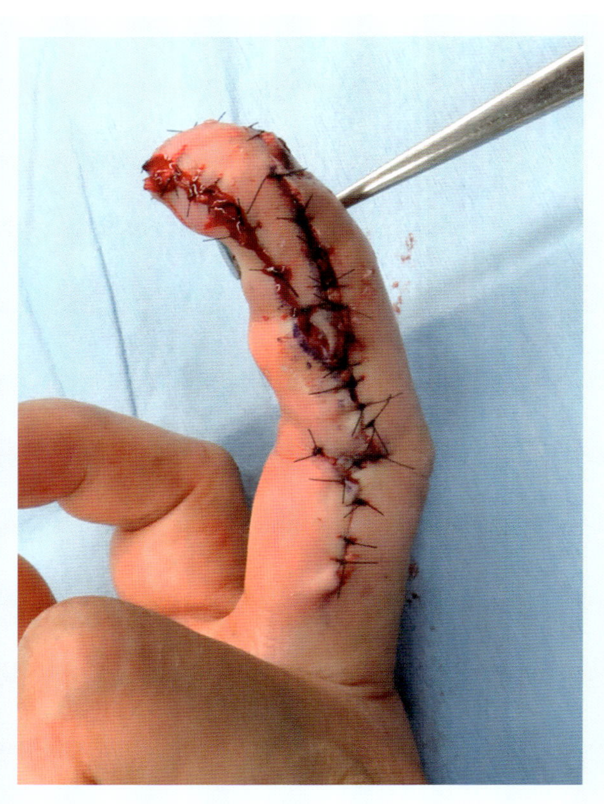

❺ 縫合後の状態

皮弁先端の縫合部は指尖部でなく撓側寄りに来る。皮弁移動後はきつく締めるとうっ血や虚血を来たすため，疎に縫合する。

PIP 関節の Z 形成術は，皮弁の後戻りを防止し皮膚性拘縮の予防につながる。必要に応じて皮弁移動後に作成すればよい。

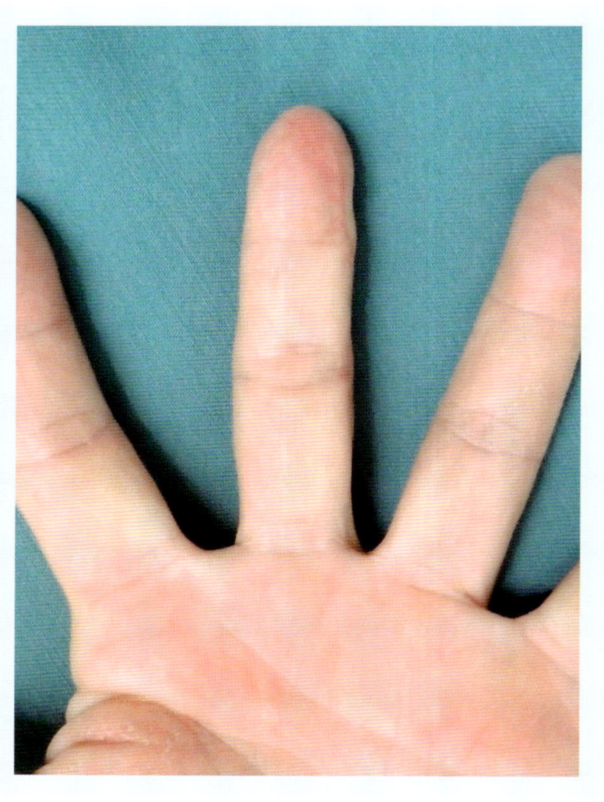

❻ 術後 6 カ月の状態

指尖部形態は良好であり，知覚皮弁であるため機能的にも問題がない。

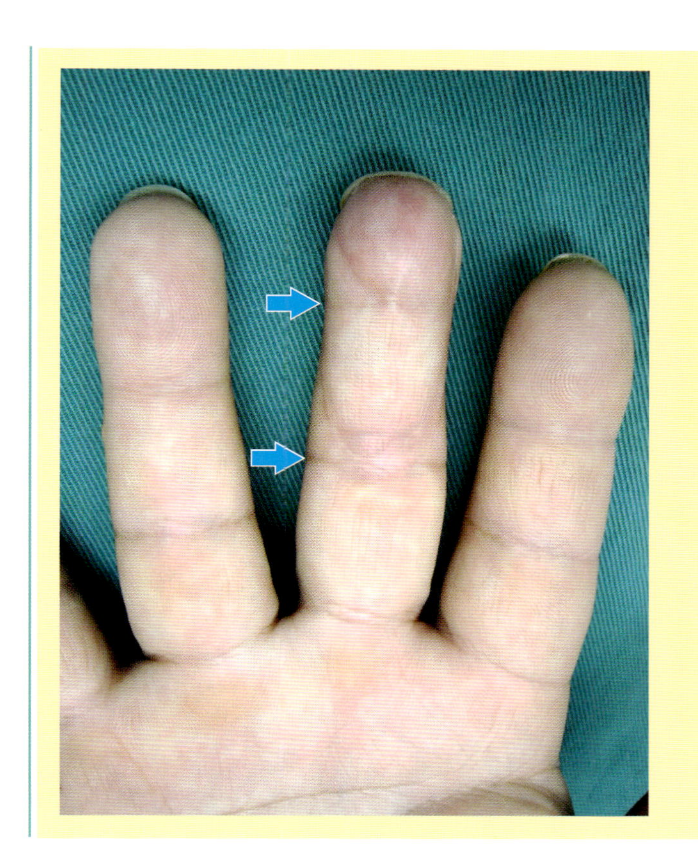

Pitfallと解決法

Flap in flap

前進皮弁で前進長が足りない際に，大きめの皮弁であれば皮弁内にもう1つ皮下茎V-Y前進皮弁を作成することで前進量を延長することができる。ただし，かなり疎に皮弁を縫合することになり，上皮化まで時間がかかることがある。

左図はflap in flapによる環指指尖部再建後の写真。2カ所（➡）で皮弁を前進させている。

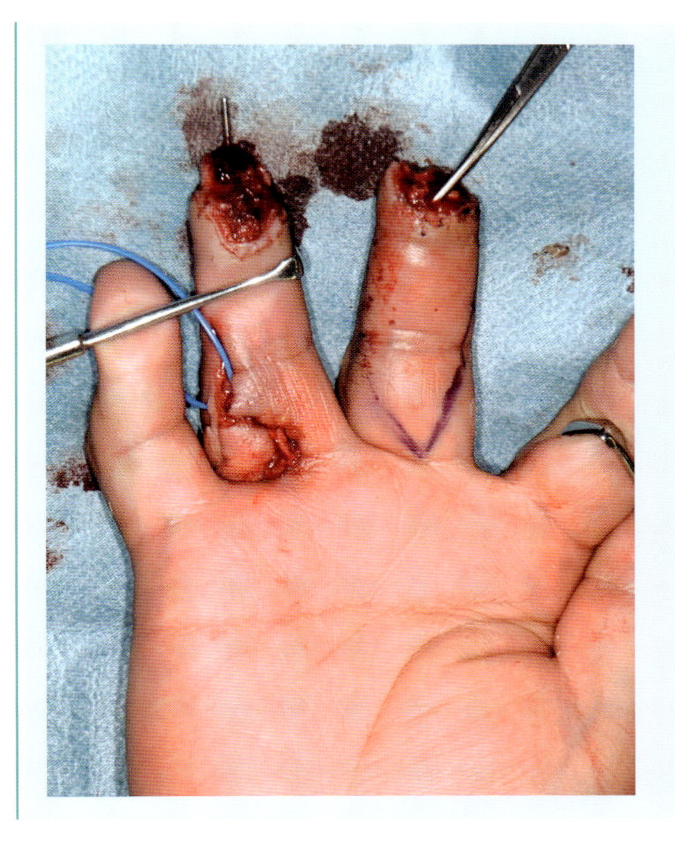

❶ 両側の切開は側正中線上に置く。

皮弁の基部は移動後に縫縮するが，緊張が強くならないように鈍角は避ける。45°以内が望ましい。

皮弁は腱鞘上で挙上するが，指動脈および指神経の背側への枝を可及的に温存するように気をつける。

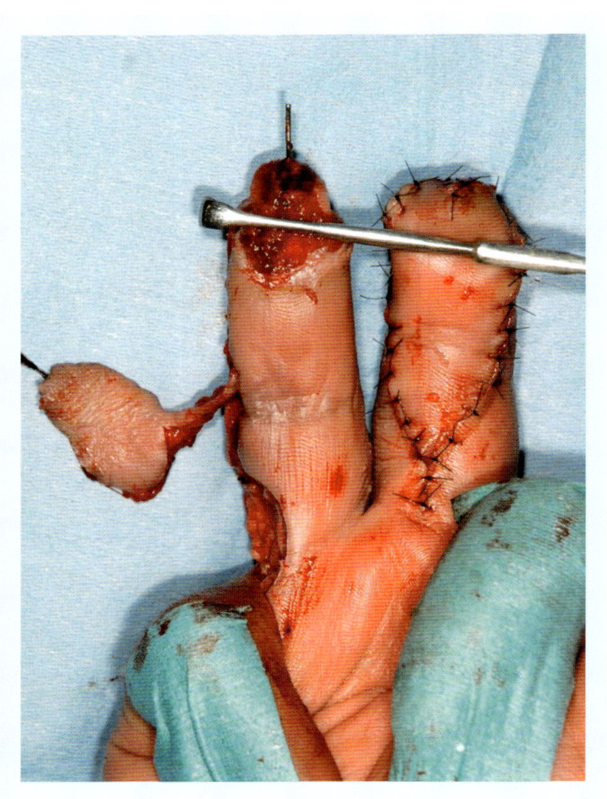

❷ 皮弁移動後の状態（中指）

皮弁の先端部はトリミングを行い，欠損部に合わせたり，丸みを作成したり適宜対応する。皮弁の基部は縫縮するが，緊張が強い場合は術後うっ血を来たすので迷わず植皮を行う。隣指（環指）は皮膚茎付き逆行性指動脈島状皮弁。

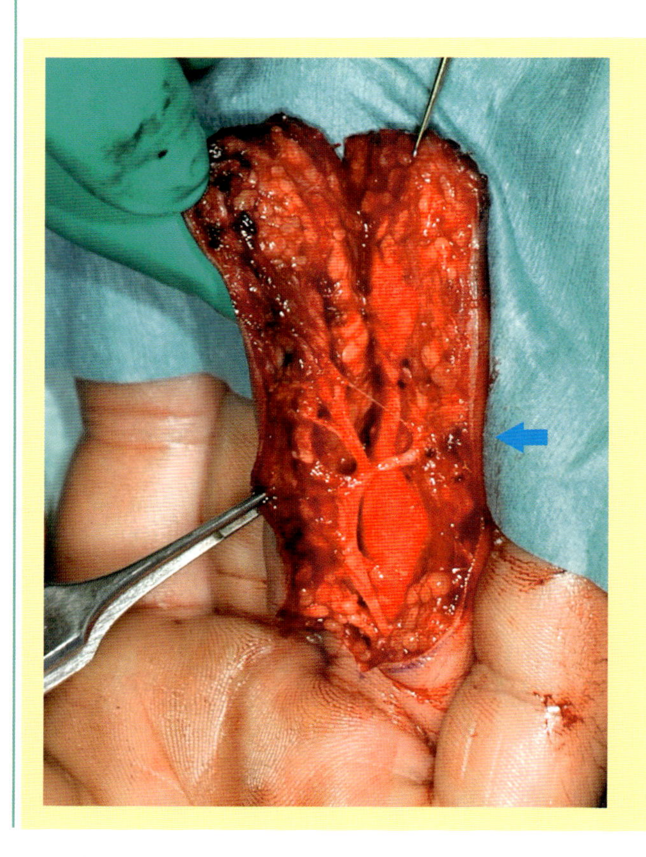

Pitfallと解決法

指動脈背側枝は必ず残す

本皮弁は両側の神経血管束を利用しているため，背側に残した組織の血流が不安定になる危険がある。特に動脈は少なくとも一側の背側枝（➡）を残しておかないと背側指尖部壊死や術後寒冷不耐性を引き起こす原因となるため必ず温存する。

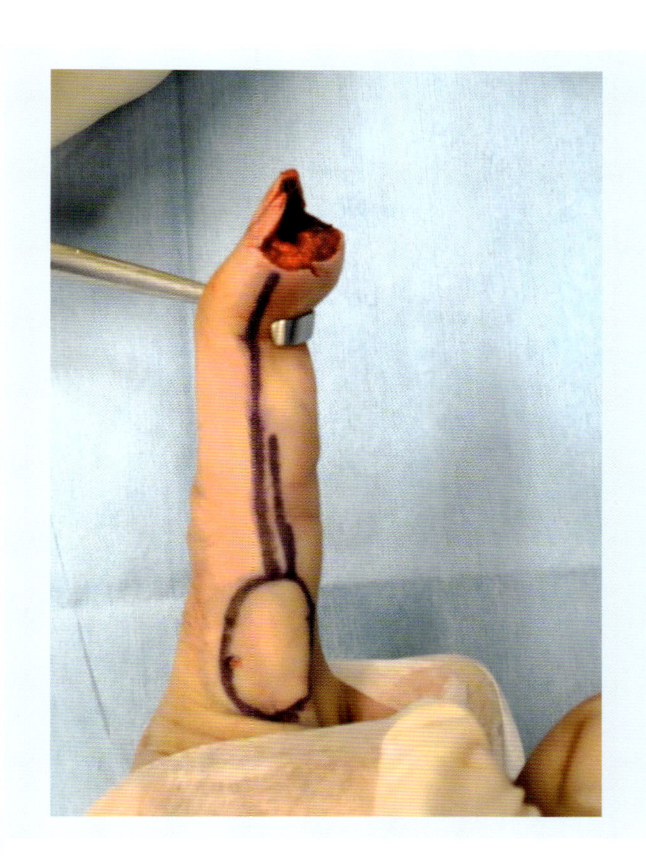

❶ 術前に中節部中央位の横連合枝が損傷していないことを確認する。中節部に圧挫のある症例では注意する。

皮弁は，可能であれば示〜環指は尺側，小指は撓側へ作成する。欠損部と同程度の大きさの皮弁をデザインする。図は，うっ血予防に皮膚茎を付けている。

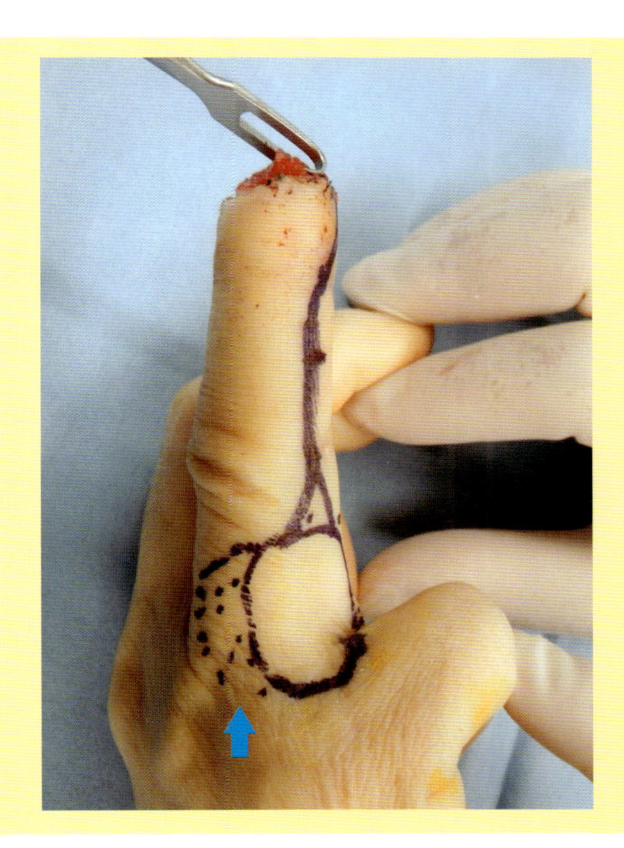

Pitfallと解決法

大きな皮弁が必要な時は

大きい皮弁が必要な場合は，MP関節を越えて背側へデザインする（拡大皮弁)。そのほか末節骨を包みたい際，移植骨やgraft on flap使用時に移植組織を皮弁で包みたい際は，皮下脂肪弁のみ（➡）を拡大して採取する方法もあり，挙上後の皮弁採取部の植皮の面積を減らすことができる。

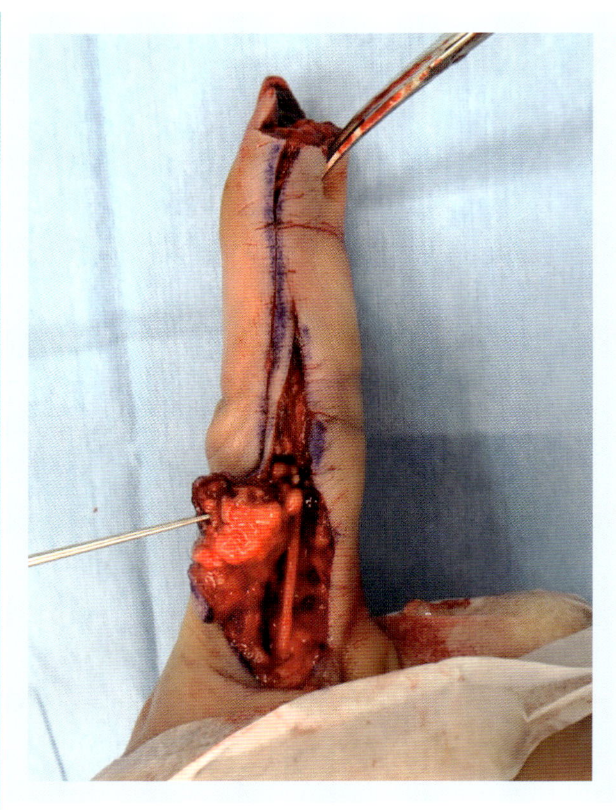

❷ 皮弁挙上時に動脈皮弁として血管を剥離すると，動脈周囲の軟部組織が少なくなってしまう場合がある。その際に最初は神経と血管をともに茎として挙上しておいて，後から神経のみを剥離してすると，血管周囲に静脈を含む脂肪を残すことができる。皮弁挙上時に横連合枝を直視下に確認する必要はない。

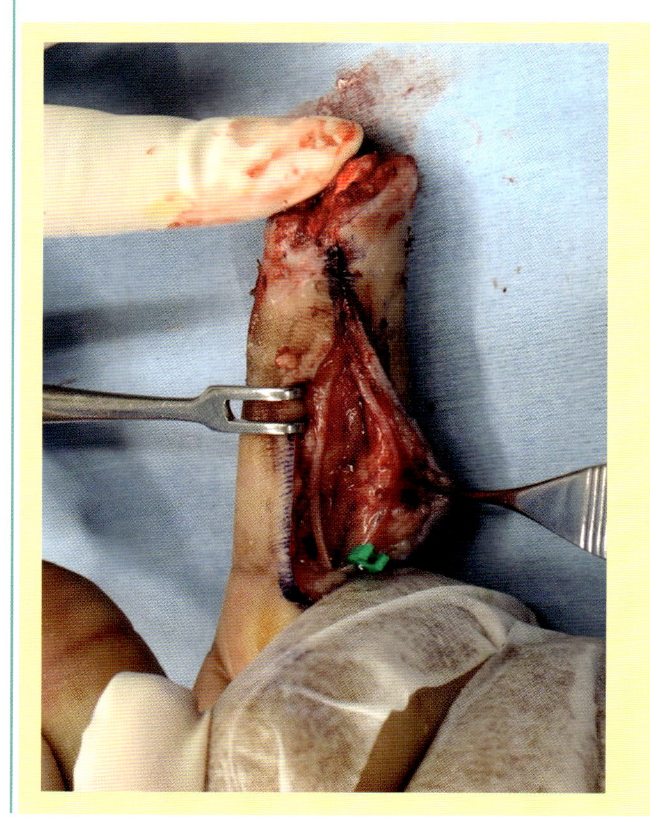

Pitfallと解決法

皮弁を移動する前に

皮弁挙上後はいったん動脈近位部を血管クリップなどでクランプし，ターニケットを解除して皮弁の血流を確認する。温かい生理食塩水で温めて時間をおいても色が出ない場合はこの皮弁の挙上は断念して他の方法に切り替える。血流に問題なければ動脈を結紮して移動させる。

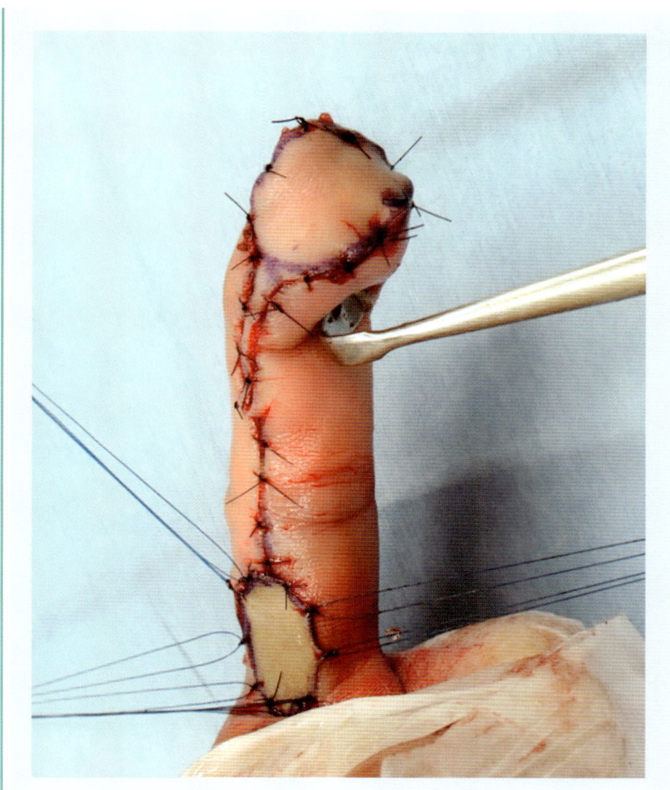

❸ 皮弁は中節部を pivot point として回転させて指尖部に移動させる。皮弁挙上部は植皮が一般的だが，ほかに縫縮や背側中手動脈皮弁での被覆などの方法がある。植皮時は薄めのタイオーバーで固定する。

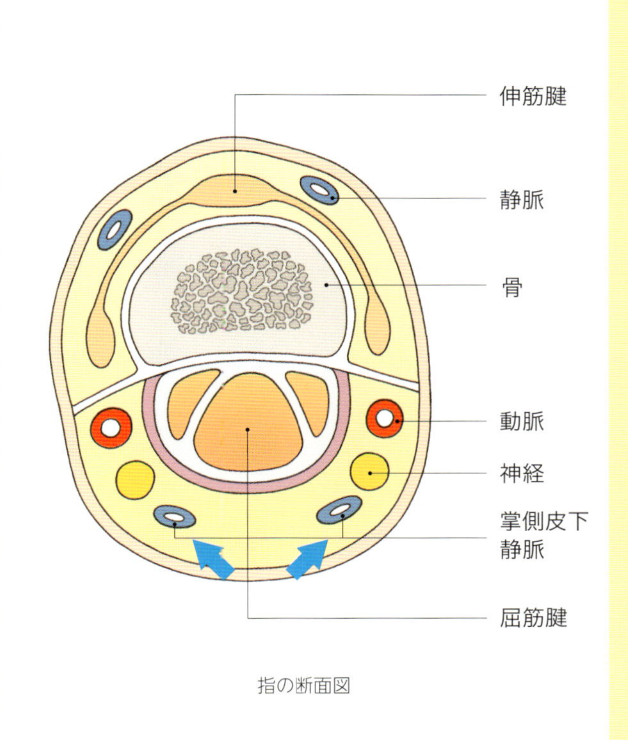

指の断面図

Pitfall と解決法

うっ血予防の方法

①動脈周囲の皮下組織を十分に付ける

②皮膚茎を付ける（digital flag flap）

③掌側皮下に走行する静脈を含める（➡）

④静脈を付けて挙上し，移動先で吻合する（super drainage）

それでもうっ血が強い場合は，瀉血を数日間行うことで皮弁壊死は免れる。

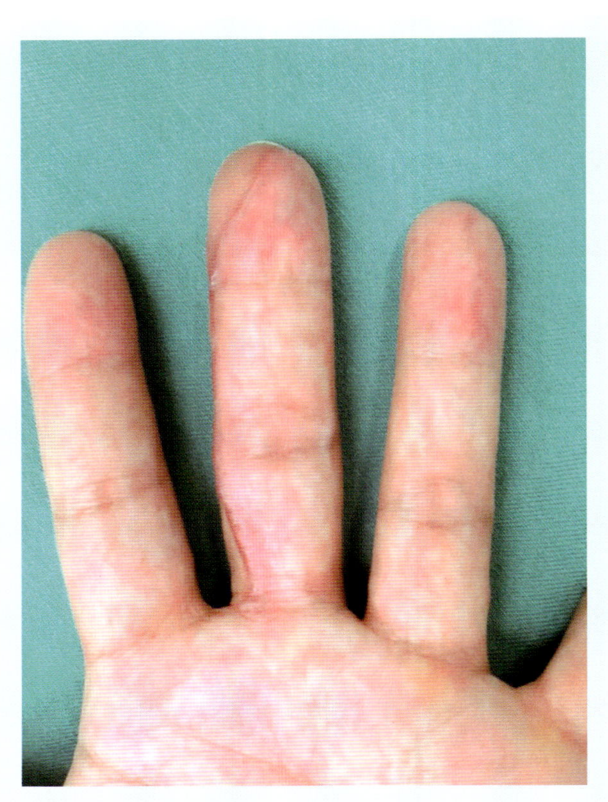

❹ 術後６カ月の状態

指尖部形態は良好であり，形態と色調は良好である。指尖部組織と類似しており，非知覚皮弁でも長期経過後の知覚回復は良好である。

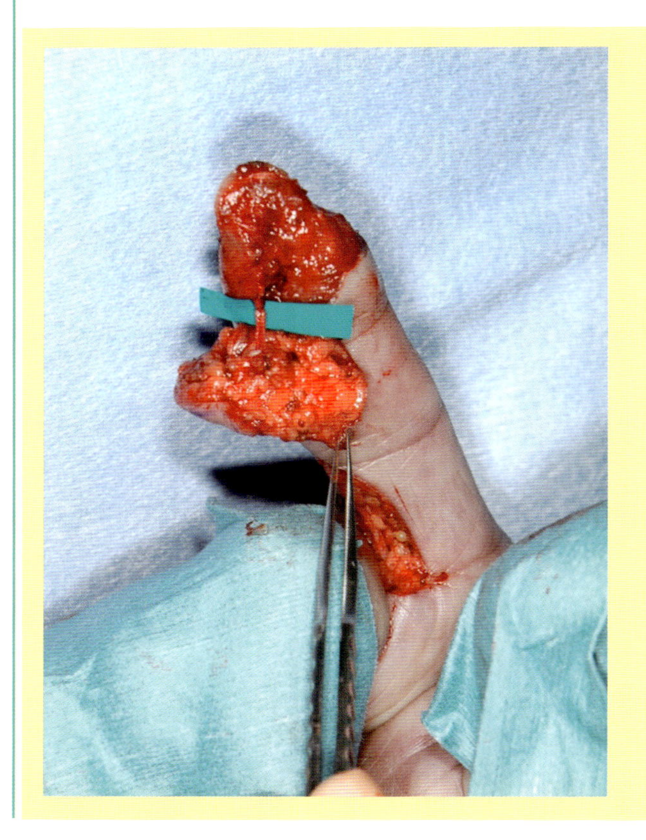

Pitfallと解決法

知覚皮弁にするには

知覚皮弁とするには固有指神経背側枝もしくは背側指神経を皮弁に含んで挙上する。移動後に固有指神経の末梢と神経縫合を行う。術前にシミュレーションしておかないと皮弁血管茎のねじれが生じることがあるので注意する。
神経の選択にあたっては，背側指神経が本来の支配領域と考えられるが，指神経背側枝を含むことを勧める報告もある。

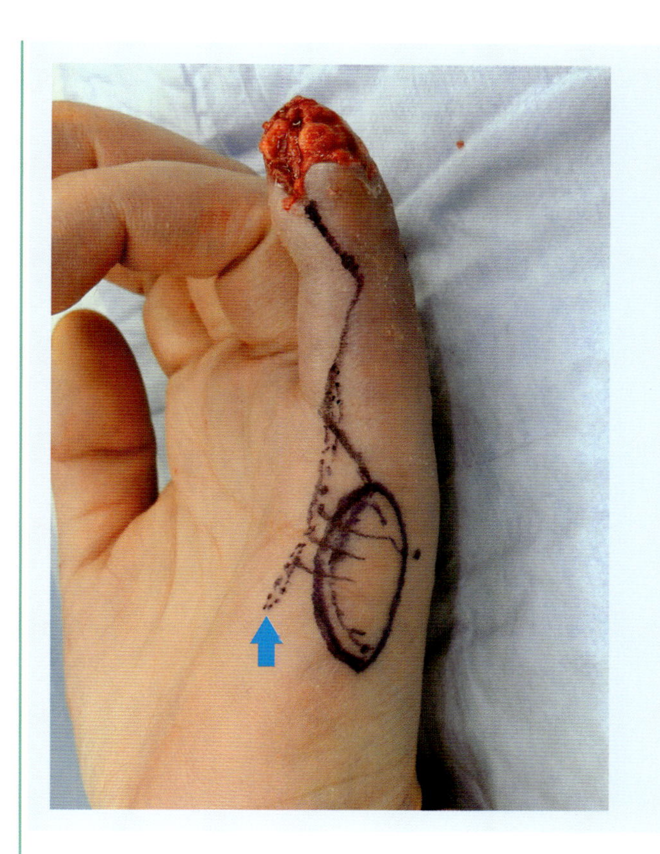

❶ 逆行性小指球島状皮弁のデザイン

皮島と小指尺側指動脈（➡）は少し距離があり，有意な血管が存在しないこともある。その場合は皮島と指動脈の間は random pattern の血行となる。

1

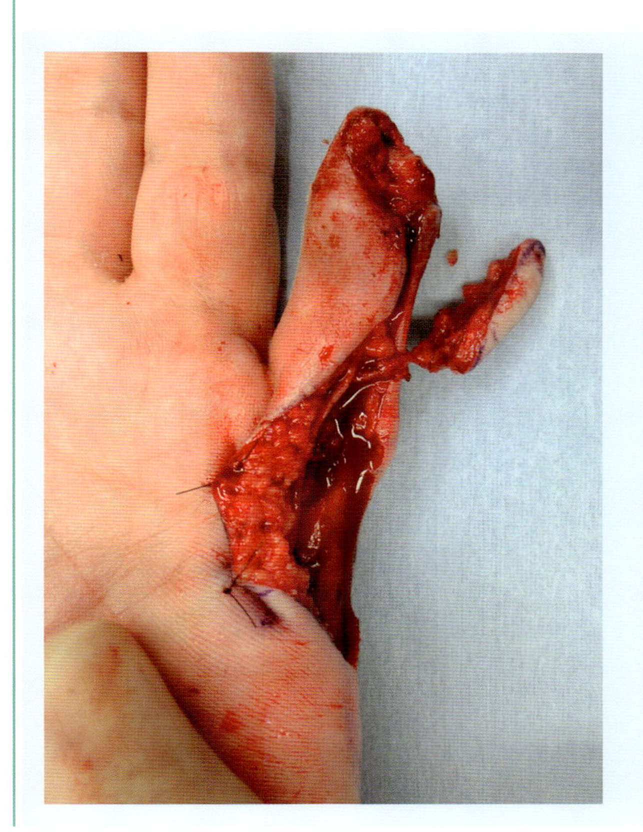

❷ 皮弁を挙上した状態

Pivot point は中節部か基節部の横連合枝である。

皮下静脈を含めて移動先で吻合することでうっ血を回避できる。

2

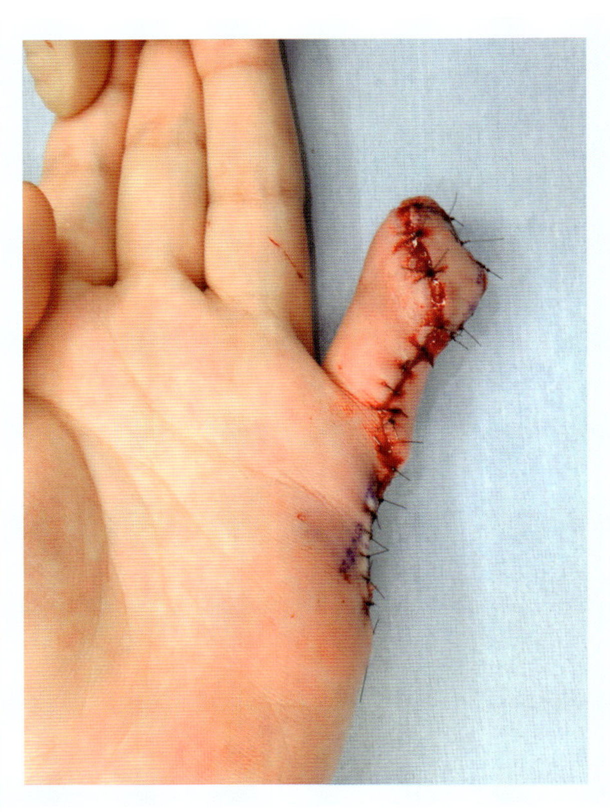

❸ 皮弁移動後の状態

皮弁採取部を縫縮することができるのは利点の 1 つである。

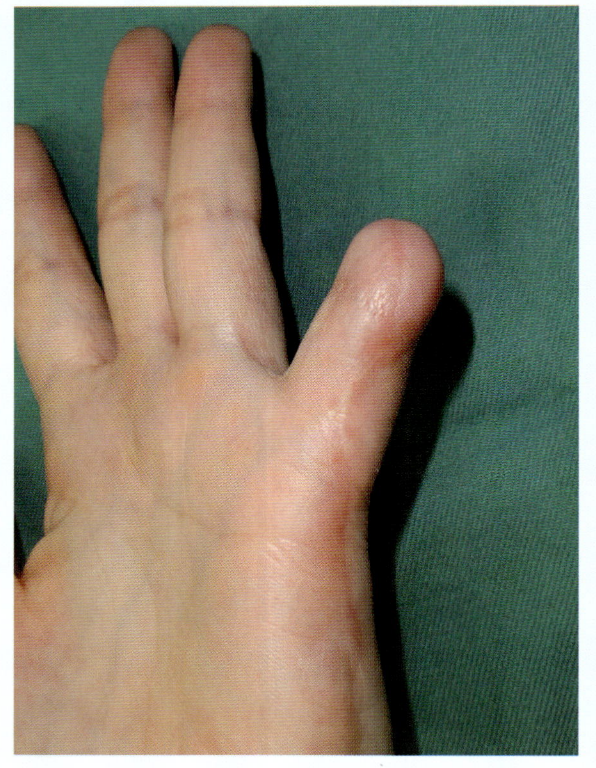

❹ 術後 10 カ月の状態

掌側の glabrous skin であるため整容性に優れる。

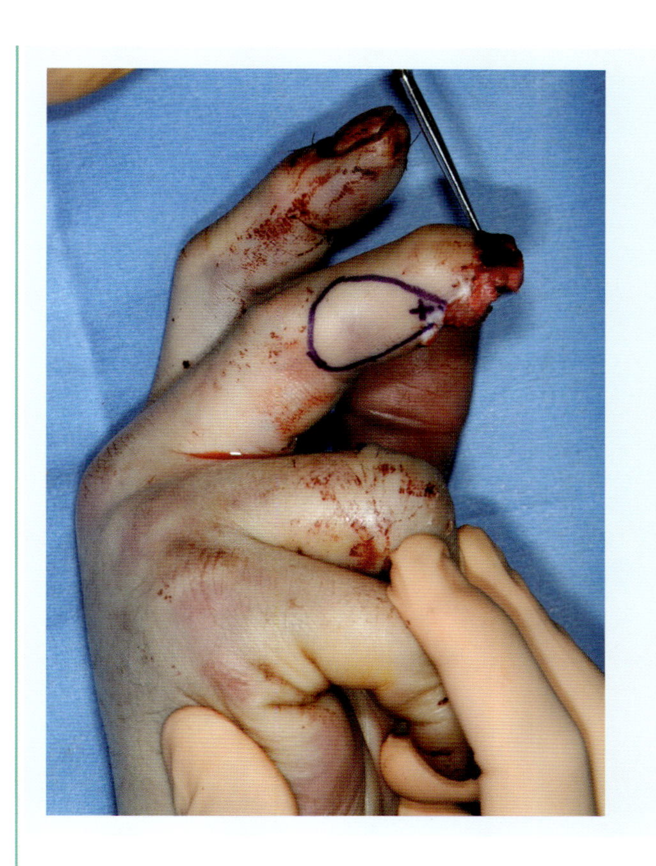

指動脈穿通枝皮弁と呼ばれるが，以前は指動脈背側枝として認識されていた。

❶ 術前にドップラーエコーで穿通枝をマーキングしておく。固有指動脈本幹の音を拾わないように背側側面からドップラーを当てる。

穿通枝を pivot point として，側方もしくは背側に皮弁をデザインする。

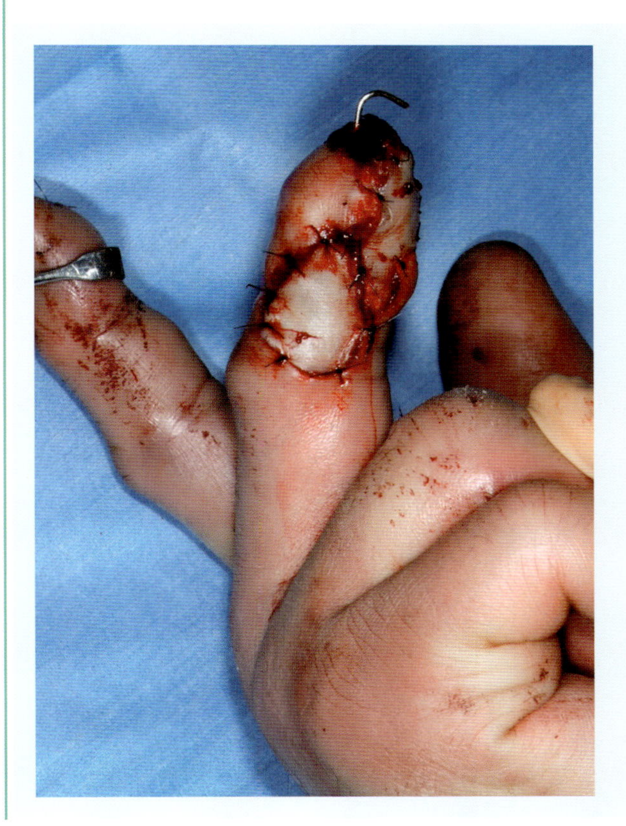

❷ 皮弁を穿通枝を中心に回転させて欠損部を被覆する（穿通枝プロペラ皮弁）。穿通枝周囲はなるべく軟部組織を残した方がよいが，残しすぎると回転させた際に血管茎が締めつけられ，皮弁がうっ血するリスクが高くなることがある。

皮弁採取部には植皮を行う。

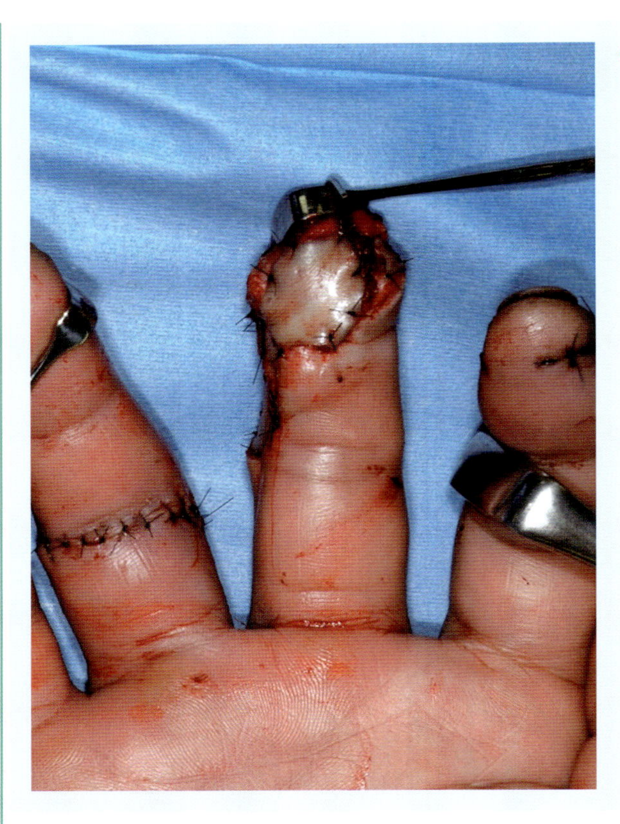

❸ 皮弁移動後の状態

本症例では皮弁の長さが少し足りなかった。実際の穿通枝の位置は術前のマーキングよりずれることがあるので，できれば余裕をもったデザインとするとよい。

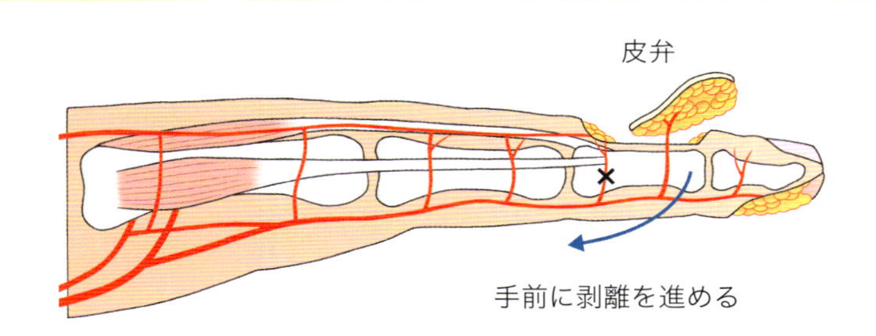

Pitfallと解決法

皮弁の移動距離が足りない場合

最初のデザイン通りに皮弁が移動・回転できないことがある。以下に主な対策を述べる。

① 神経血管束まで剥離を行うことで前進皮弁の要素が加わり，皮弁の移動に余裕が生まれるが手技が煩雑になる。

② 対側に欠損部を残した場合は，対側より前進皮弁などを挙上して double flap で両側より被覆する。

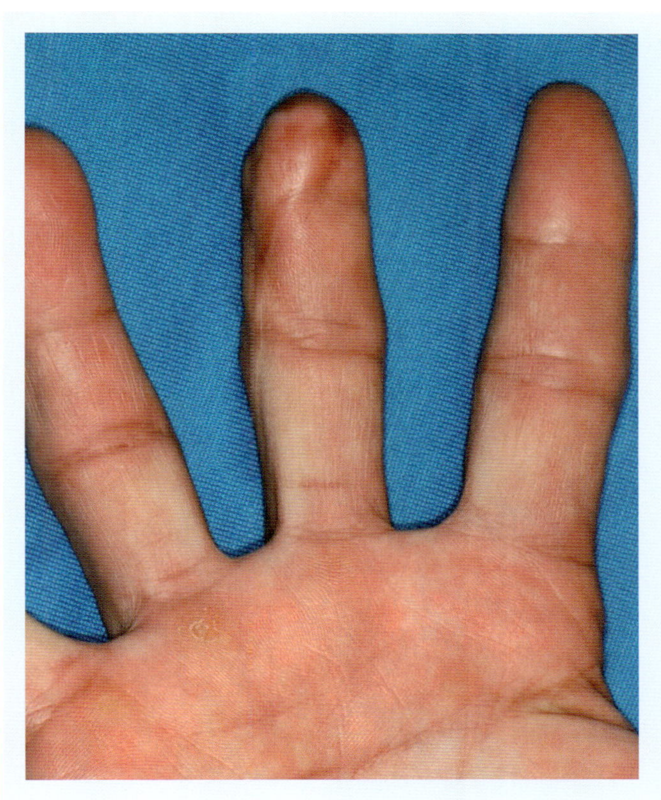

❹ 術後７カ月の状態

背側寄りの皮膚なので，一部，色素沈着が残ることがある。

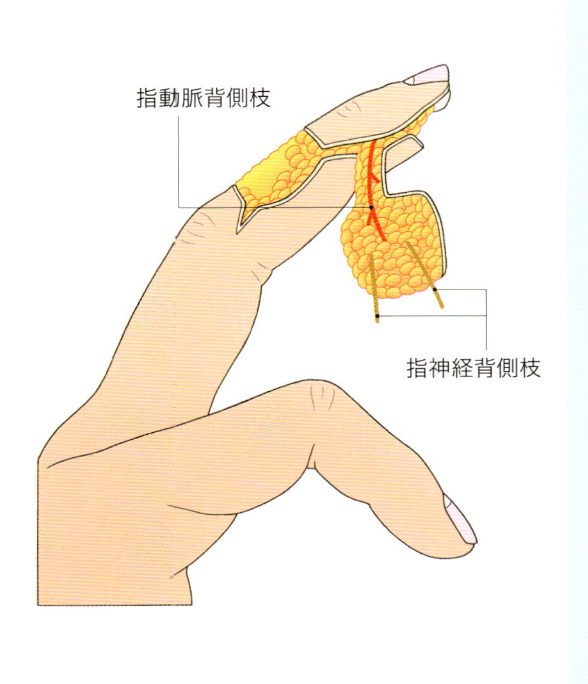

欠損部に合わせて中節骨背側に皮弁をデザインする。

背側より皮弁を起こし，伸筋腱パラテノン上で皮弁を挙上する。背側枝を直視下に確認して皮弁内に含むようにする。

図のように皮膚茎を付けると血流が安定する。

指神経背側枝を含むことで知覚皮弁になる。

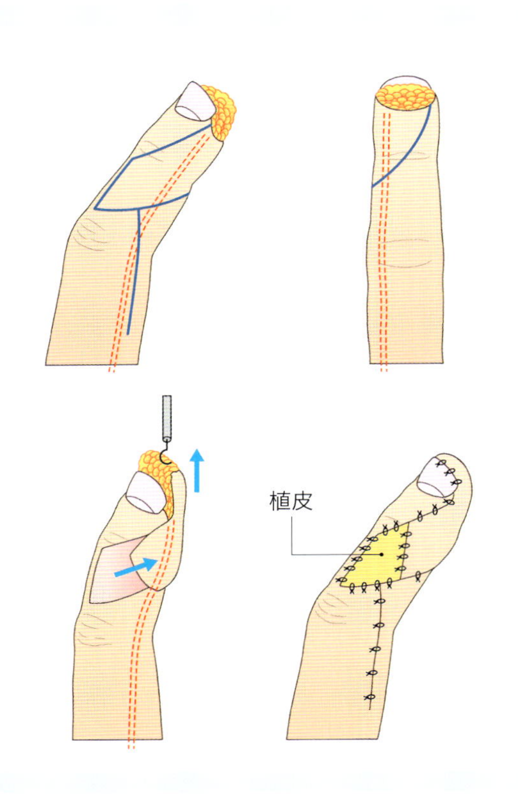

欠損部に合わせて掌側～側面～背側にわたる皮弁をデザインする。皮弁はPIP関節を越えないようにする。基節部にも切開を延長し，神経血管束を確保する。

皮弁は伸筋腱上で挙上し，皮弁を前進させながらスライドさせて指尖部へ移動する。

皮弁挙上部には植皮を行い，タイオーバーで固定する。

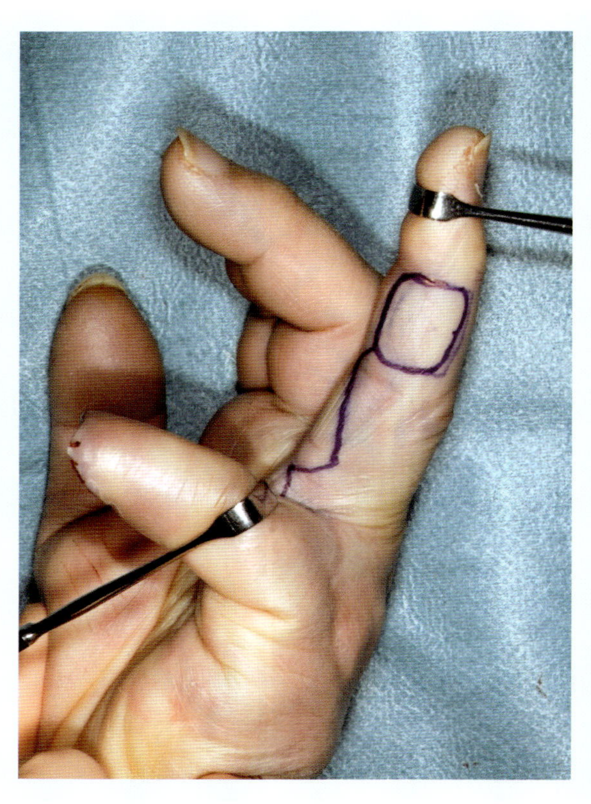

❶ 皮弁のデザイン

欠損部に合わせて中節部側面～背側より挙上する。本法の適応として，母指以外であれば基本的には小指に対して環指より挙上することが多い。総掌側指動脈の分岐部がpivot pointとなる。

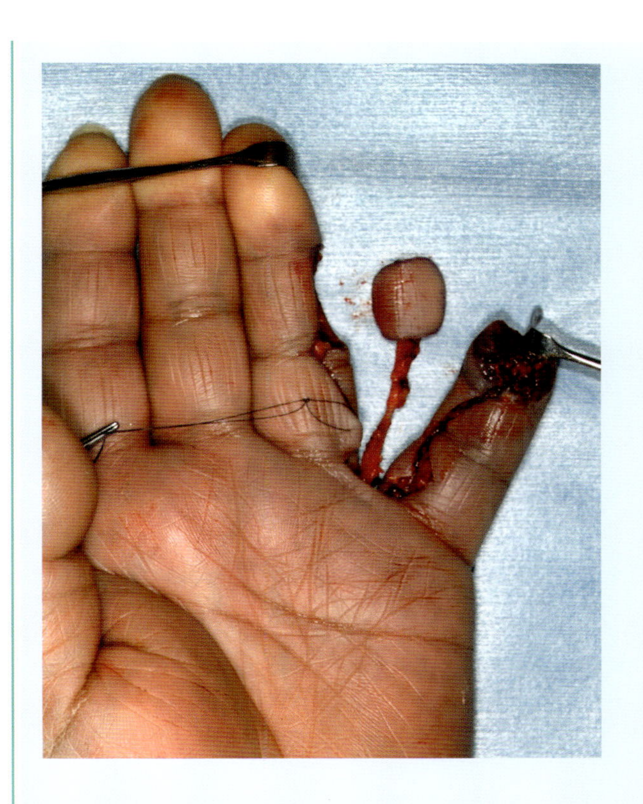

❷　採取部の指神経を残して皮弁を挙上するため，うっ血予防として動脈周囲に軟部組織を残しておく。皮弁は皮下トンネルを通してもよい。

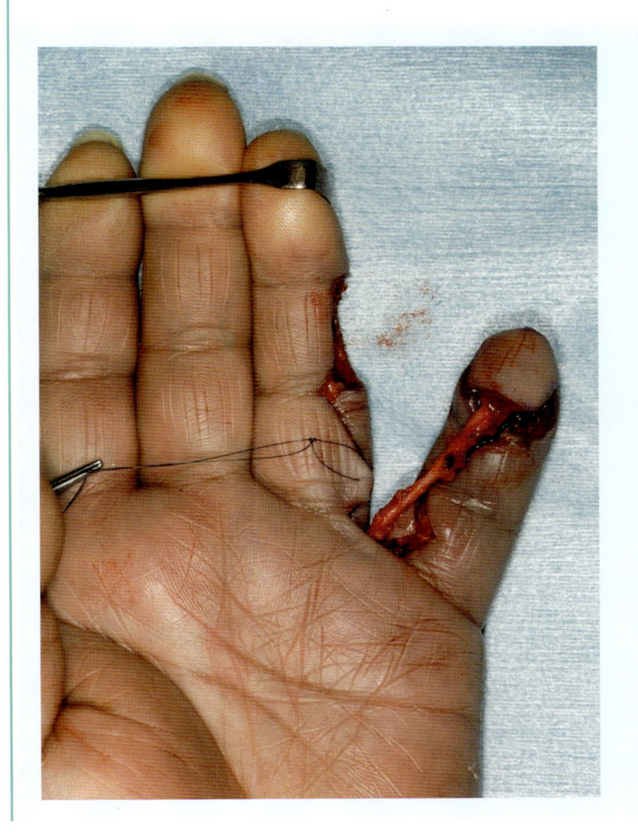

❸　皮弁移行後の状態

指神経背側枝を含めて挙上し，小指で神経縫合することで mismatch のない知覚再建ができる。皮弁採取部には植皮を行う。

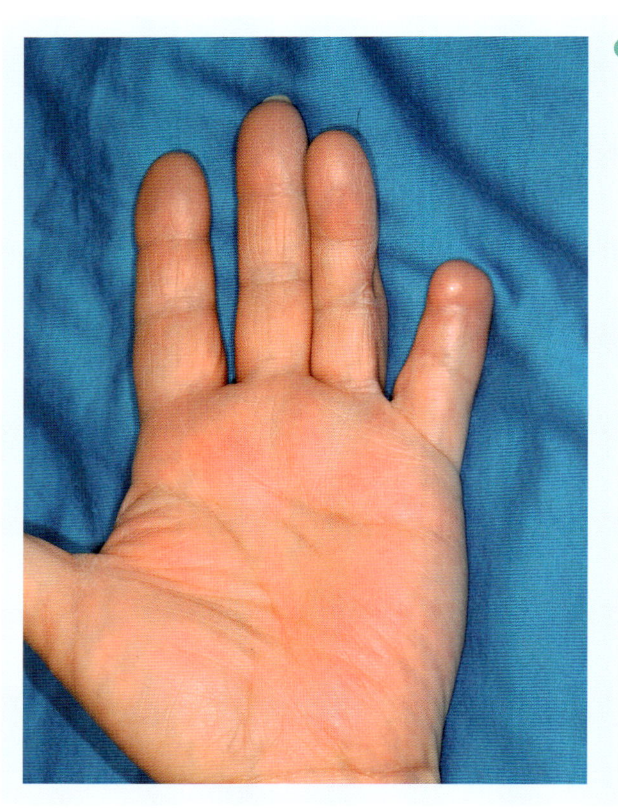

❹ 術後 1 年 2 カ月の状態
指体部側面からの皮弁であるため，指尖部との color match は良好である。

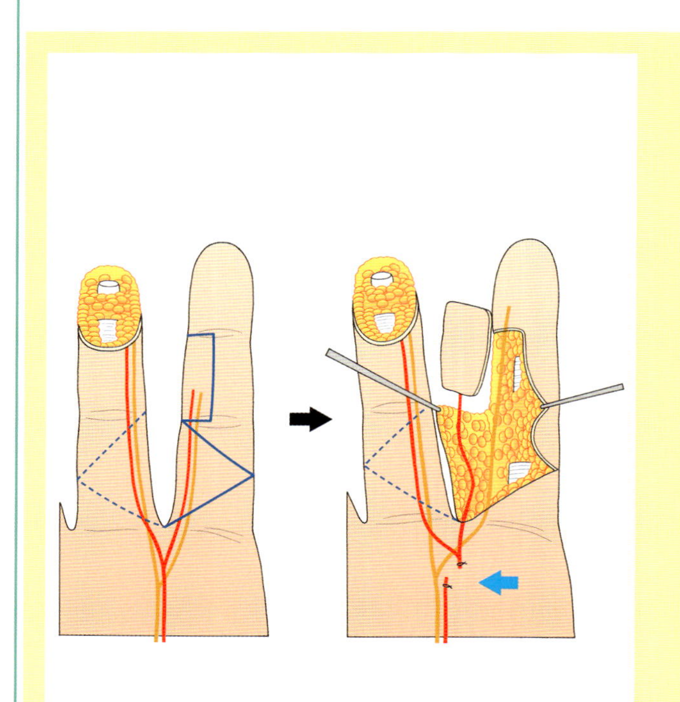

Pitfallと解決法

示〜環指の指尖部を被覆する場合

総掌側指動脈を切離（➡）して移動距離を延長し，逆行性血流を用いることで示〜環指の指尖部を被覆する方法（reverse heterodigital island flap）も報告はあるが，適応は限られる。

手術手技 10 指交叉皮弁

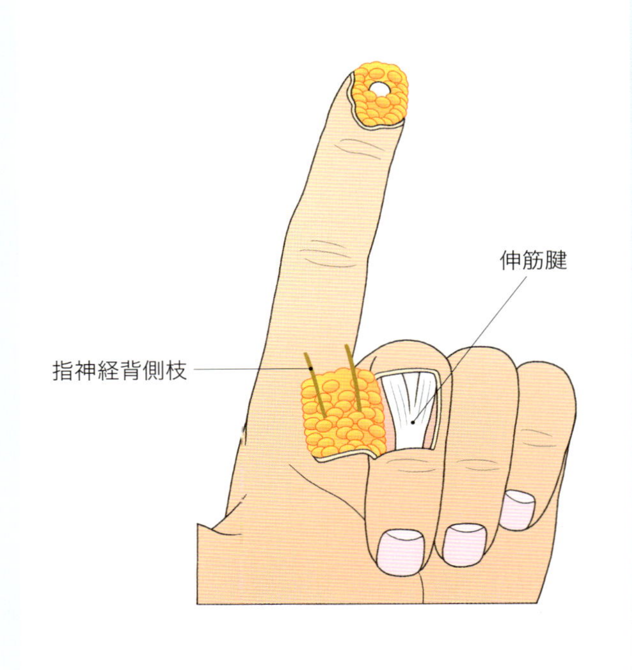

隣指の中節部背側より皮弁を挙上する。伸筋腱のパラテノンを残して皮弁を起こし，可能であれば指神経背側枝を含める。

皮弁採取部には植皮を行う。

手術手技 11 母指球皮弁

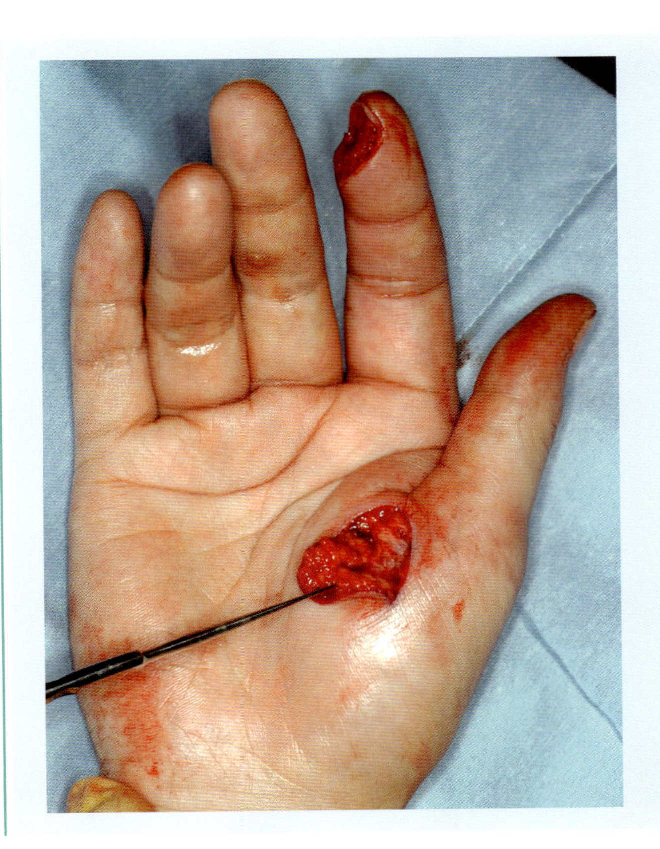

❶ 示～環指までの再建に適応がある。最初に再建指を屈曲位にし，緊張がかかりすぎない範囲で皮弁をデザインする。皮弁は母指球筋筋膜上で挙上するが，植皮を行う場合は脂肪を少し残すことを勧める報告もある。皮弁挙上は簡単だが，母指への神経や動脈を損傷しないように注意する。Random pattern であるため，母指球皮弁の長さは茎部の長さの2倍を超えないようにする。

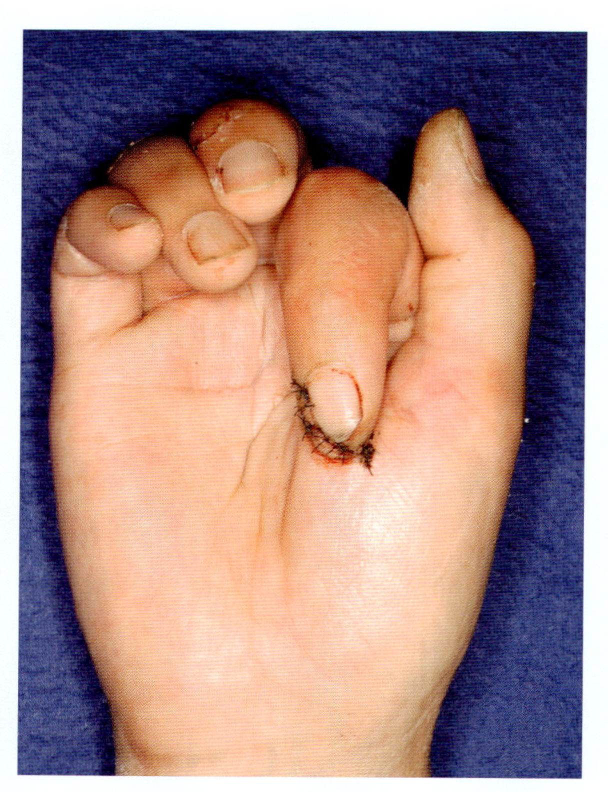

❷ 皮弁縫合後の状態

再建指以外は可動域訓練を行う。

指伸展時に皮弁が引っぱられることがあるので，切り離しまでは通常背側よりアルフェンスシーネや伸縮テープなどを当てて屈曲位を保持するようにする。

2 週後に皮弁茎を切離する。

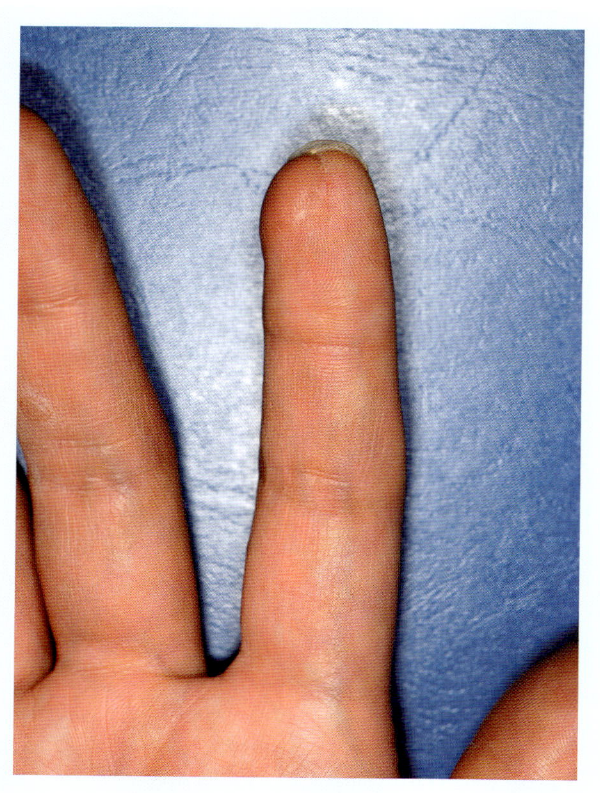

❸ 皮弁切り離し後 5 カ月の状態

形態と色調は良好である。

今回，皮弁挙上部は縫縮したが，不可能な場合は足底土踏まずや小指球などから分層植皮を行うと色素沈着を防止できる。

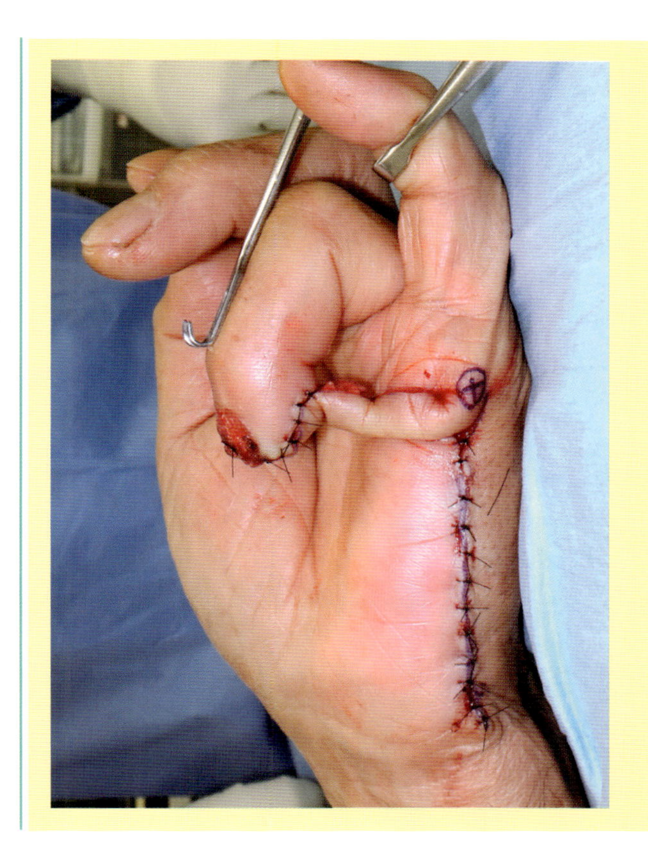

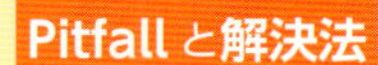

Axial pattern flapによる有茎皮弁

環指，小指は母指球皮弁による二期的再建に適さないことが多いが，random patternでなくaxial patternの皮弁を挙上することで指の屈曲位固定に余裕ができる。母指球部でも，母指球遠位に存在する穿通枝を用いて大きな皮弁を挙上できる。
写真はulnar parametacarpal flapを用いた小指球側の組織による環指指尖部再建である。顕微鏡やルーペを使用せずに簡単に挙上が可能であり，小指にも使用できる。

【参考文献】

1. 上羽康夫：手 その機能と解剖（改訂第4版）．pp249−250，金芳堂，京都，2006
2. 福本恵三ほか：指尖部再建のための皮弁の選択法．PEPARS 13: 33−40, 2007
3. 平瀬雄一：Graft on flapのコツ．手の外科の要点と盲点．pp282−284，文光堂，東京，2007
4. 根本充ほか：外傷・熱傷による組織損傷・欠損の治療；指尖部欠損に対する治療．PEPARS 114：8−17, 2016
5. 児島忠雄：区域皮弁．手の皮弁手術の実際，pp87−99，克誠堂出版，東京，1997
6. Ozcanli H, et al: Innervated digital artery perforator flap: a versatile technique for fingertip reconstruction. J Hand Surg Am 40: 2352−2357, 2015
7. Usami S, et al: Homodigital artery flap reconstruction for fingertip amputation: a comparative study of the oblique triangular neurovascular advancement flap and the reverse digital artery island flap. J Hand Surg Eur 40: 291−297, 2015
8. Tang JB, et al: Repair and reconstruction of thumb and finger tip injuries: a global view. J Clin Plast Surg 41: 325−359, 2014
9. Lim GJ, et al: The spiral flap for fingertip resurfacing: short-term and long-term results. J Hand Surg Am 33: 340−347, 2008
10. Chen C, et al: A comparison of the dorsal digital island flap with the dorsal branch of the digital nerve versus the dorsal digital nerve for fingertip and finger pulp reconstruction. Plast Reconstr Surg 133: 165e−173e, 2014

2

指体部背側

石河利広

基本的な考え方

指体部背側の皮膚は，手背と同様に比較的薄く，柔軟である。つまむと引っぱり上げることができる。この柔軟性は，指体部掌側・手掌と異なり下床と強い線維性の結合が少ないことによる。指体部背側の皮膚は，関節の屈曲に従って滑り，引き延ばされる伸展性を有する。指体部背側の再建にあたっては，指関節屈曲時の伸展を許容する比較的薄く，柔軟な皮膚皮下組織が必要となる。

つまみ，把持動作を行う指体部掌側・手掌とは異なり，知覚は必ずしも重要ではない。一方，その薄さゆえ，外傷，熱傷では深部にまで障害が及びやすく，伸筋腱や指節骨，関節が露出した場合には皮弁による被覆が必要となる。

解剖

皮膚

MP 関節，PIP 関節，DIP 関節が十分に屈曲するために背側の皮膚は伸長する。Thomine[1] によると，手関節背側から中指爪基部までの距離は中指を屈曲することにより 2.1～3.6cm，平均 3cm 伸長するという。この移動性は皮下の滑走組織に皮膚が疎に結合されているためである。PIP 関節，DIP 関節直上の皮膚は，下床の組織と線維性結合で蛇腹状に固定され，伸展時には折りたたまれて深い皺襞が見られ，屈曲時には伸長され平坦になる。また，背側と掌側の境界部の指の側面では，皮膚は下床の組織に Cleland 靭帯により強固に固定されている。

血行

固有指動脈から分枝する指体背側部への穿通枝は，局所皮弁の血管茎として安定した存在が報告されている[2)～4)]（図）。局所皮弁作成の際には，いずれかの穿通枝を茎に含ませる。術前，可能であれば超音波検査を行い，背側穿通枝の位置の検討をつけておくと手術が容易である。しかし，いずれの穿通枝も 0.2～0.4mm と細く，皮弁のうっ血予防のためにも血管周囲の軟部組織をなるべく残して必要最小限の剥離を行う。

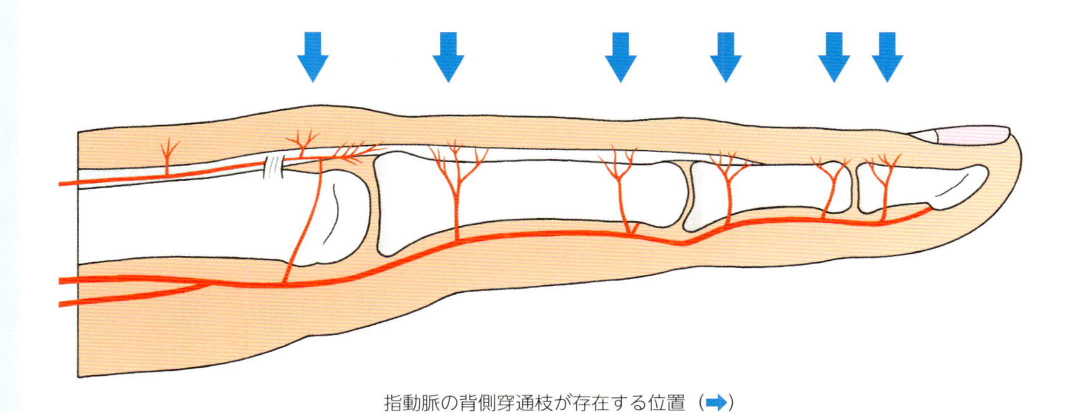

指動脈の背側穿通枝が存在する位置（➡）

選択できる治療法・皮弁とその特徴

1 全層・分層植皮

皮膚軟部組織欠損が，伸筋腱，骨に及んでいない場合に適応がある。伸筋腱が露出していても血行のある腱膜が残存していれば適応できる。皮膚は性状，色調の類似した手背，前腕背側から採取するのがよい。局所陰圧閉鎖療法により，その適応は拡大しているが，固定期間の長期化による関節拘縮には注意が必要である。

2 回転皮弁

➡p42

欠損部を三角形の欠損に整え，隣接した皮膚を回転しながら移動し被覆する方法である。欠損部に対して大きな皮弁を作成することが重要であり、少なくとも欠損幅の 3～4 倍の円弧を作成する必要がある。指背側では，面積の制約もあり小欠損に適応となる。

3 背側 V–Y 前進皮弁

➡p42

Yii ら[5] により考案された。指背側の欠損部を指側面に茎を有する皮弁を前進させて被覆し，皮弁の中枢側では前進に伴って V–Y 形成を行う皮弁である。V–Y 法による縫縮は MP 関節付近では容易であるがより末梢では皮膚の緊張が強くなる。基節部の小欠損に適応となる。皮弁茎には，背側穿通枝を含ませる。

4 脂肪筋膜弁＋植皮

➡p44 ➡p47

指背側の皮膚欠損部を同部より中枢に作成した遠位茎の皮下脂肪組織弁を反転して被覆し，その上に植皮を行う。Lai ら[6] が指体部背側，手背の欠損に用いて以来，注目されるようになった。皮下脂肪組織弁採取部の犠牲が少ない。皮膚と皮下脂肪組織弁の剥離にやや慣れを要するが，皮膚が含まれないので脂肪組織弁の取り回しの自由度が高く，利用しやすい。他の皮弁で被覆しにくい末節部，中節部の欠損に良い適応がある。末節部欠損には中節部に，中節部欠損には基節部に橈尺側いずれかの指動脈背側穿通枝を血管茎とする皮下脂肪組織弁を作成して反転し被覆し，その上に手背・前腕背側よりの全層または分層植皮を行う。植皮は，分層植皮なら圧迫は必要なく，一期的に行ってもよい。全層植皮であれば二期的に行うのも確実な方法である。

何らかの理由で欠損部中枢に脂肪組織弁を作成できない時は，隣接指に作成する指交叉皮下脂肪組織弁としても利用できる。

5 背側中手動脈皮弁，背側中手動脈穿通枝皮弁

➡p50 ➡p52

母指背側の欠損に対しては，皮弁を示指基節部背側に作成し，第 1 背側中手動脈を血管茎とし順行性に利用する。指尖部から MP 関節近位まで母指背側全域を被覆できる。示指基節部の皮弁採取部には，伸筋腱腱膜上に全層また分層植皮術を行う。

示〜小指背側の欠損に対しては，MP 関節近位，伸筋腱の腱間結合末梢側に存在する背側中手動脈より分枝する穿通枝を血管茎として順行性，または逆行性皮弁として利用することが多い。順行性の場合は，基節部背側に皮弁を作成し隣接指の基節部背側の皮膚欠損部を被覆する。皮弁採取部には植皮術を行う。逆行性の場合は，手背中手骨間に皮弁を作成し 180°回転させ，指体部背側の皮膚欠損部を被覆する。中節部近位までの欠損を被覆できる。皮弁採取部は，幅が 2〜3cm 以下であれば縫縮可能である。

6 遊離後骨間動脈穿通枝皮弁

4〜5 本存在する後骨間動静脈から皮膚への穿通枝を血管茎とする皮弁で，指体部背側の大きな欠損の被覆に利用できる。後骨間動脈と指動脈を吻合する。主要動脈は犠牲にしないものの，手技はやや煩雑で顕微鏡下の血管吻合を必要とする。皮弁採取部は 4〜5cm 程度であれば縫縮可能である。

7 静脈皮弁

皮下静脈を血管茎とする遊離皮弁である。非生理的な血行動態だが，流入血管を動脈とし流出血管を静脈とするタイプが血行動態として安定するとされる。皮下静脈が豊富で採取しやすい前腕掌側より採取することが多い。顕微鏡下の血管吻合を要する。皮弁採取部の犠牲が少なく，デザインの自由度が高く，皮弁の挙上が容易である。指体部背側の大きな欠損に適応できる。熱圧挫創などの複数指損傷では，いったん合指症様に指をまとめて被覆し二期的に分離する方法もある。

8 鼠径皮弁

複数指損傷で，指体部背側の大きな欠損を生じた時に二期的に切り離す遠隔皮弁として，また，遊離皮弁として利用される。遠隔皮弁としての鼠径皮弁は比較的薄く，手技も容易で複数指，広範囲損傷の際には有用な皮弁である。いったん合指状にまとめて被覆し二期的にそれぞれの指に分離する場合に使用する。

9 腹部皮弁

鼠径皮弁同様，複数指損傷で，指体部背側の大きな欠損を生じた時に二期的に切り離す遠隔皮弁として利用される重要な皮弁である。鼠径皮弁と組み合わせても利用される。

手術手技1 回転皮弁

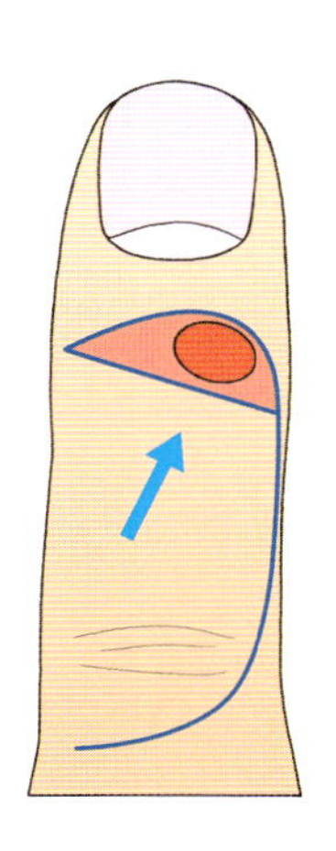
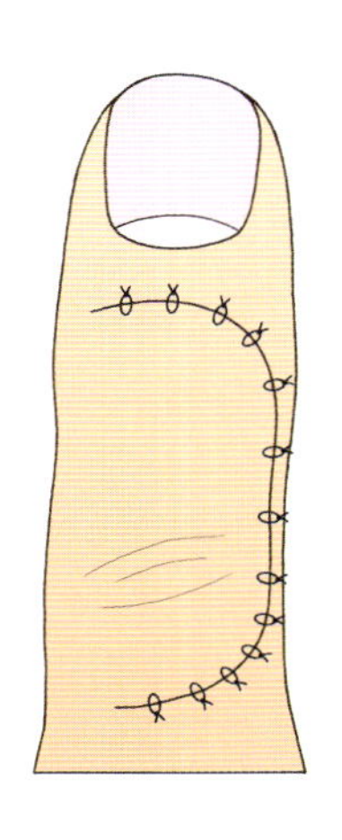

❶ 欠損幅の少なくとも 4〜5 倍の長さで側正中まで達する円弧をデザインする。

❷ 腱膜上で皮弁を挙上する。中節部では指神経背側枝を損傷しないように注意する。

❸ 皮弁を回転させ欠損部を被覆する。皮弁に緊張がかかる場合は，皮弁基部（欠損部の対角線上の部分）の剥離を追加する。

❹ 末梢側から皮膚縫合を始め，少しずつ皮弁を末梢にずらして，最も張力のかかる先端部分にかかる張力を減らしながら皮膚縫合を行う。

手術手技2 背側V-Y前進皮弁

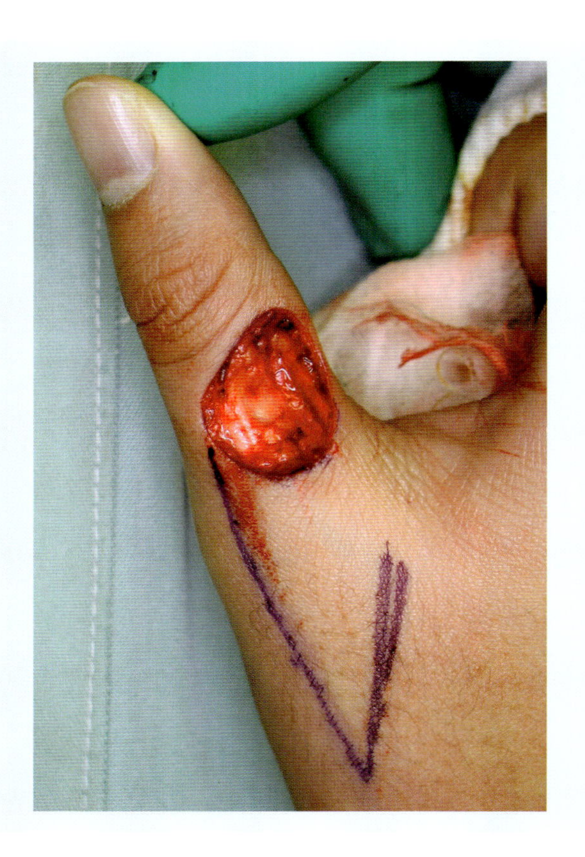

❶ 皮膚欠損部のどちらか一方で縦皮切を中枢側に延長し，MP 関節付近に頂点を有するV 字型皮切につなげる。

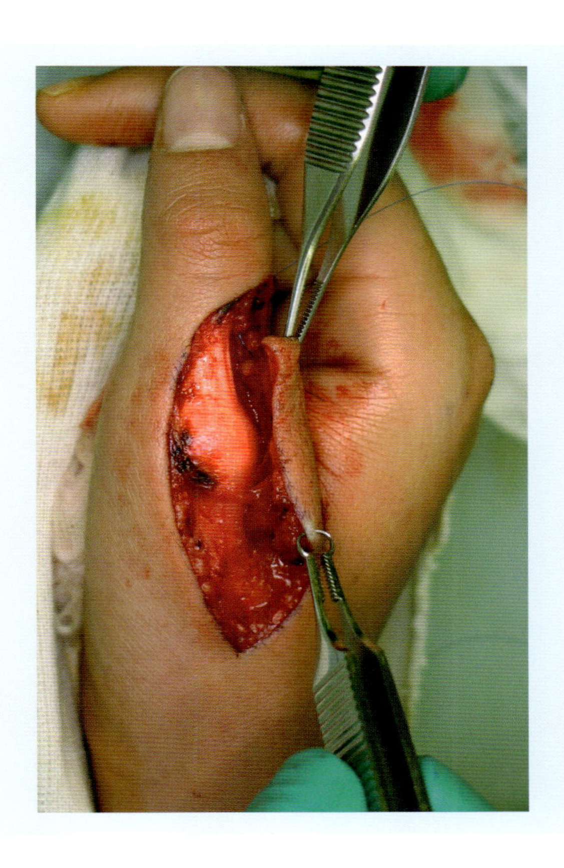

❷ 皮弁を腱膜上で挙上する。皮下静脈はなるべく温存する。

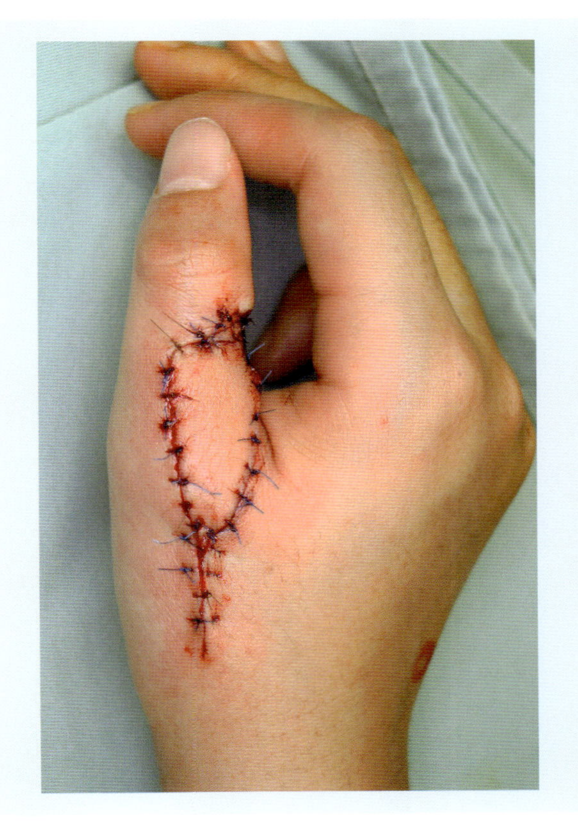

❸ 皮弁を末梢側に前進させ，欠損部を被覆する。

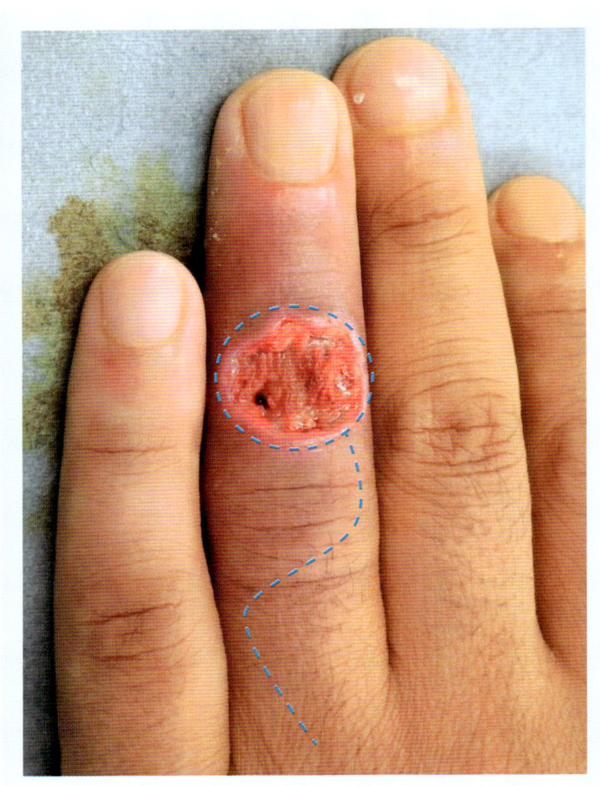

❶ PIP関節から基節部にかけて展開しやすいようにS状に切開する。

術前に超音波検査を行い，pivot pointとなる指動脈の背側穿通枝をマーキングしておくとよい。

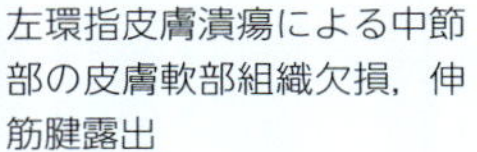

左環指皮膚潰瘍による中節部の皮膚軟部組織欠損，伸筋腱露出

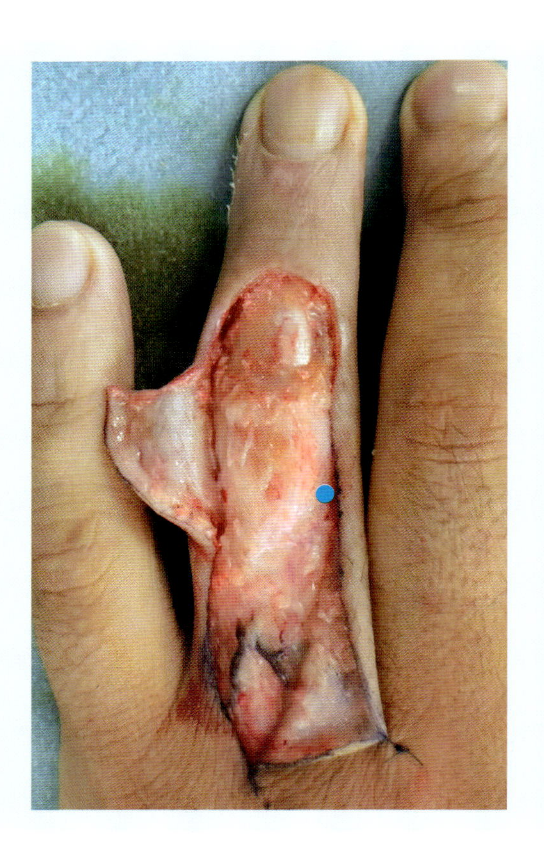

❷ 駆血帯により駆血し，背側皮膚を鋭的に皮下静脈上で剥離挙上していく。

フック鑷子などで皮膚を愛護的に把持し，中指や環指の指腹を皮膚にあてがい，よく切れる剪刀またはメスを用いて皮下静脈が含まれる層を下に落としていく。

反転した際に長さが足りなくならないようにpivot point（●）から十分長めに脂肪筋膜弁を想定し剥離しておく。

脂肪筋膜弁の大きさ，位置によって背側指神経を切離する可能性があるので，知覚鈍麻が生じる可能性を術前に患者に説明しておく。

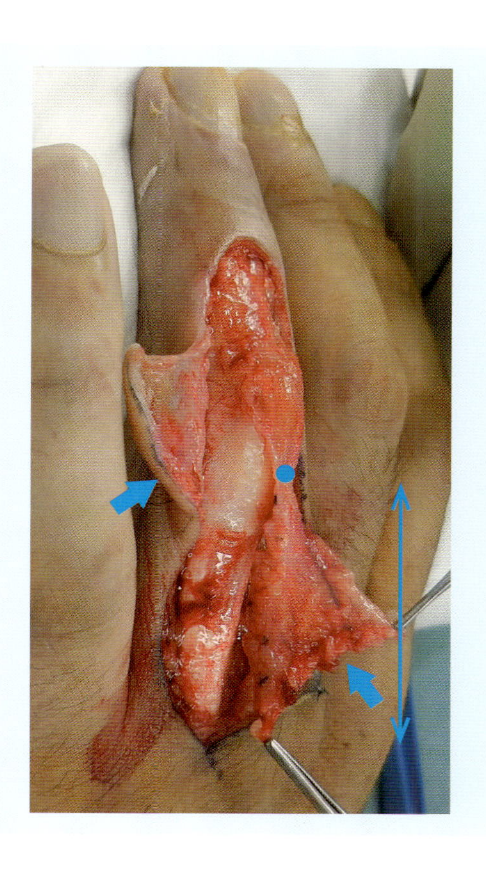

❸ 皮膚が剥離，挙上できたら，脂肪筋膜弁の中枢より伸筋腱腱膜上を剥離し，pivot point（●）に向けて脂肪筋膜弁を挙上していく。

挙上できれば，駆血帯を解除する。脂肪筋膜弁および剥離した皮膚の裏面にも良好な血流を認める（➡）。

PIP 関節，MP 関節上の脂肪筋膜弁は薄いので関節部と関節部のあいだ（↔）の脂肪筋膜弁を主に利用する。

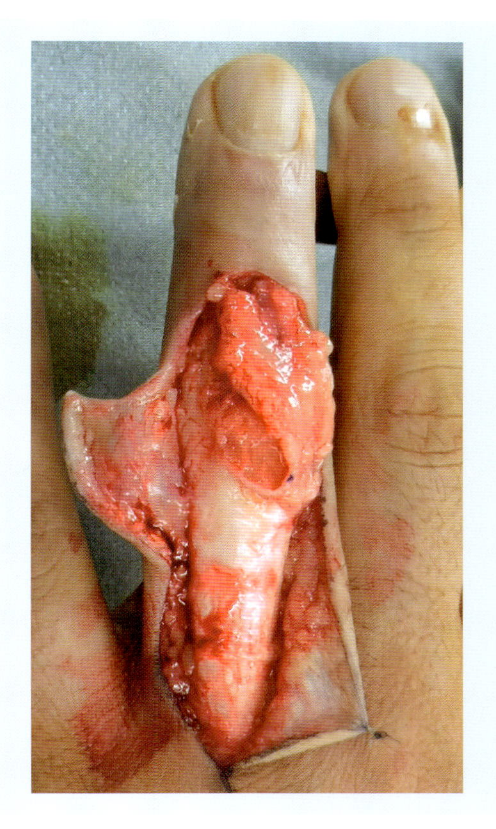

❹ 挙上した脂肪筋膜弁を反転し，欠損部を被覆する。PIP 関節はキルシュナー鋼線にて伸展位に仮固定する。

Pitfall と解決法

脂肪筋膜弁をそのまま周囲の皮膚に縫合するよりも，欠損部周囲の皮下をわずかに剥離し，皮下に脂肪筋膜弁を差し込み，周囲の皮膚と 3～4 カ所水平マットレス縫合により固定した方が，植皮と周囲皮膚との適合性はよくなる。

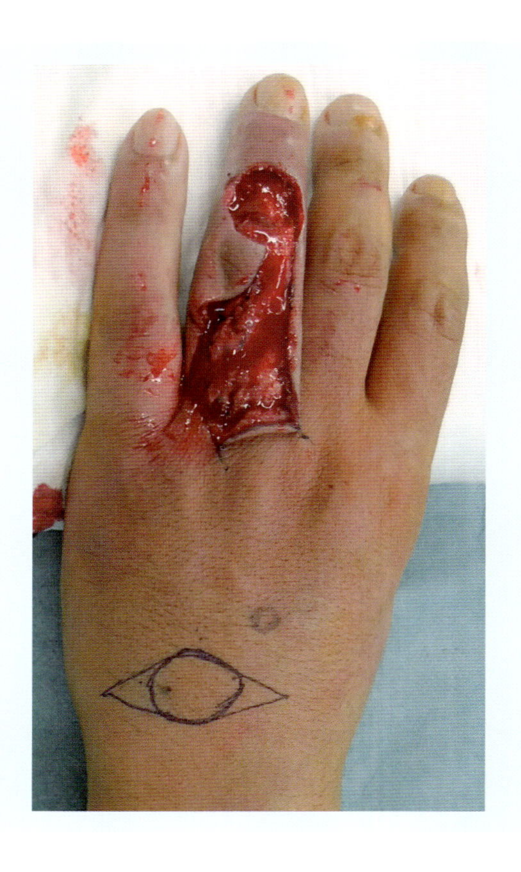

❺ 手関節部背側より皮膚を採取する。

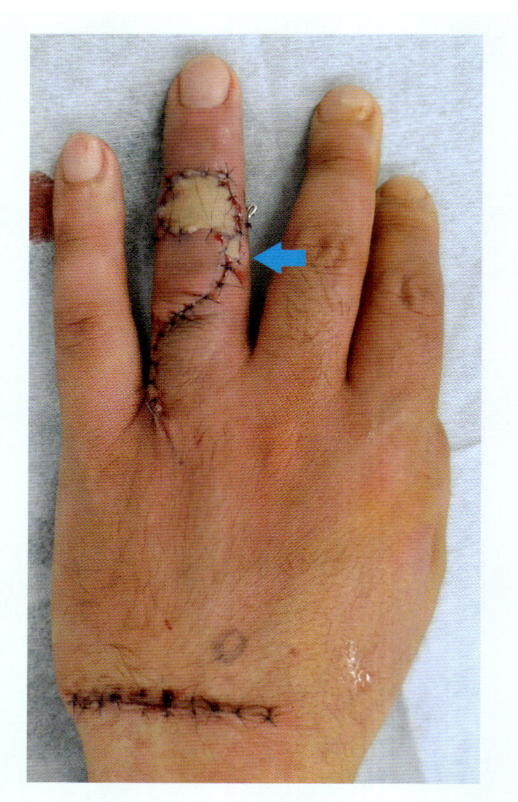

❻ 採取した皮膚を分層植皮として脂肪筋膜弁上に移植する。

皮膚採取部は縫縮する。

Pitfallと解決法

皮弁採取部を縫縮する際に血管茎を圧迫するようであれば，無理に縫縮せず植皮を行う（➡）。

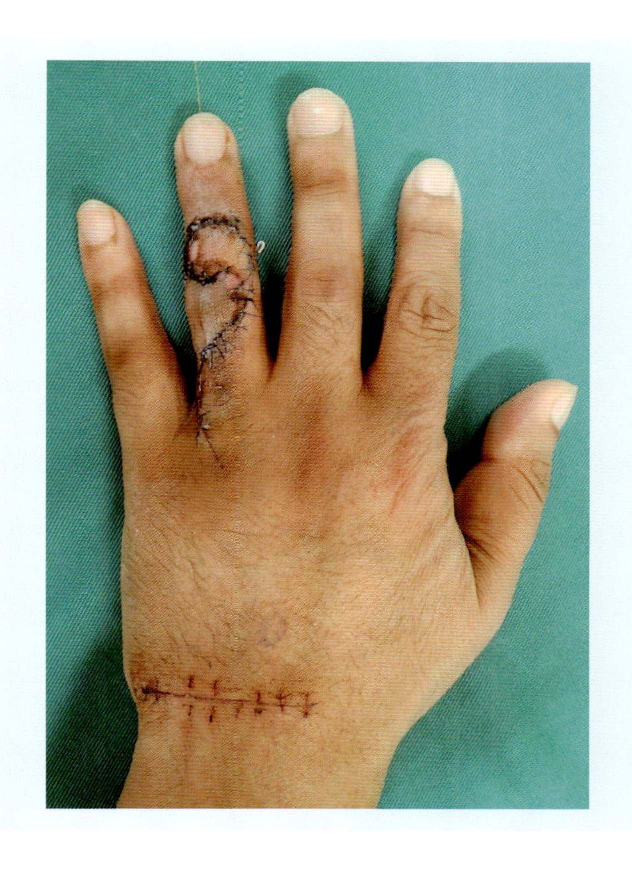

❼ 術後 2 週の状態

植皮は生着している。

PIP 関節を仮固定していたキルシュナー鋼線を抜去する。

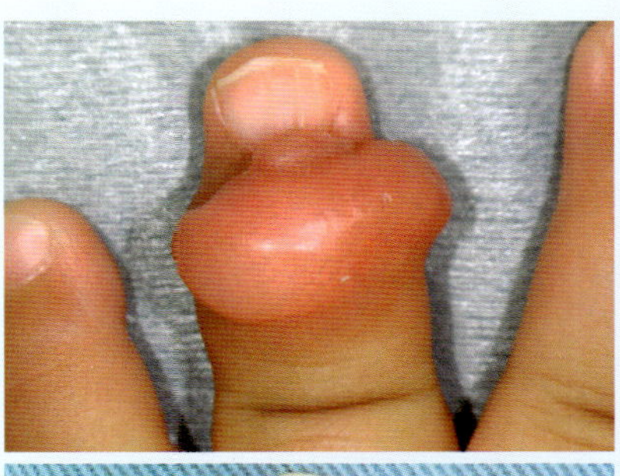

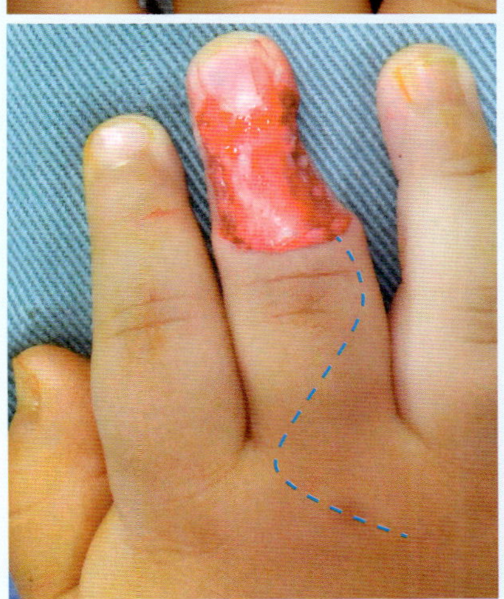

2 歳，女児

❶ 右中指末節部の軟部腫瘍切除後に生じた後爪郭から中節部に及ぶ皮膚軟部組織および伸筋腱欠損。爪母は温存されている。

基節部を S 状に切開する。

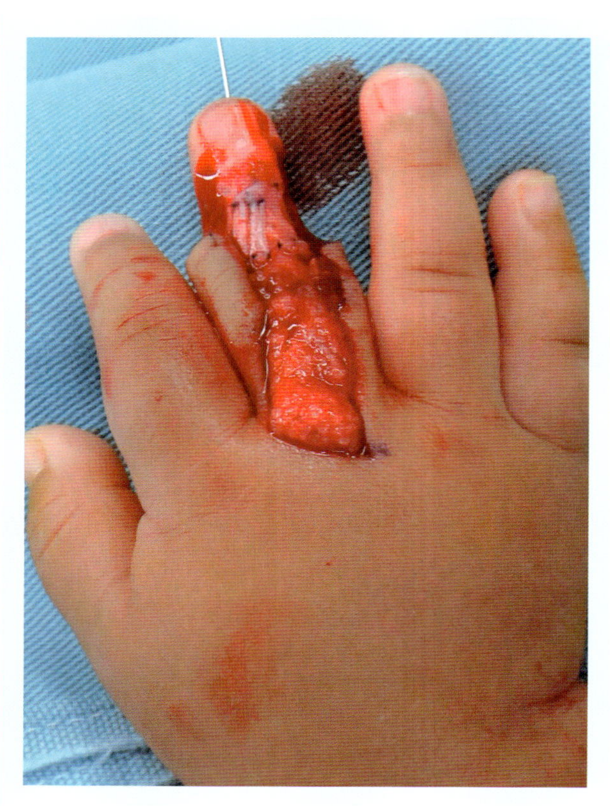

❷ 右中指DIP関節からMP関節までキルシュナー鋼線にて伸展位に仮固定する。伸筋腱欠損部は，長掌筋腱を移植し再建する。基節部に脂肪筋膜弁を作成する。

Pitfallと解決法

幼少時は皮下脂肪が厚く，脂肪筋膜弁を作成しやすいが，真皮直下に皮下静脈は見えない。真皮下の細かい粒の皮下脂肪層上で剥離していく。

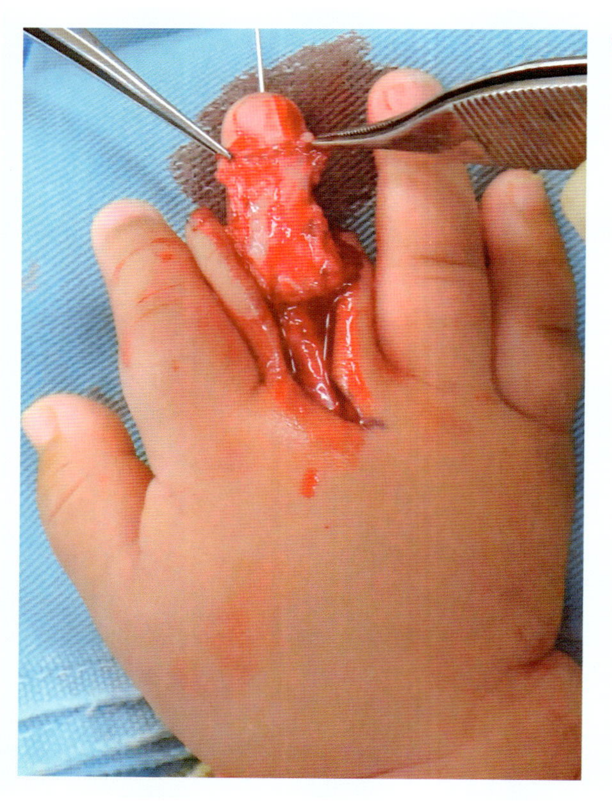

❸ 脂肪筋膜弁を反転して末節の後爪郭部から中節部を被覆する。

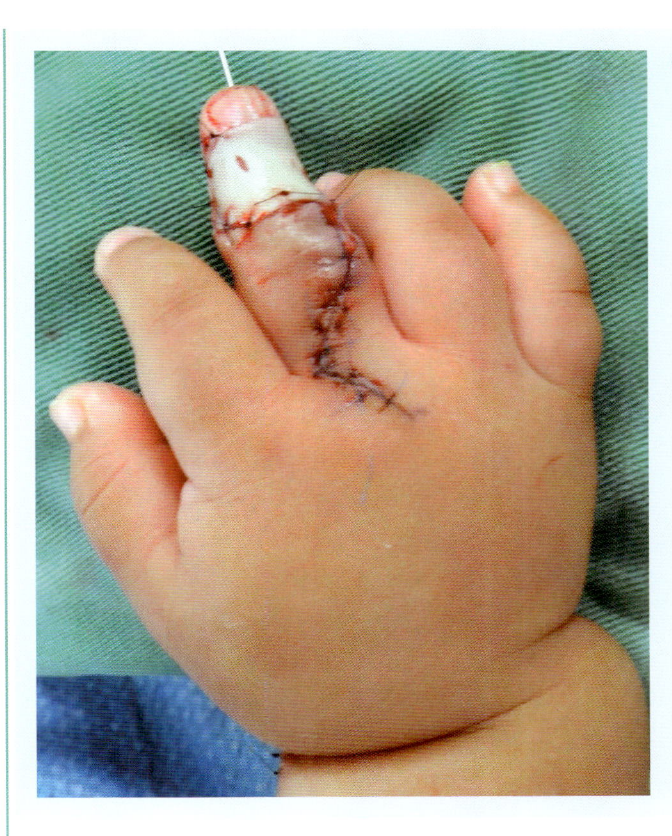

❹ 脂肪筋膜弁上に前腕より採取した全層植皮を行う。

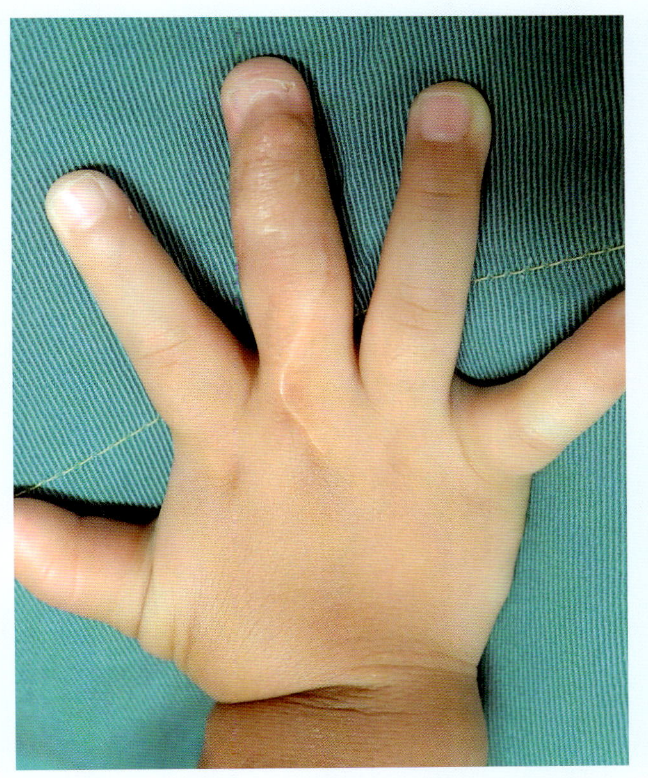

❺ 術後３年の状態
後爪郭に変形を残すが，色調，性状ともに良好で可動域制限を認めない。

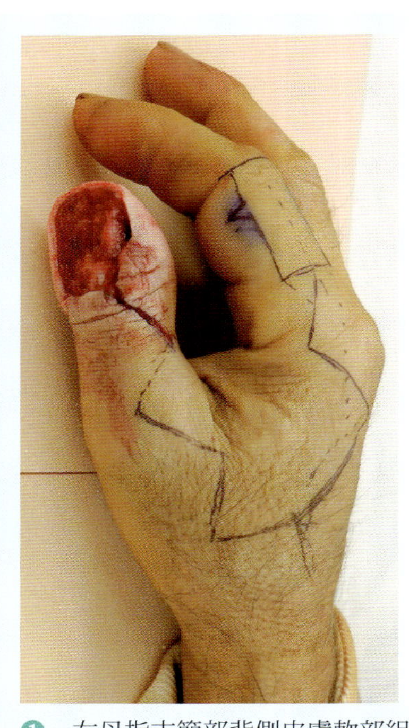

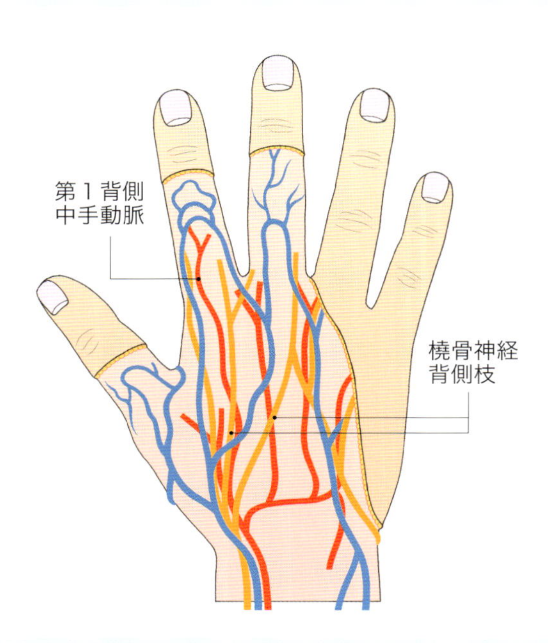

❶　右母指末節部背側皮膚軟部組織欠損
第１背側中手動脈を血管茎とし，皮弁は示指基節部背側に作成する。
術前に超音波検査により第１背側中手動脈をマーキングしておく。

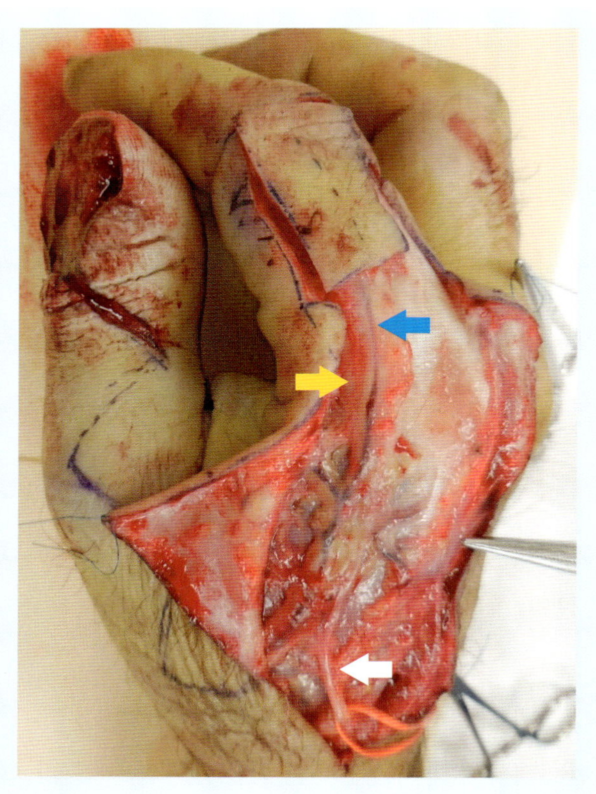

❷　皮弁中枢を切開し，血管茎（黄色矢印）にできれば皮下静脈（青矢印）を１本含める。橈骨神経背側枝（白矢印）をテーピングして保護する。

第２中手骨と長母指伸筋腱が交叉する付近まで皮膚を切開する。橈骨動脈を確認し，第１背側中手動脈が分岐する部位を見つける。第１背側中手動脈は0.5〜1mmの細い動脈である。

血管茎が確認できれば，皮弁末梢を切開し，伸筋腱腱膜上，筋膜上で血管茎を挙上していく。血管茎は，損傷を防ぎ，皮弁のうっ血を防ぐためにも周囲の軟部組織とともに剥離挙上する。
皮弁に含ませる皮下静脈は比較的太いものが多く，血管茎とは別に剥離挙上してよい。母指への移動を妨げる分枝は適宜切離する。

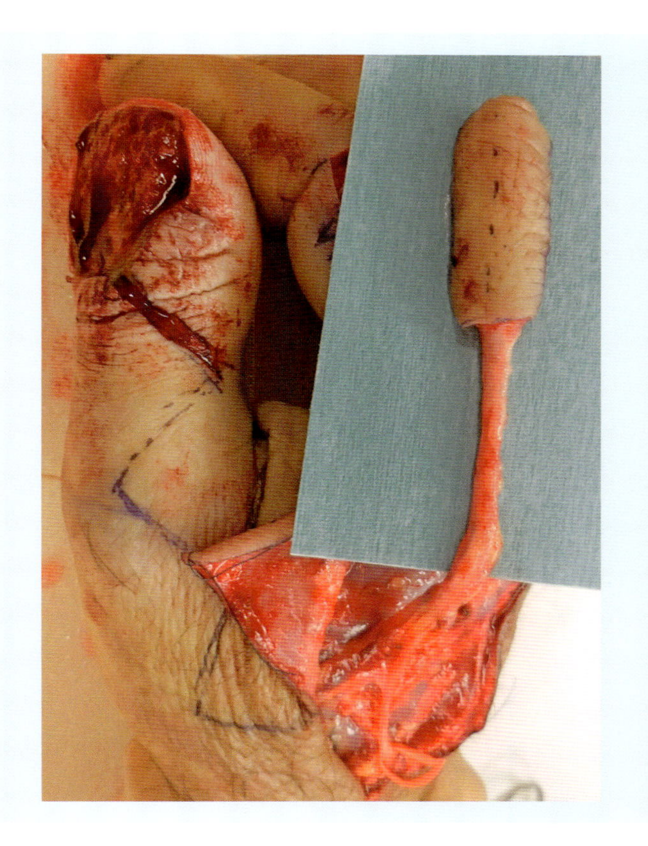

❸ 皮弁が挙上できれば，駆血帯を解除して血行を確認する。

皮弁を母指に移行するにあたり，皮下トンネルを作成するかジグザグに母指背側皮膚を切開する。

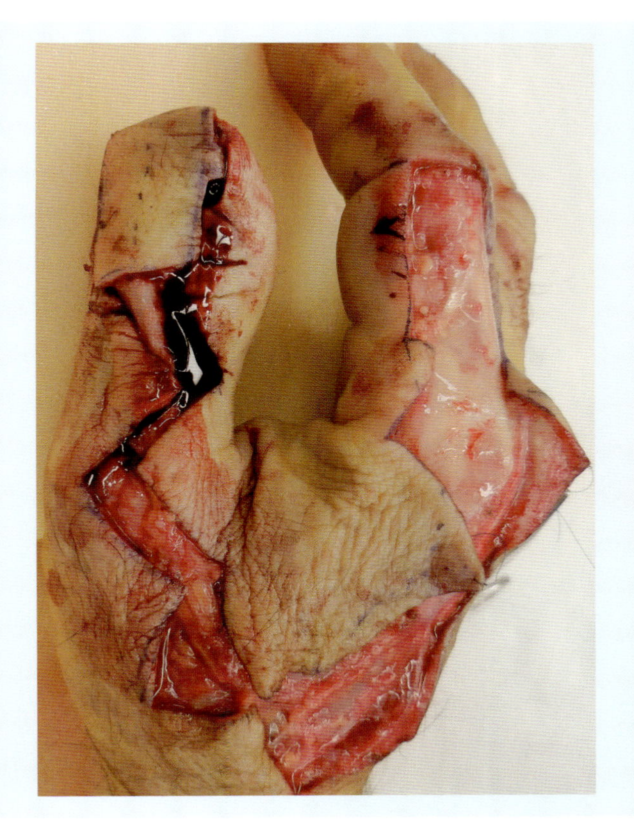

❹ 皮弁を母指背側欠損部に移動させる。

Pitfallと解決法

ジグザグ切開であれば，皮膚を縫合する際に血管茎を圧迫するようであれば少しずつずらして隙間をあけるように縫合し，血管茎が大きく露出しないようにできる。2〜3mmの間隙であれば上皮化する。

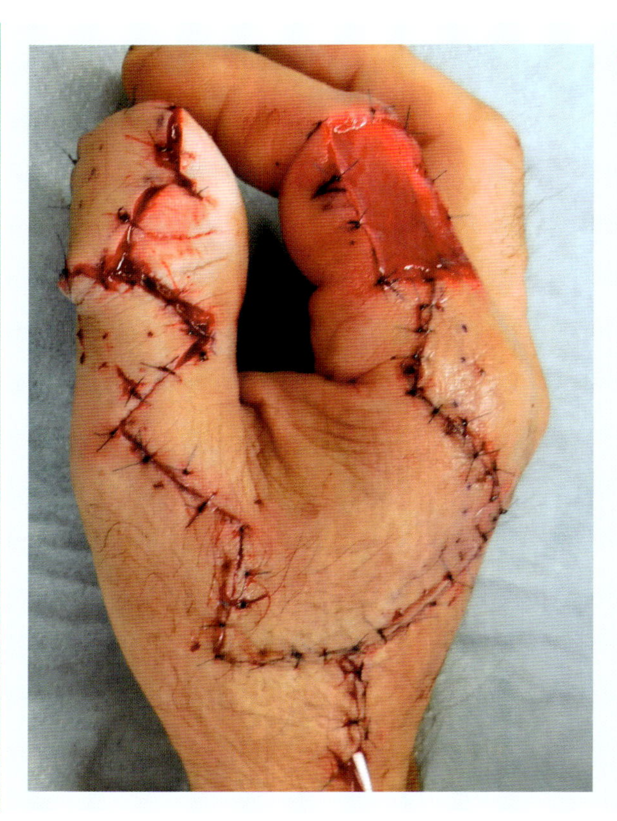

❺ 第 1 指間皮膚縫合部には，必要に応じてドレーンを留置する。

皮弁採取部には，前腕より皮膚を採取し全層または分層植皮を行う（本症例では，人工真皮を添付し二期的に植皮を行った）。

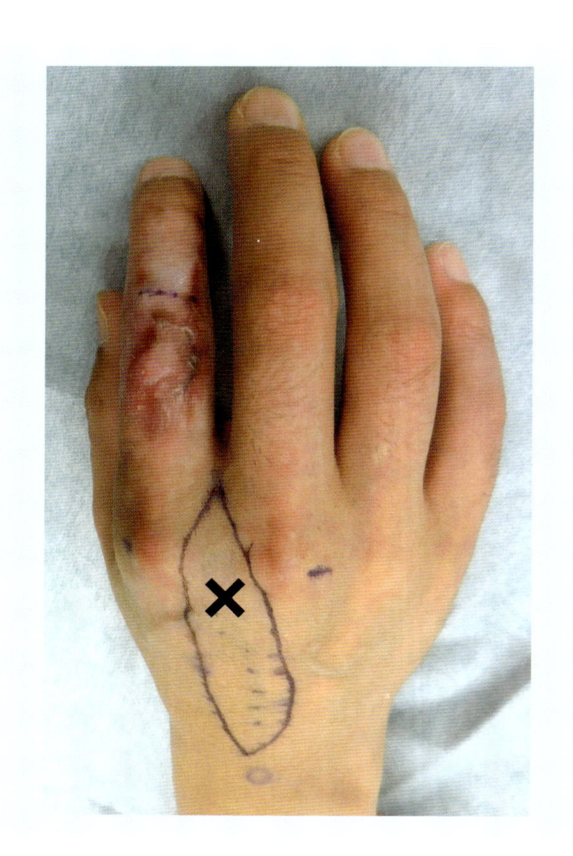

❶ 背側中手動脈の主要な穿通枝は通常，中手骨骨頭間の 1cm 中枢で腱間結合のすぐ遠位（×）に存在する。

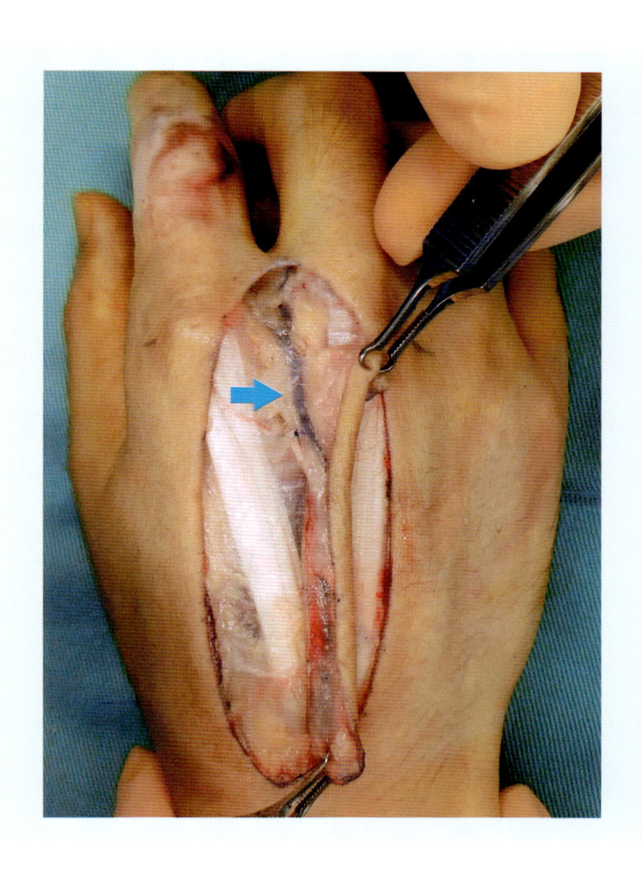

❷　穿通枝（➡）を血管茎に皮弁を挙上する。

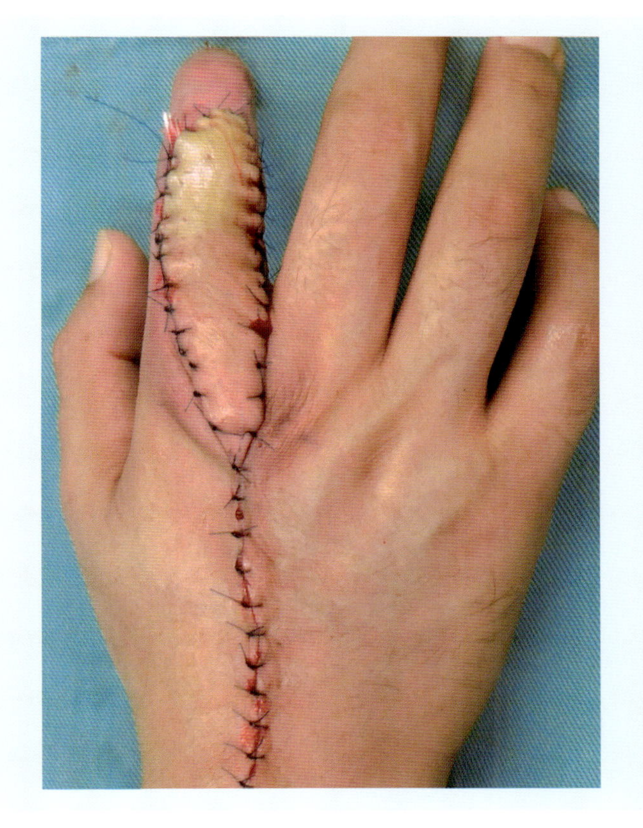

❸　皮弁を 180°回転させて皮膚欠損部に移動させる。

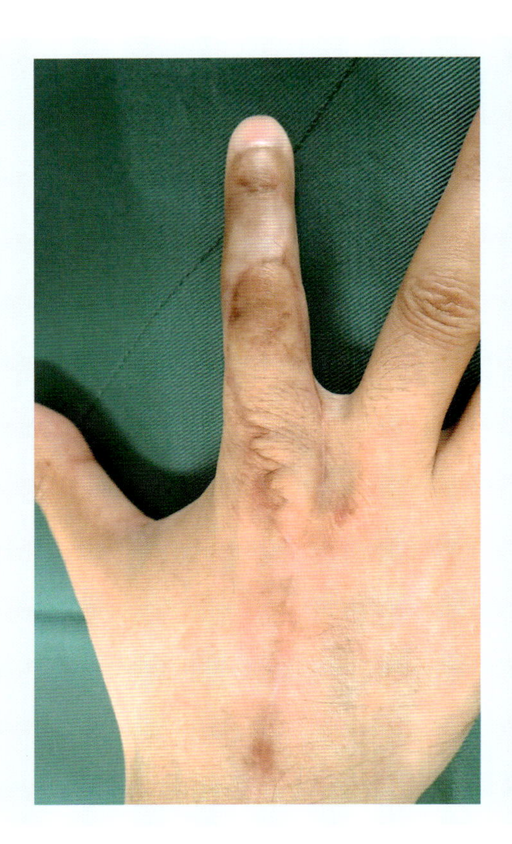

❹ 術後 1 年の状態
術後 6 カ月の時点で皮弁辺縁に Z 形成を追加している。

【参考文献】

1) Thomine JM: The skin of the hand. The Hand, Vol. 1, edited by Tubiana R, pp107－115, W. B. Saunders, PhiladelPhia, London, Toronto, 1981
2) Strauch B, et al: Arterial system of the fingers. J Hand Surg Am 15: 148e－154e, 1990
3) Endo T, et al: Vascular anatomy of the finger dorsum and a new idea for coverage of the finger pulp defect that restores sensation. J Hand Surg Am 17: 927e－932e, 1992
4) Braga-Silva J, et al: An anatomical study of the dorsal cutaneous branches of the digital arteries. J Hand Surg Br 27: 577e－579e, 2002
5) Yii NW, et al：Dorsal VY advancement flaps in digital reconstruction. J Hand Surg 19B: 91－97, 1944
6) Lai CS, et al: The adipofascial turn-over flap for complicated dorsal skin defects of the hand and finger. Br J Plast Surg 44: 165e－169e, 1991

NOTE

3

手　背

荻野晶弘・大西　清

基本的な考え方

手は外傷を受けやすい部位であり，その障害は就業のみならず，日常生活においても多大な苦痛を与える。その治療にあたっては，露出部であることから整容面への配慮も念頭におき，機能面での改善が得られるように，両者のバランスの取れた術式の選択が重要となる。

手背部の深部組織が露出した創部の被覆に対しては，遊離植皮では不十分な場合が多く，皮弁による再建が適応となる。この際，広範な露出創に対しては，遠隔皮弁・遊離皮弁が用いられており，また，前腕を採取部とする逆行性前腕皮弁による再建も有効である。

一方，欠損の範囲が比較的小さい場合には，いわゆる横転皮弁・回転皮弁などの局所皮弁や，手背部を採取部とする背側中手皮弁（DMC flap）が選択される。

解　剖

手背の皮膚は，橈骨動脈，尺骨動脈，前・後骨間動脈から直接，あるいは背側中手動脈網から派生する血行により栄養されている。この背側手根動脈網は第 2〜4 背側中手動脈を分枝し，これらは，それぞれ第 2〜4 中手骨間隙の骨間筋上を 2 本の伴走静脈とともに末梢へと走行し，中手骨頸部付近で 2 本の背側指動脈となり，手指対向縁に分布する。第 1 背側中手動脈は第 1 中手骨間隙底部背側で橈骨動脈から，第 5 背側中手動脈は尺骨動脈から直接分枝し，それぞれ第 1 指間，第 5 中手骨尺側を同様に走行する。

各背側中手動脈は，掌側の動脈と豊富な血管交通を有する。中手骨底部付近の proximal perforating artery，中手骨頸部付近の distal perforating artery，指間部での掌側指動脈との交通枝などであり，さらに末梢では指動脈間の血管網も発達し，これらの血管交通の存在が末梢側を茎とした皮弁の作成には重要となる。

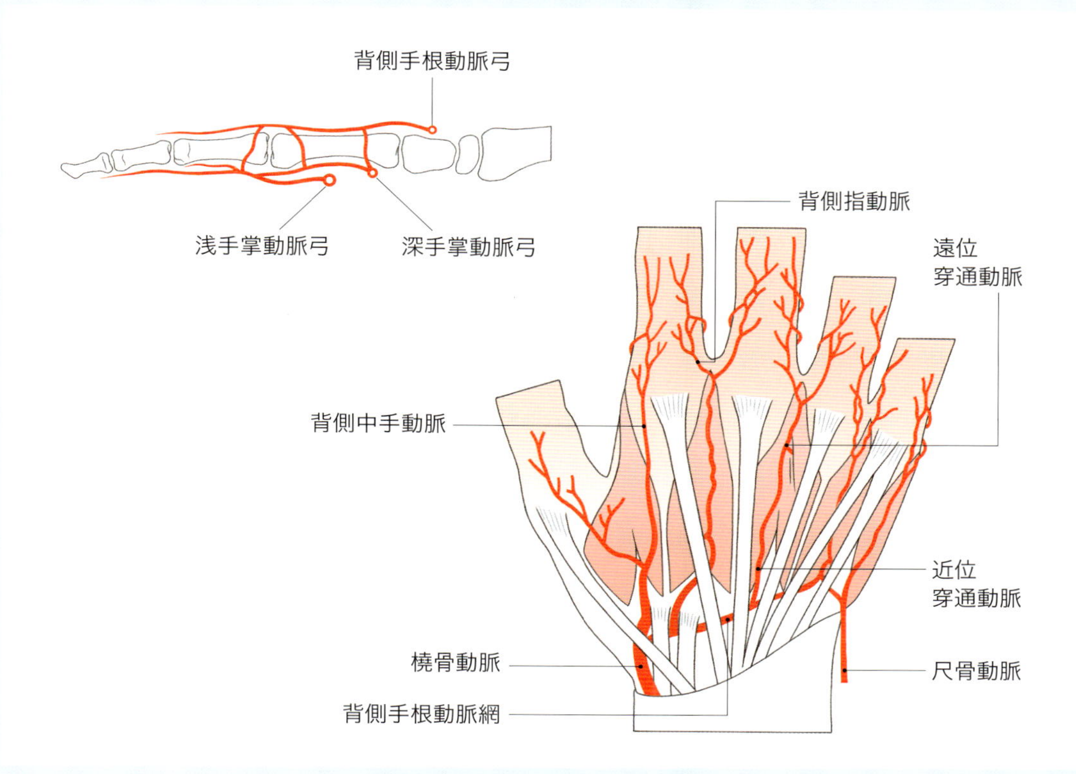

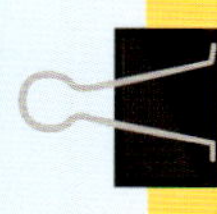

選択できる
治療法・皮弁と
その特徴

1. 背側中手皮弁

背側中手皮弁の最初の報告は1950年代になされたが，当時の皮弁は母指欠損の被覆に対して示指背側からの遠隔皮弁として作成されていた。1979年Foucherらは，第1背側中手動脈を茎として示指背側の皮膚を利用する神経血管柄付き島状皮弁 “kite flap” を報告した。Listerは，示～環指基節部背側の島状皮弁を “axial flag flap” として応用した。本邦においても児島らが環指背側皮膚を背側中手動脈茎の皮弁として用い，1990年Maruyamaらは，逆行性背側中手皮弁を報告し，皮弁による被覆域を大きく拡大するとともに，比較的余裕のある手背部皮膚を用いることで，採取部に植皮を要することなく再建が行えるとした。すなわち横転皮弁や回転皮弁などの形態を呈する局所皮弁も，背側中手動脈を含めることにより血行の安定した動脈皮弁となり，より安全かつ有用な再建手技となった。以降，デザイン・手技の改良や工夫などによりさまざまなバリエーションが報告されている。

❶ 基本型：紡錘型デザイン（中枢茎・末梢茎）

➡p61

本皮弁のデザインは背側骨間筋上に紡錘型に行うものを基本とし，中枢茎・末梢茎として axial な血行様式として挙上される。

❷ 自由なデザイン（free desingned flap）

欠損の形態や部位に応じて，比較的自由に皮弁をデザインすることが可能である。

❸ 複数皮弁（plural flaps）

同一手背に，第 1～5 背側中手動脈を栄養血管とした複数の皮弁を中枢茎・末梢茎で挙上することができる。

❹ 複数茎皮弁（multi-pedicled flap）

本皮弁は，通常，単一の背側中手動脈を茎として挙上するが，隣接する複数の背側中手動脈を茎としても挙上することができる。それにより，より大きな皮弁の挙上が可能となり，皮弁血行の安全性は高くなる。

❺ 拡大皮弁（extended flap）

隣接領域との血管交通の発達，手背浅層血管網の発達などにより，基本領域を越え，手背長軸方向・横軸方向への拡大皮弁の挙上が可能である。

❻ V-Y 前進皮弁（V-Y advancement flap）

➡p64

背側中手皮弁と V-Y 法の併用により，中等度欠損の一次閉鎖と皮弁採取部の一次縫縮が可能である。

❼ 複合皮弁（compound flap）

伸筋腱や中手骨を含む複合皮弁として挙上することができ，手指の機能再建が可能である。

❽ 知覚皮弁（sensory flap）

橈骨神経浅枝を含む知覚皮弁として挙上できる。

❾ 筋膜脂肪弁（adipofascial flap）

➡p66

皮膚部は含めず，皮下脂肪織と骨間筋筋膜による筋膜脂肪弁として挙上できる。手掌再建においては，足底からの植皮術を追加することで整容的にも良好な結果を得ることができる。

❿ 穿通枝皮弁（perforator flap）

背側中手動脈から，皮膚浅層へ立ち上がる太い分枝を血管茎とした穿通枝皮弁が作成できる。Quaba らは，MP 関節のやや中枢から立ち上がる皮枝を血管茎とした皮弁を ad hoc perforator flap と呼称している。

⓫ 過長血管茎皮弁（long vascular pedicled flap）

手根動脈網，橈骨動脈背側手根枝，橈骨動脈などとの連続により，血管茎の延長が可能であり，皮弁到達域を拡大することができる。

2. 逆行性前腕皮弁

➡p69

逆行性前腕皮弁は尺骨動脈から手掌動脈弓を介して橈骨動脈に流入する逆行性血流を利用した皮弁である。本皮弁を利用する際には，術前に Allen's radial compression test か超音波断層検査を必ず行い，尺骨動脈の開存，すなわち逆行性血流が十分にあることを確認しておく必要がある。また，外側前腕皮神経，長掌筋腱，橈骨を含めて皮弁を挙上できるため，深部損傷を伴う手背部皮膚軟部組織欠損に対して有用な再建法である。

欠点としては，皮弁採取部に植皮を要するため，女性や若年者に対しては適応しづらいことである。

3. 逆行性後骨間皮弁

後骨間動脈を血管茎とする皮弁であり，手背部の中等度の皮膚軟部組織欠損に適応がある。逆行性前腕皮弁が血管茎である橈骨動脈を犠牲にするのに対して，主要動脈を犠牲とせず，皮弁採取部は 4cm まで縫縮可能であるなどの利点を有している。しかし，欠点として皮弁のうっ血を生じやすいため，血管茎に筋膜や周囲軟部組織を十分に含めるなどの配慮が必要である。

4. 遊離足背皮弁

足背動脈を血管茎とした足背皮弁は，挙上手技が容易で，薄い皮弁を採取できる。浅腓骨神経を含めることで知覚皮弁とすることができ，伸筋腱を含めた複合皮弁とすることもできる。一方，皮弁採取部に対する遊離植皮の生着率がやや低く，創治癒が遷延する場合がある。

5. 遊離鼠径皮弁

遊離皮弁が開発された初期に頻用された皮弁として知られる。浅腸骨回旋動脈を血管茎とする比較的薄い皮弁が挙上でき，皮弁採取部が目立たないなどの利点がある一方，血管の解剖学的変異が多く，血管茎は細く短く，皮弁挙上にはある程度の熟練を要する。

6. 遊離側頭頭頂筋膜弁＋植皮

側頭頭頂筋膜弁は薄く，比較的大きく採取でき，浅側頭動脈は血管径が太く血行が安定しており，血管吻合も容易である。また，皮弁採取部は頭髪内であるため目立たず，女性や若年者にも良い適応である。浅側頭筋膜と深側頭筋膜の２つの筋膜弁を１本の血管茎で挙上できるため，腱を筋膜弁で挟み込むことで gliding surface として，癒着防止に有用である。通常の遊離皮弁による手背部再建では，皮弁の厚みにより bulky となり，整容的問題が残るが，側頭筋膜弁と植皮による再建では，薄く整容的に良好な再建が可能である。

7. 遊離外側上腕皮弁

遊離皮弁のなかでは比較的薄く，5cm 程度までであれば皮弁採取部の縫縮が可能である。

8. 腹壁皮弁（遠隔皮弁）

古くから用いられてきた皮弁であるが，一定期間腹部に手を固定するため，患者にとっては苦痛であり，皮弁切り離しを含めて２回の手術が必要となること，患肢の拘縮を来たしやすいこと，皮弁の厚みにより bulky となりやすい，などの欠点がある。

手術手技

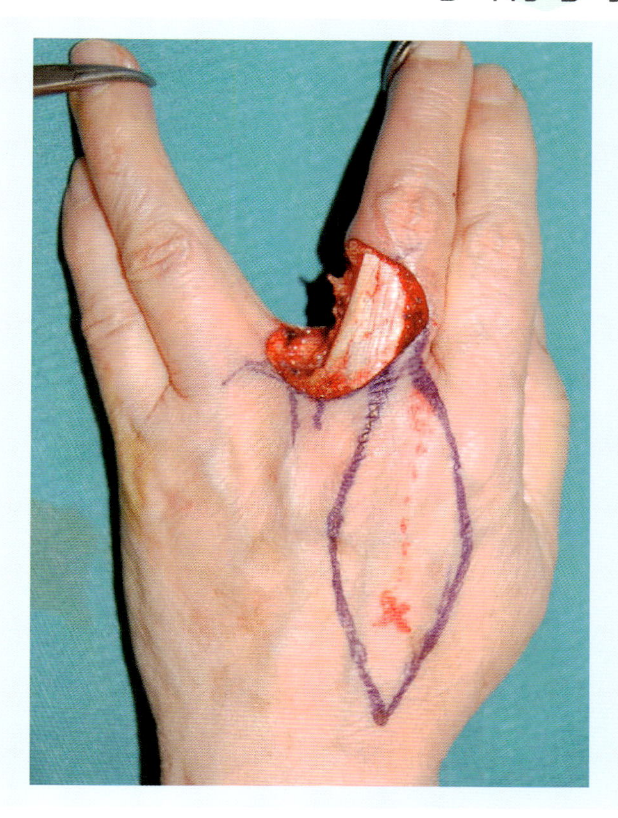

❶ デザインは，背側中手動脈が皮弁の中央となるように背側骨間筋上の領域に紡錘形に行うものを基本とする。本例では，第2背側中手動脈を栄養血管とする2.5×7cmの皮弁をデザインした。

長軸画像
末梢側
中枢側
第2背側中手動脈
短軸画像
中指
示指
Metacarpal bone

矢印は，骨間筋上を走行する背側中手動脈

Pitfallと解決法

術前の血流評価

術前に超音波断層検査で，背側中手動脈の血管走行や，中手骨底部付近の穿通動脈，中手骨頸部付近の穿通動脈，指間部での掌側指動脈との交通枝の穿通位置などを確認してマーキングしておくことが望ましい。

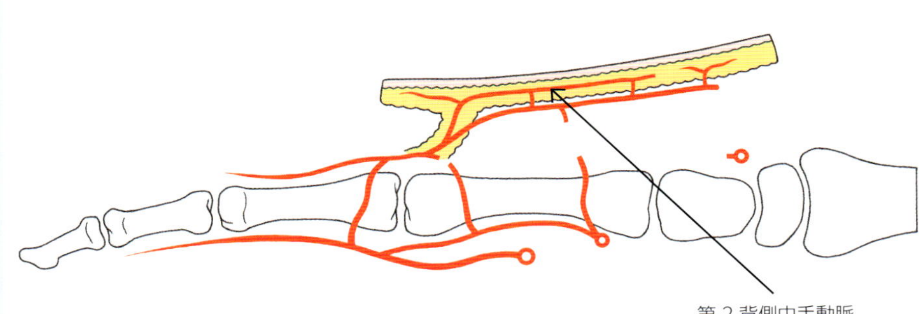

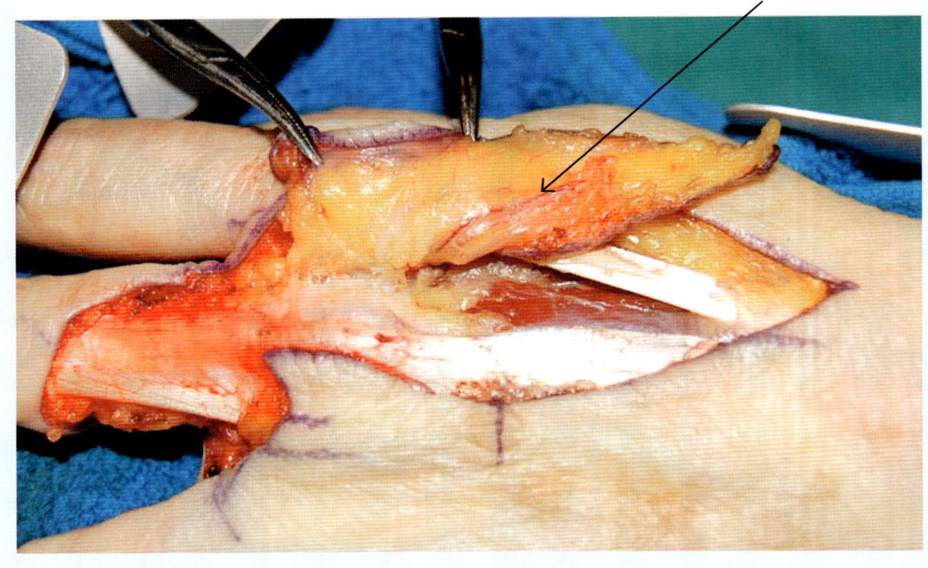

❷　皮弁の挙上

駆血帯使用下に皮膚切開は皮弁側方から開始する。背側中手動脈を確認したのち中枢側にてこれを結紮切離し，背側骨間筋筋膜を皮弁内に含めて挙上する。

第２背側中手皮弁挙上時，背側中手動脈が示指伸筋腱下を走行する場合は，伸筋腱を側方に牽引して皮弁を挙上し，伸筋腱の下を通すか，いったん伸筋腱を切離して移行する。

手背部末梢への血管束の剥離は，指間部穿通動脈との合流部まで可能であるが，中手骨頸部穿通動脈を血管茎に含めた方が血行はより安全である。

Pitfallと解決法

皮弁挙上時のポイント

皮膚への分枝・穿通枝は，細い太いにかかわらず側方から背側中手動脈の裏面を回り込むように挙上すれば，必ず皮弁内に含まれ，皮弁の血行は安定することとなる。

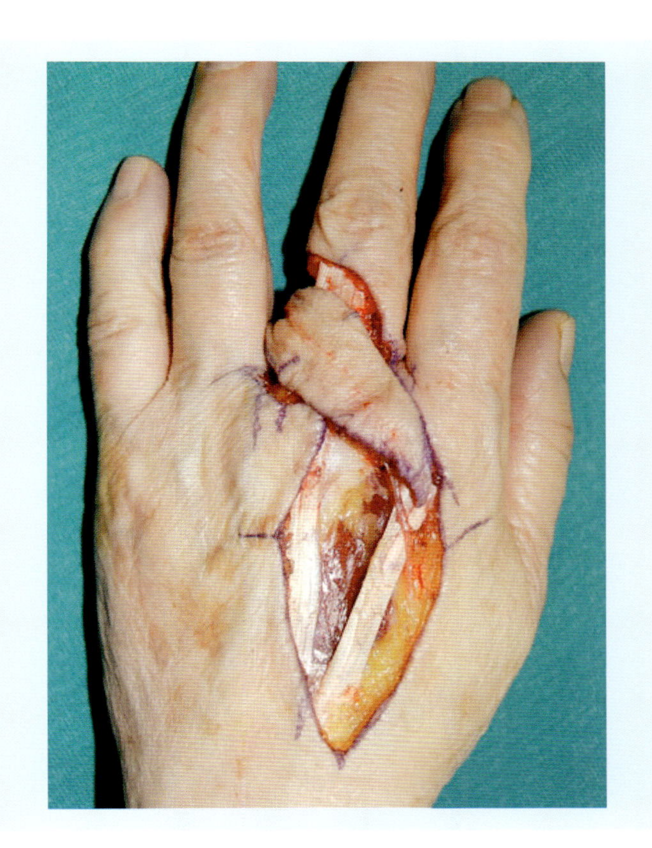

❸ 皮弁の移行

挙上した皮弁を組織欠損部に縫着する。皮下トンネルを通して移行する場合は，特に皮弁茎部に緊張やねじれが加わらないように注意する。

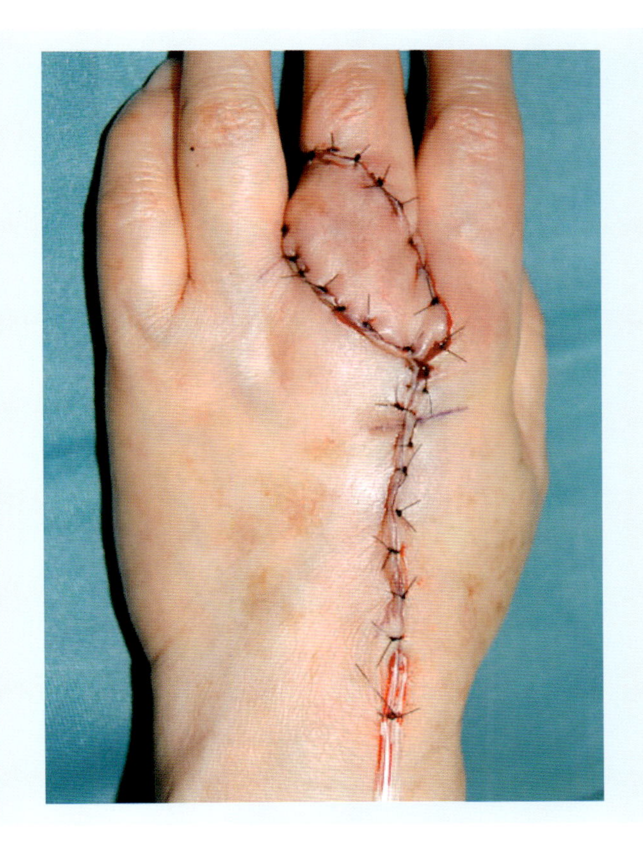

❹ 皮弁採取部は，通常，幅 2cm 程度は容易に一次縫縮が可能である。

術後 1 週間は良肢位でシーネ固定を行う。抜糸は術後 2 週に行っている。

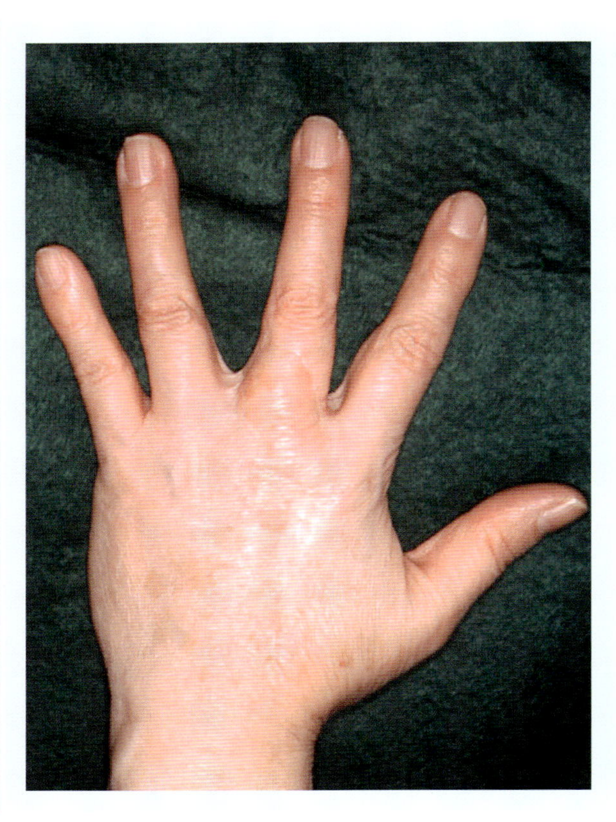

❺ 術後 2 年の状態

瘢痕は目立たず，手指の可動域制限は認めない。

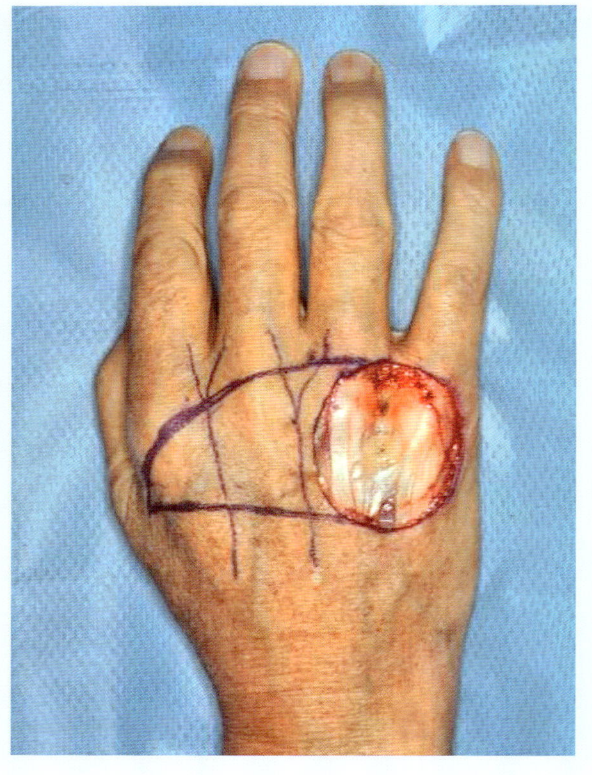

❶ 手背皮膚悪性腫瘍切除後の円形欠損に対して，欠損部の橈側に第 2，3 背側中手動脈を血管茎とする V-Y 皮弁をデザインした。

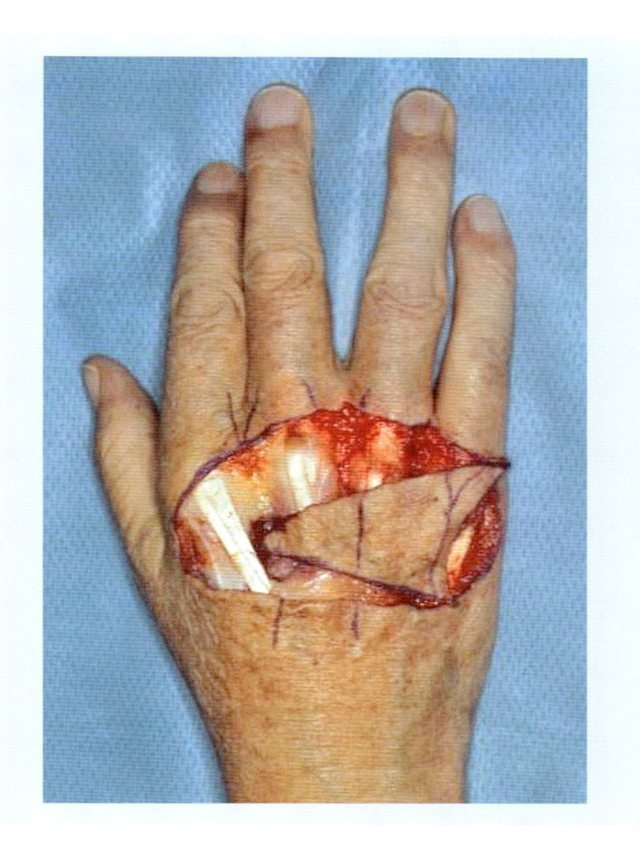

❷ 皮弁の挙上

背側骨間隙に第 2，3 背側中手動脈を確認後，この裏面を回り込むように背側骨間筋筋膜を含めて皮弁挙上を進め，背側中手動脈は皮弁末梢側で結紮切離した。中枢茎で皮弁を挙上し，手背尺側欠損へ緊張なく移行できることを確認した。

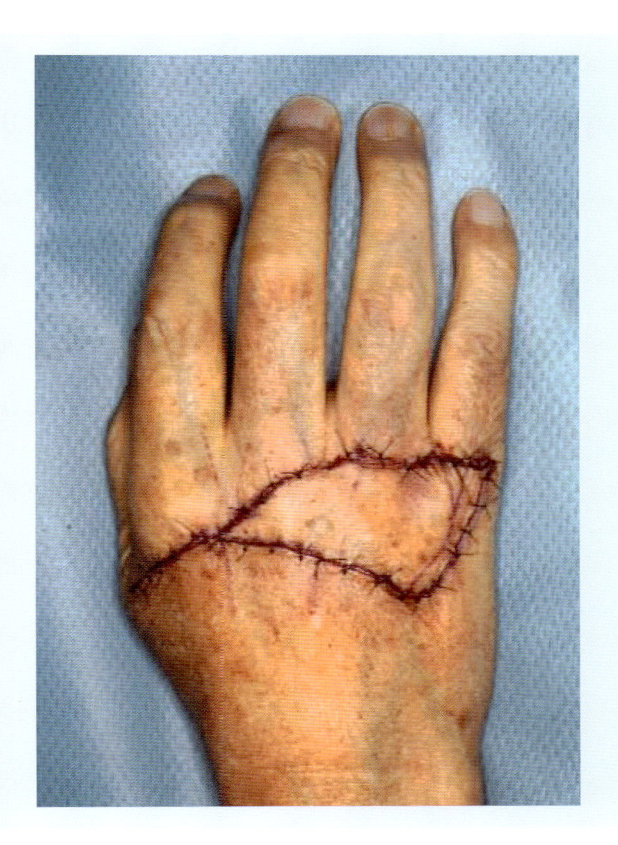

❸ 挙上した皮弁を手背尺側欠損へ前進移行し，皮弁採取部は V-Y 法に準じて一次縫縮した。

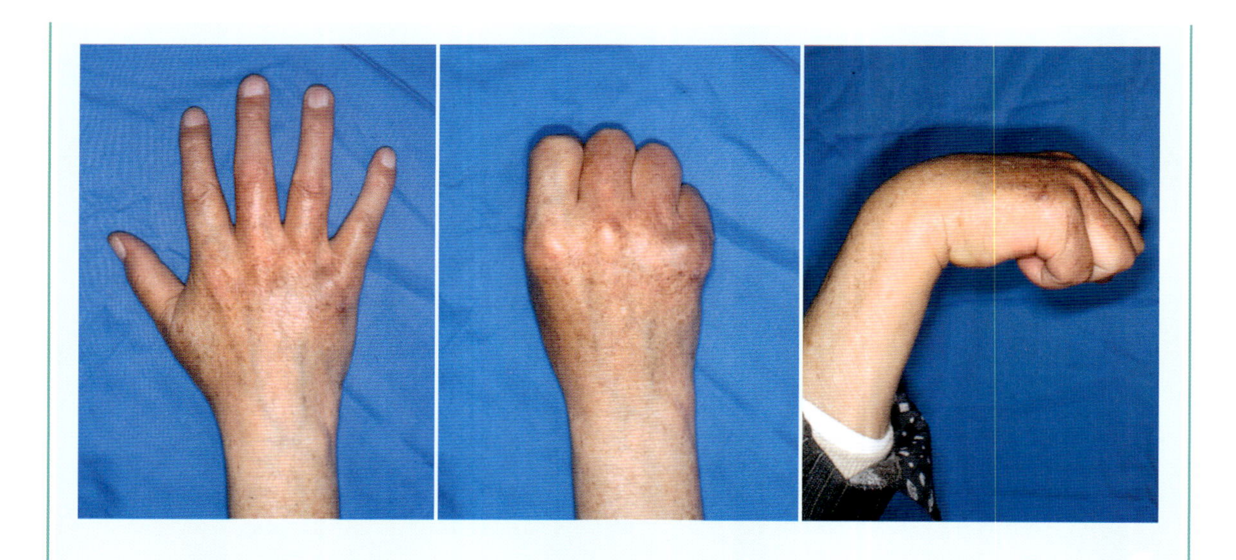

❹ 術後 1 年 6ヵ月の状態

皮弁は全生着し，瘢痕は目立たない。Full grip での手関節屈曲も可能であり，機能的にも満足な結果が得られた。

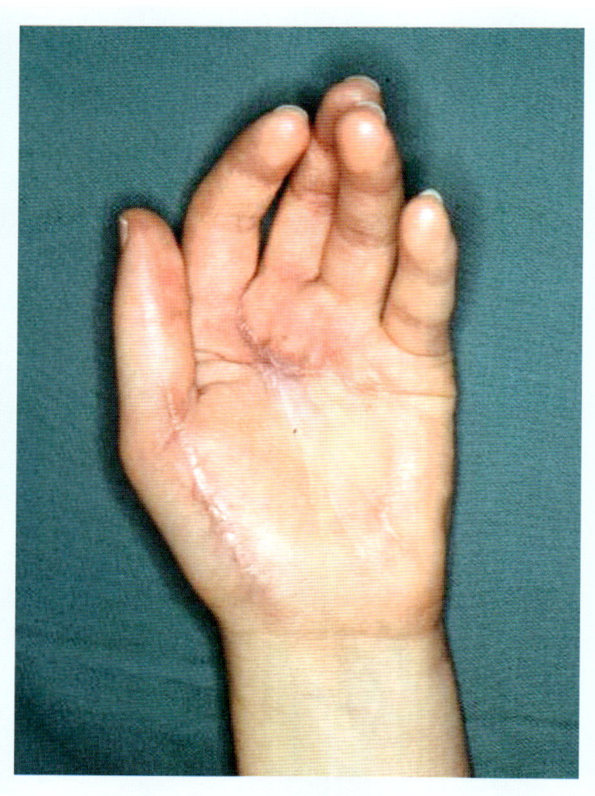

❶ 外傷後の手掌皮膚軟部組織欠損による瘢痕拘縮により，示～小指の伸展制限を認めた。

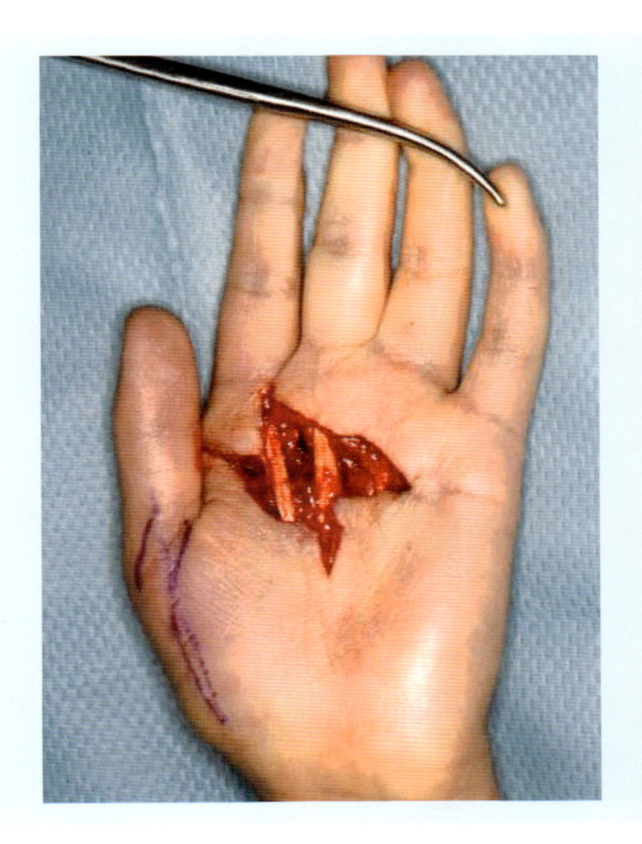

拘縮を解除後，示～小指の完全伸展が可能である。

❷　拘縮解除後の屈筋腱露出を伴う欠損に対して，背側中手動脈を血管茎とする筋膜脂肪弁と植皮による再建を計画した。

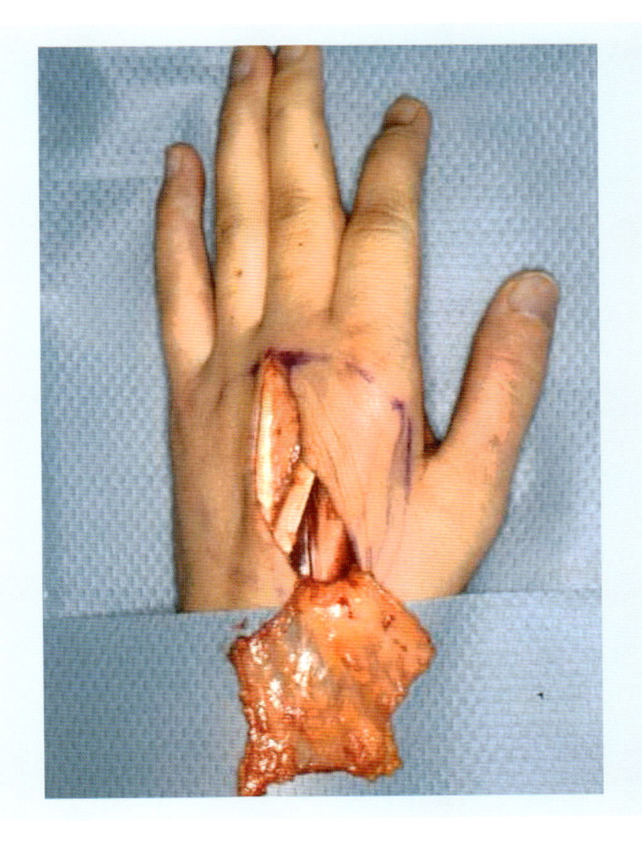

第２背側中手動脈を血管茎として筋膜脂肪弁を挙上した

❸　筋膜脂肪弁の挙上

手背部皮膚切開から皮下浅層を剥離し，第２背側中手動脈を末梢側で結紮切離し，末梢側から中枢側に向け背側骨間筋筋膜を含めて筋膜脂肪弁を挙上する。

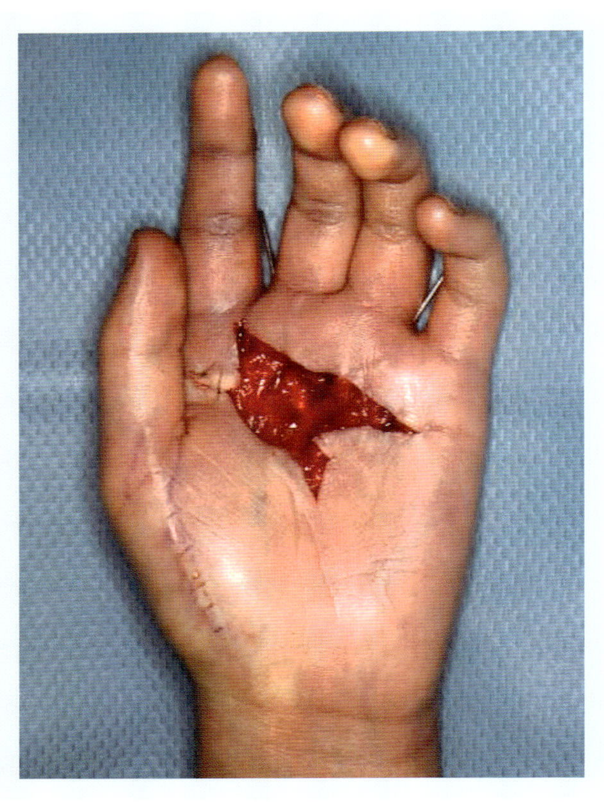

❹ 挙上した筋膜脂肪弁は，第 1 指間の皮下トンネルを通して手掌欠損部に移行した。

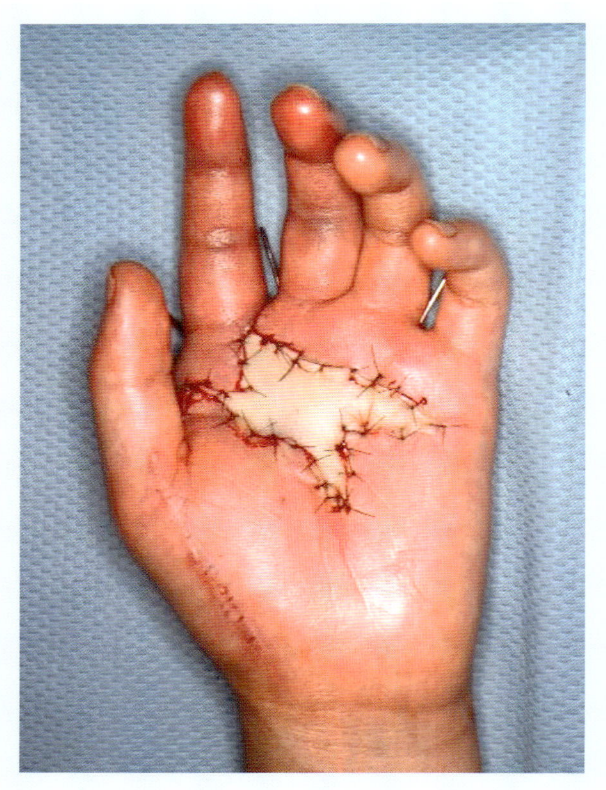

❺ 筋膜脂肪弁上には，足底の非荷重部から採皮した植皮を行った。

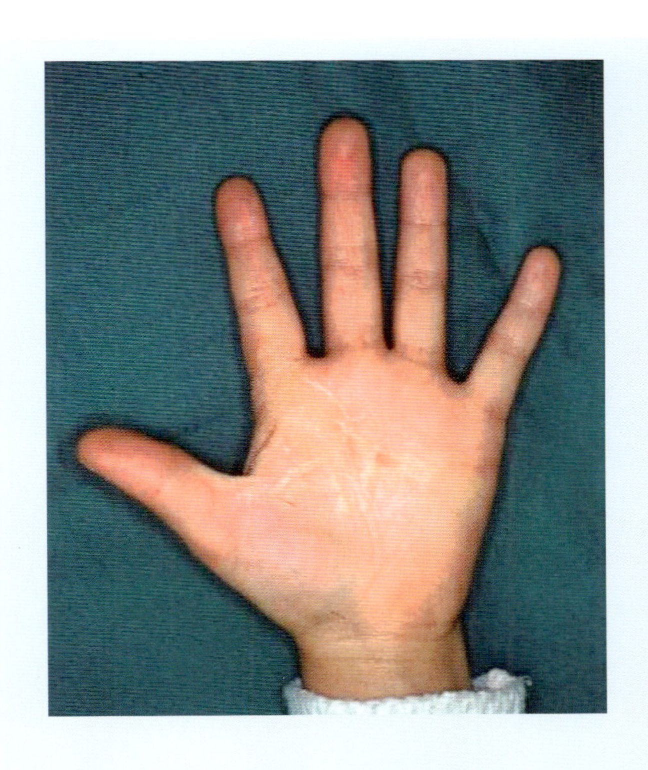

❻ 術後１年の状態

筋膜脂肪弁・植皮片ともに全生着した。瘢痕は目立たず，手指の伸展制限は認めない。

このように足底からの植皮を併用することで，整容面での改善が得られる。

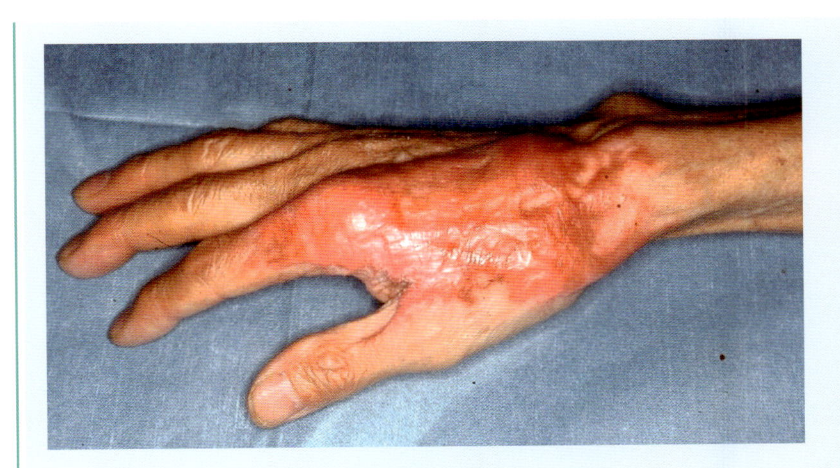

❶ 右手背部橈側の熱傷後瘢痕拘縮に対し，逆行性前腕皮弁による再建を計画した。

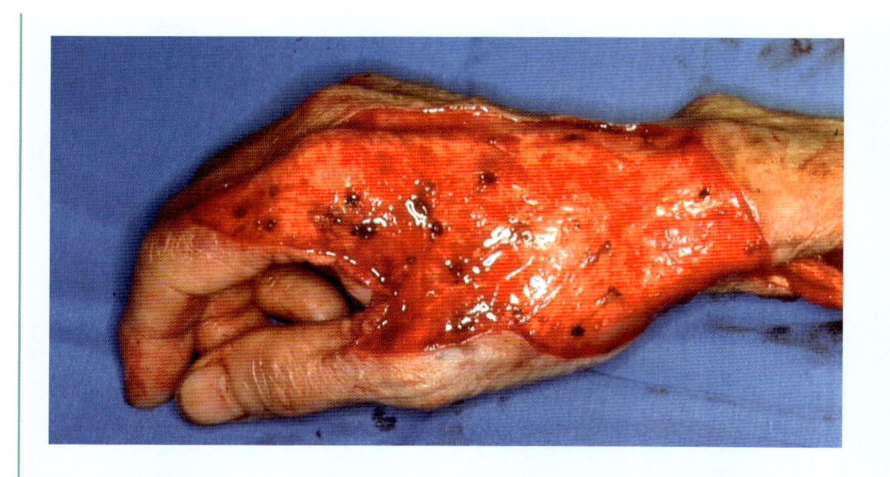

❷ 瘢痕切除，拘縮解除後に広範な皮膚欠損を生じた。伸筋腱や骨の露出は認めないため植皮による被覆も選択されるが，術後の固定や整容面を考慮すると逆行性前腕皮弁も 1 つの選択肢となる。

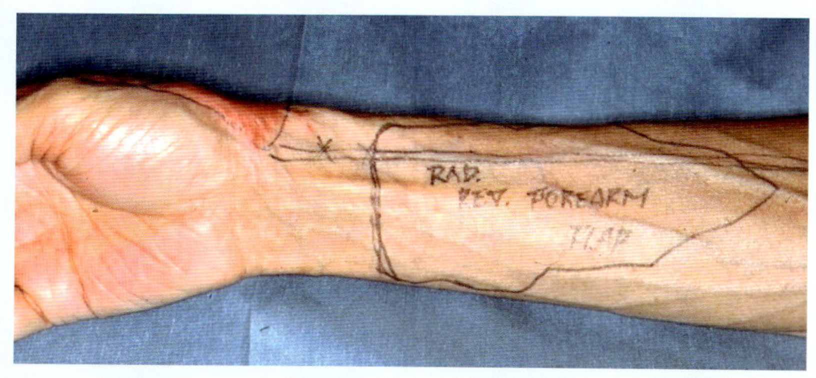

❸ 手背部の皮膚欠損を型紙にトレースし，右前腕部に皮弁をデザインした。

Pitfallと解決法

皮弁デザイン時のポイント

ターニケット駆血前に皮静脈の走行をマーキングし，皮弁挙上時に結紮処理しやすくしておくと止血が容易である。

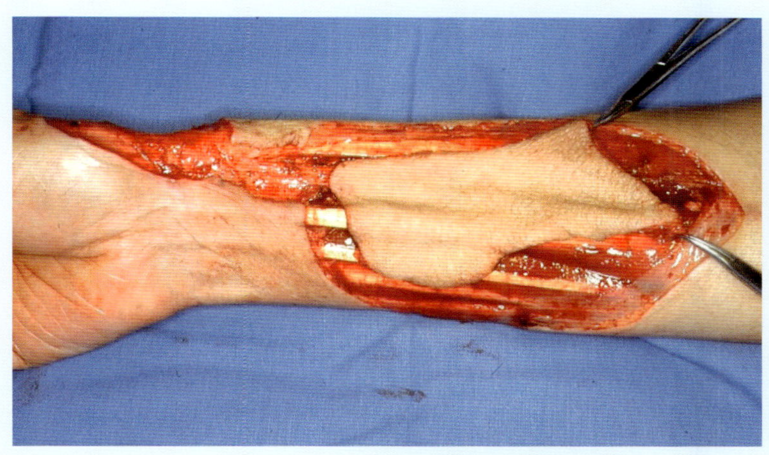

❹ 皮弁の挙上

尺側から筋膜下で開始する。のちの植皮生着に必要な長掌筋腱，橈側手根屈筋腱のパラテノンは温存する。皮弁へ向かう穿通枝を丁寧に結紮または焼灼しながら剥離を進める。尺側からの剥離が橈側手根屈筋腱を越えたら，橈側からの剥離へと移る。この際，橈骨神経浅枝は温存する。

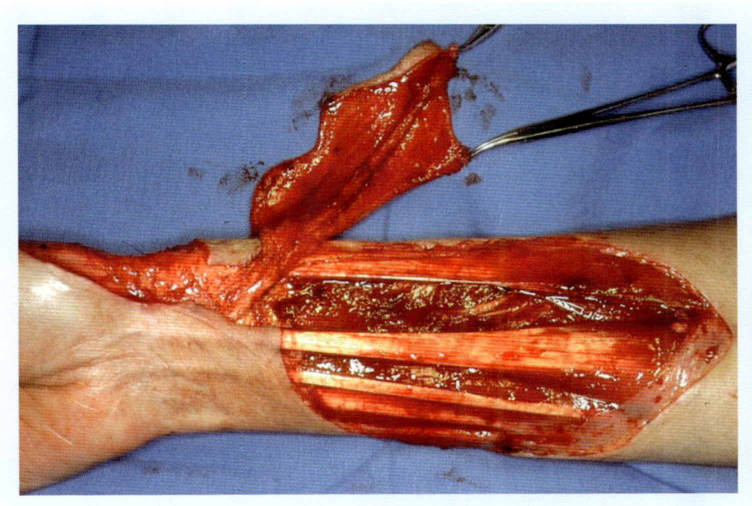

❺ 皮弁の挙上

橈骨動静脈からの筋枝を結紮または焼灼しながら橈骨動静脈周囲の軟部組織を含めるように剥離挙上していく。皮弁中枢側の橈骨動静脈を結紮切断し，手関節部を pivot point として皮弁を逆行性に挙上する。

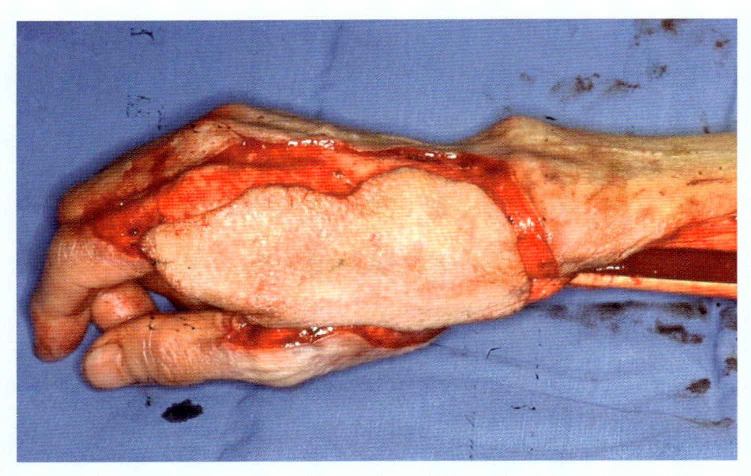

❻ 皮弁の移行

挙上した皮弁を手背皮膚欠損部に移行する。皮下トンネルを通して移行する場合は，皮弁茎部に緊張やねじれが加わらないように注意する。

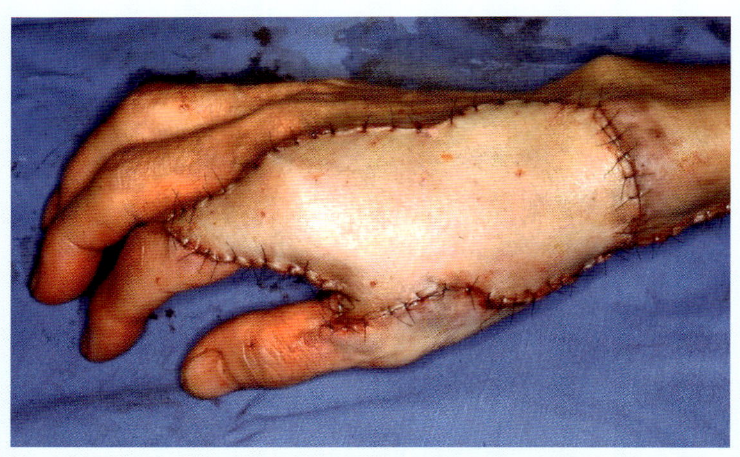

❼ 皮弁の縫着，皮弁採取部の処置

皮弁を縫着後，皮弁採取部には，通常，大腿部や腹部，鼠径部からの分層あるいは全層植皮を行う。

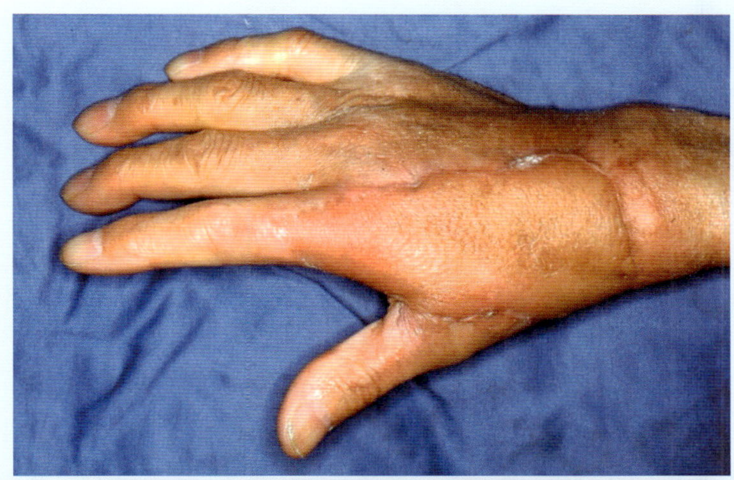

❽ 術後 1 年の状態

術後，皮弁の還流障害は認めず全生着した。瘢痕は目立たず，皮弁も薄く，手指の可動域制限は認めない。手背部に関しては整容的・機能的に良好な結果が得られた。

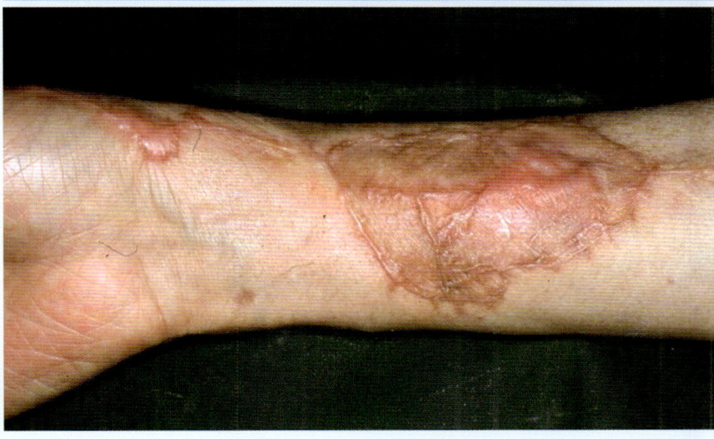

皮弁採取部の状態

露出部である前腕部に面状の瘢痕が残ることが，前腕皮弁の大きな欠点である。

【参考文献】

1. Foucher G, et al: A new island flap transfer from dorsum of the index to the thumb. Plast Reconstr Surg 63: 344－349, 1979
2. Lister G：The theory of the transposition flap and its practical application in the hand. Clin Plast Surg 8: 115－127, 1981
3. 児島忠雄ほか：手指皮膚欠損への血管柄付き島状皮弁の応用．日手会誌 3：350－354, 1986
4. Maruyama Y: The reverse dorsal metacarpal flap. Br J Plast Surg 43: 24－27, 1990
5. Maruyama Y, et al: The axial dorsal metacarpal V-Y advancement flap for the repair of distal forearm skin defects. Br J Plast Surg 44: 274－275, 1991
6. Onishi K, et al: Transversely designed dorsal metacarpal V-Y advancement flaps for dorsal hand reconstruction. Br J Plast Surg 49: 165－169, 1996
7. Onishi K, et al: Dorsal metacarpal adipofascial flaps for palmar finger and hand reconstruction. Ann Plast Surg 57: 203－205, 2006

4

手背・指間形成

鳥谷部荘八・天羽健一

基本的な考え方

手背・指間部再建には採取部位に生じる問題点を考慮しながら，最適な皮弁を選択する必要がある。色調や厚み，質感なども十分に考慮して皮弁を選択し，局所，区域，遠隔皮弁の順で考慮する。場合によって遊離皮弁も考える。

以下に皮弁選択の原則を列挙する。各皮弁の特徴をよく理解し，患者の背景やリハビリテーション，皮弁採取部などを総合的に判断し，最も適切な皮弁を選択する。

皮弁選択の原則

適切な皮弁の選択基準

1）部位的な適合性（texture matching）

2）移動の自由度

3）知覚再建が必要か（指尖部・指腹部）

4）血行動態への影響

5）皮弁採取部に生ずる問題の大きさ

6）手技の難易度

7）血行の安定度

8）年齢，性別，職種，利き手か否か

9）予想される治療期間，入院が必要か否か

解剖

手背は皮膚が薄くしなやかであり，熱傷や外傷性皮膚欠損創などにより深部にまで損傷が及ぶこともあり，伸筋腱などの露出を伴いやすい。

指間部は手背と同様に皮膚が薄く，ゆるやかなスロープを描き立体的である。熱傷などにより指間部に拘縮を来たすと指間の癒合や狭小化などを容易に来たす。特に第 1 指間の狭小化が長く遷延すると，母指内転筋の拘縮を来たす可能性もある。

手背近位部には橈骨動脈は背側手根枝となり尺骨動脈，後骨間動脈とネットワークを形成し，それぞれ背側中手動脈となるが，橈骨動脈の変異もある。

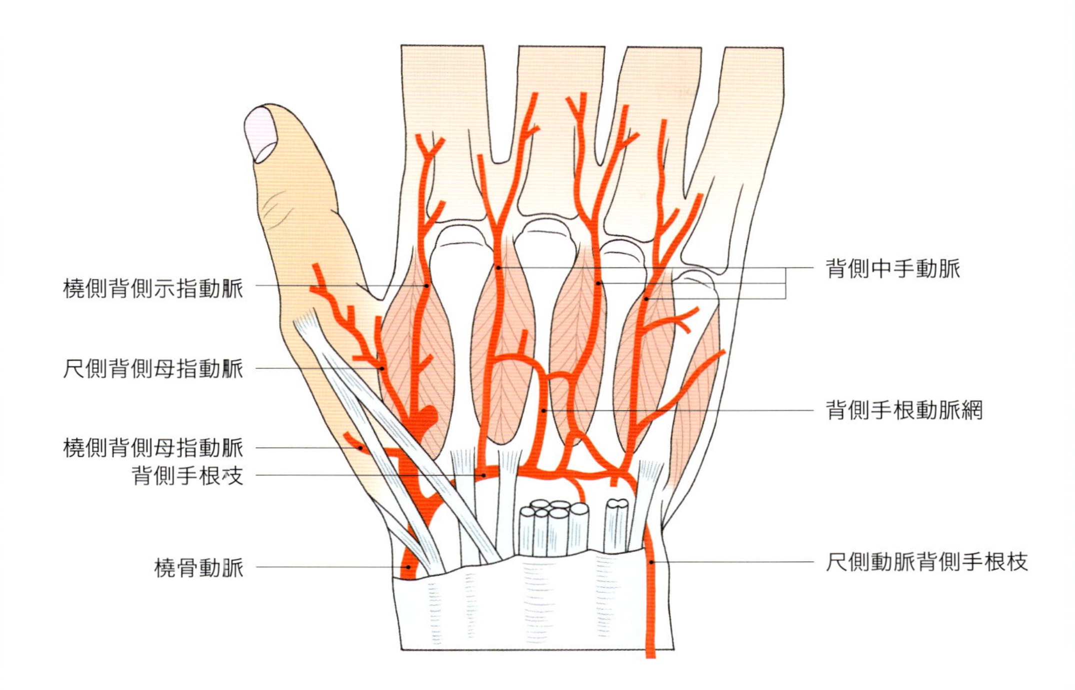

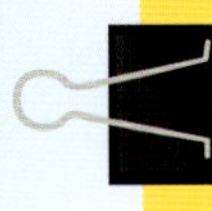

選択できる治療法・皮弁とその特徴

1. 全層植皮

腱や骨などの露出がない場合には全層植皮で再建することもあり，また人工真皮と分層植皮を併用した方法や陰圧閉鎖療法などを併用することもある。色調，質感，皮膚伸展性を考慮すると皮弁による再建が好ましい。

皮弁採取部としては主に鼠径部，内顆下部，上腕内側部，母指球部，小指球部などが挙げられる。鼠径部は大きな欠損に用いられるが，色調や質感に劣る。内顆下部は指と質感が近く，小範囲であればよく用いられる。上腕内側は薄くしなやかで，母指球・小指球部は角質が厚い。それぞれの皮膚の質感（手掌・手背など）を考慮し選択する。

2. 有茎皮弁

1 橈側前腕皮弁（橈骨動脈皮弁）

主要血管である橈骨動脈を茎とする動脈皮弁で，静脈系は伴走静脈と皮静脈の2系統からなる。血管茎は太く安定しており，長く採取でき，安全かつ容易に皮弁挙上が可能である。知覚皮弁や骨付き皮弁，腱（長掌筋腱）付き皮弁として挙上可能である。

2 後骨間動脈皮弁

穿通枝は小指伸筋と尺側手根伸筋間の筋間中隔より立ち上がることが多く，後骨間動脈を茎とする。手背部や第1指間の皮膚軟部組織欠損に有用とされている。しかし，後骨間神経と複雑に絡むことがあり，生着率は90％程度とされているが，皮弁挙上は容易とは言えない。

3 腹部有茎皮弁（鼠径皮弁を含む）

大きな皮膚軟部組織欠損に対応可能であり，皮弁挙上は容易である。皮弁が厚くbulkyとなる傾向にある。腹部と連続しているため運動制限を生じ得るため，茎を長くチューブ状として肩や肘の運動制限をできるだけ減らす工夫が必要である。

4 橈骨動脈穿通枝皮弁 ➡p78 ➡p82

橈骨動脈からの穿通枝を茎とした皮弁で，主要血管を犠牲にすることなく，比較的短時間で皮弁挙上が可能である。術前に穿通枝の位置を確認する必要がある。脂肪筋膜弁とすることもできる。

5 背側中手動脈穿通枝皮弁 ➡p85

背側中手動脈の遠位側で中手骨頸部付近から立ち上がる穿通枝を皮弁に入れる。長さはMP関節～伸筋支帯の遠位端まで，幅は隣接する中手骨まで取れる。PIP関節背側や第2～4指間などに適応される。

6 指動脈穿通枝皮弁

➡p89

固有指動脈の穿通枝を利用した皮弁で，手掌部からDIP関節近傍まで掌側・背側・橈側・尺側のいずれの方向へも穿通枝は存在する。術前のドップラーでの確認は容易ではない。指尖部にも用いられることが多いが，穿通枝の位置により手背や指間部などさまざまな部位に用いることができる。

3. 遊離皮弁

下記はいずれも大きさや形に自由度が高い遊離皮弁であり，手背の再建に好んで用いられる。手背再建においては皮弁の厚みやしなやかさという点では側頭筋膜弁＋分層植皮が適している。

7 前外側大腿皮弁

8 胸背動脈穿通枝皮弁

9 側頭筋膜弁＋分層植皮

10 鼠径皮弁

手術手技

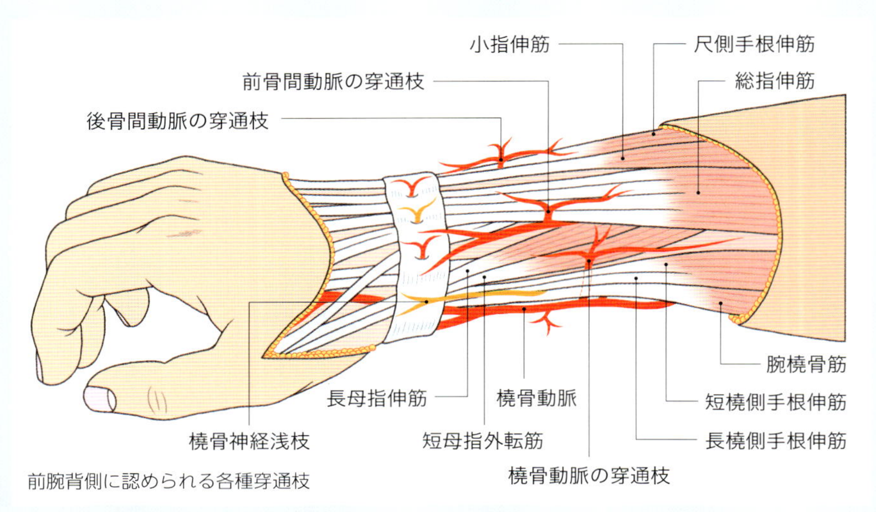

前腕背側に認められる各種穿通枝

本皮弁は橈骨動脈遠位の穿通枝とその伴走静脈によって栄養される。

主な穿通枝は，前腕近位 1/3，中央 1/3，遠位 1/3 に存在している。

前腕遠位の穿通枝は，橈骨茎状突起から約 10 cm 近位の間において橈側手根屈筋腱，長母指外転筋腱，腕橈骨筋腱の間から立ち上がる。穿通枝径は直径 0.5～1.0 mm 前後である。

隣接する前・後骨間動脈の穿通枝とネットワークを形成する。

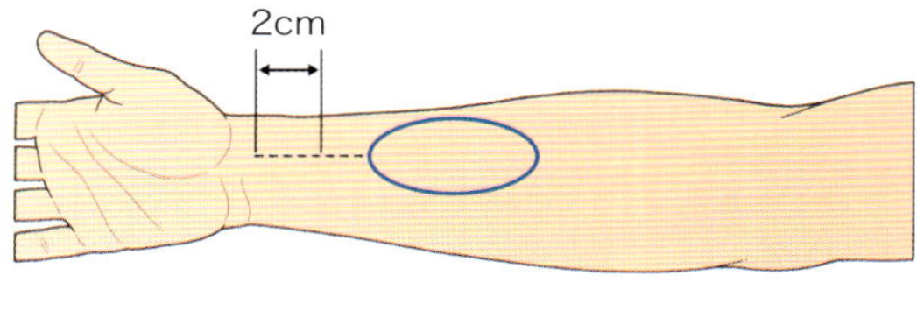

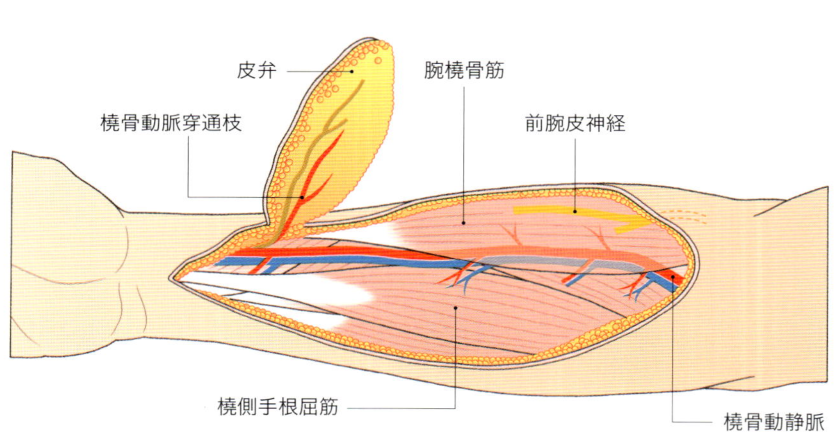

❶ 手技の要点

術前にカラードップラーなどで穿通枝を同定する。

前腕の背外側に皮弁をデザインし，前腕外側遠位 1/3 において橈骨動脈からの穿通枝が脂肪筋膜に入るのを確認する。穿通枝周囲に脂肪や筋膜を多く含ませる。

Pivot point 付近の緊張に注意し，不安定な状態では植皮を追加する。

Jeng らによると 14 × 6 cm の皮弁が採取可能である。皮弁採取部は縫合するか全層植皮にて被覆する。

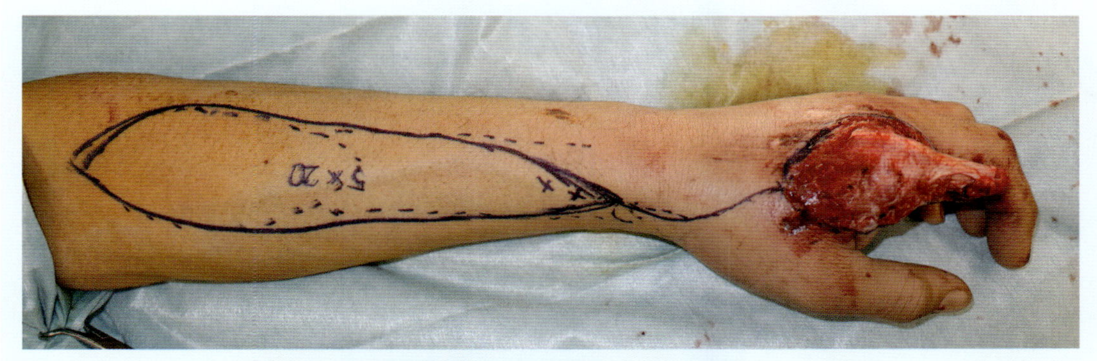

❷ 示指背側～第 1 指間部の皮膚軟部組織欠損創（腱・骨の露出）。

橈側前腕皮弁では橈骨動脈の犠牲が大きく，後骨間動脈皮弁は挙上不能例もあるため本皮弁を用いた。術前のポイントは，皮膚穿通枝の位置と本数を確認することである。

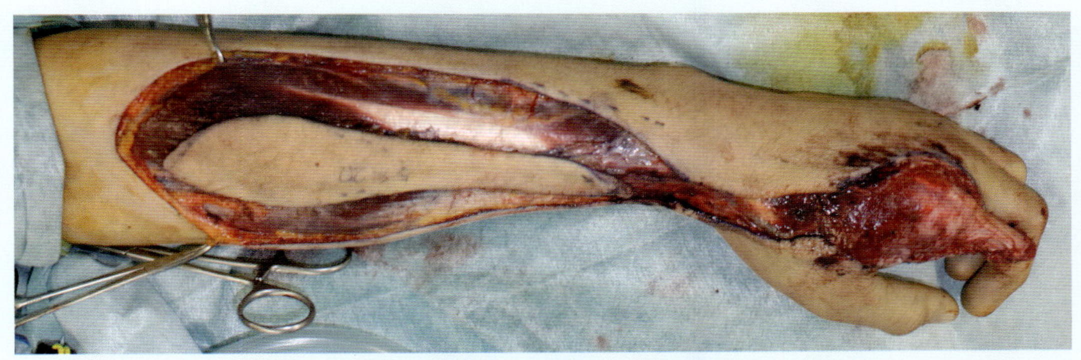

❸ まず橈骨神経浅枝を剥離確保し，損傷しないようにする。また皮静脈はできるだけ皮弁に入れる。皮弁は前腕近位より遠位へ筋膜下にて剥離する。

穿通枝は橈骨背橈側面において茎状突起より 10cm 近位の間に立ち上がり，腕橈骨筋，長母指外転筋，橈側手根伸筋の腱間中隔にあることが多い。

Pitfall と解決法

橈骨神経浅枝損傷は本皮弁の合併症の 1 つである。皮弁挙上の初期の段階で橈骨神経浅枝を剥離確保しておくとよい。

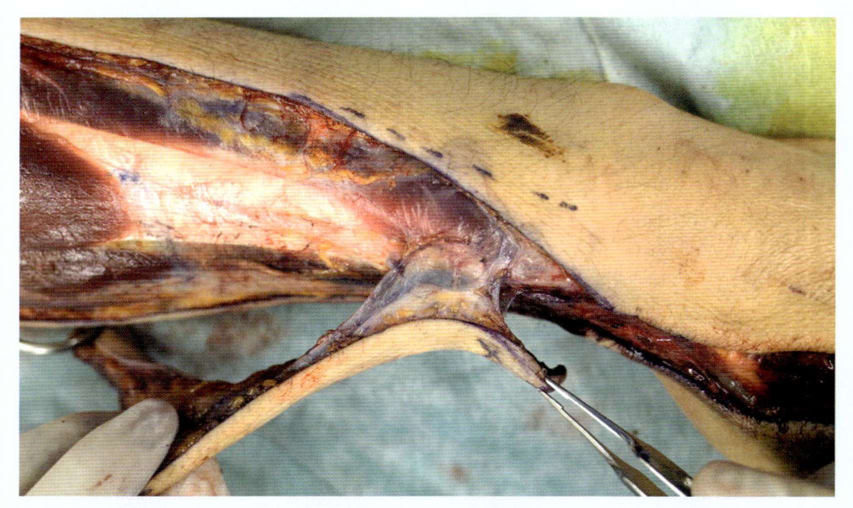

❹　穿通枝周囲の脂肪や筋膜を多く含ませるようにすることが血流維持・うっ血予防のために重要である。茎はできるだけ太くする。

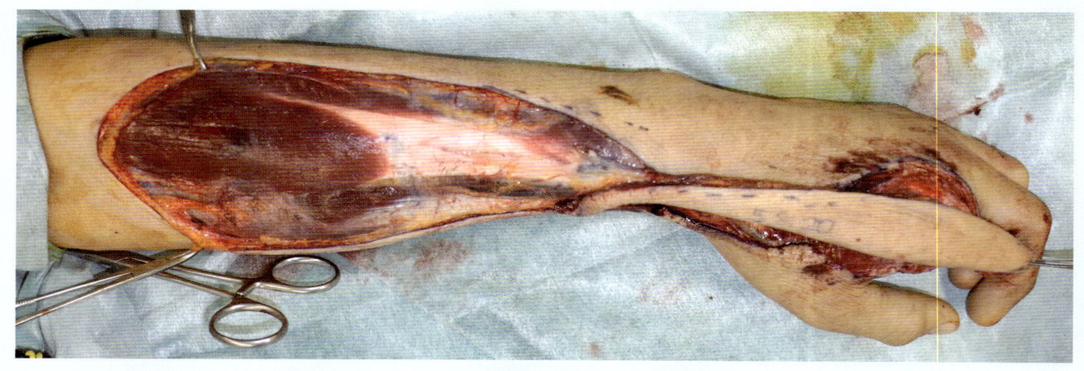

❺　穿通枝を茎に 180°回転させ，皮膚欠損部を被覆する。

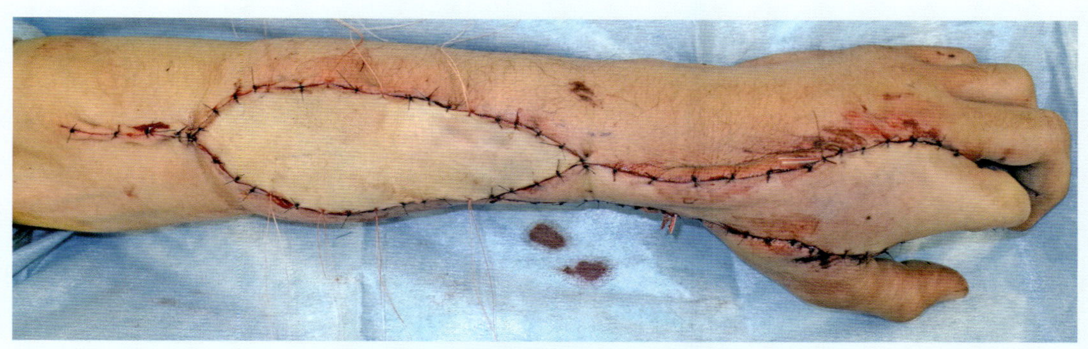

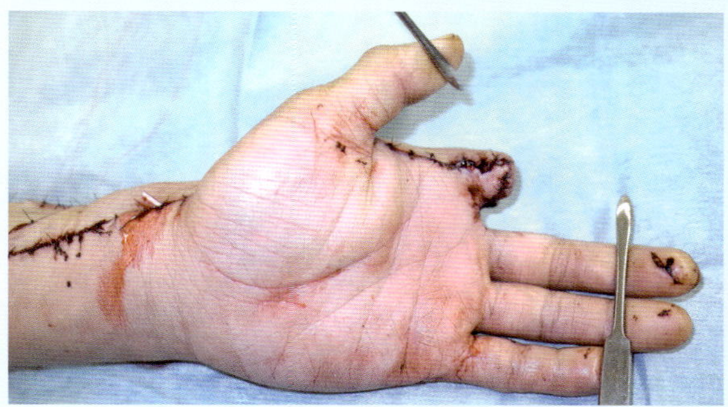

❻ 皮弁採取部は無理に縫縮するのではなく，無理のないところで全層植皮にて被覆する。

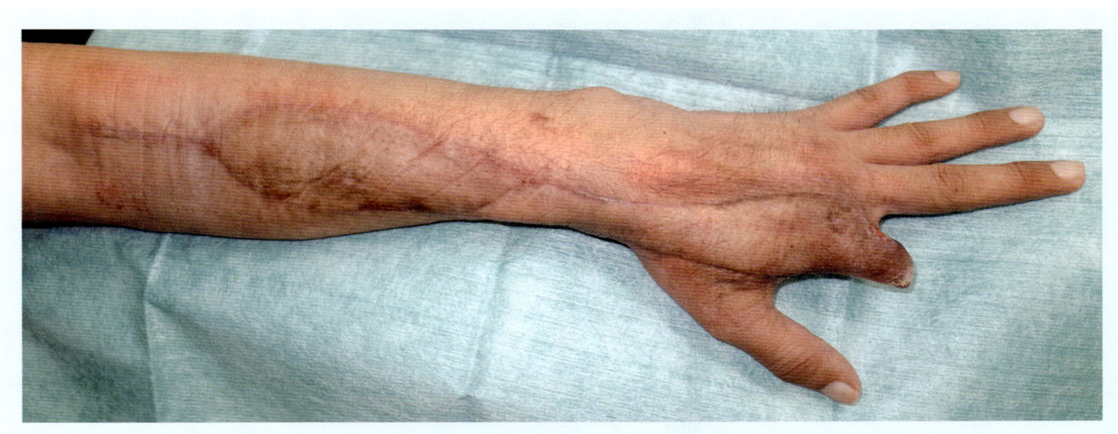

❼ 術後６カ月の状態
皮弁は全生着し，前腕の瘢痕も目立たない。後日，義指を作成し，示指に装着した。

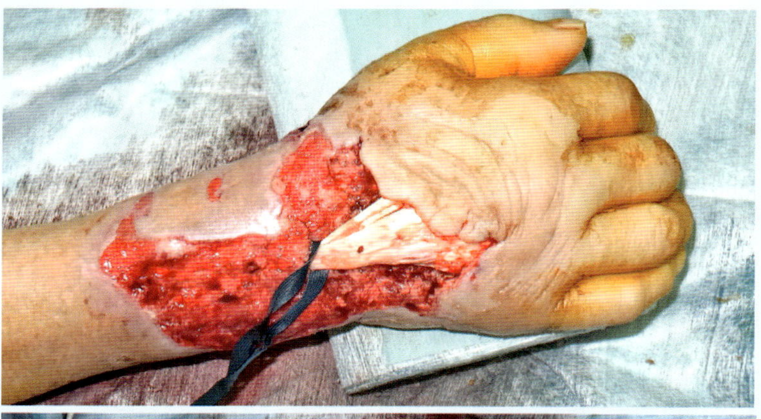

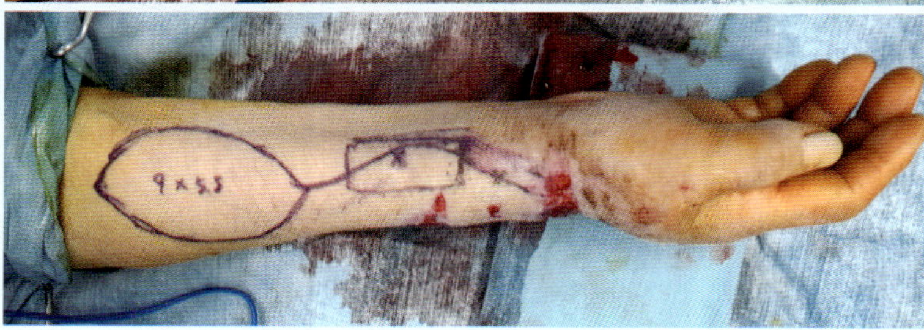

❶ 手背（伸筋腱露出）再建。**手術手技 1** の応用形。

茎を adipofascial flap とした皮弁。皮弁遠位のみ皮島を付けたデザイン。

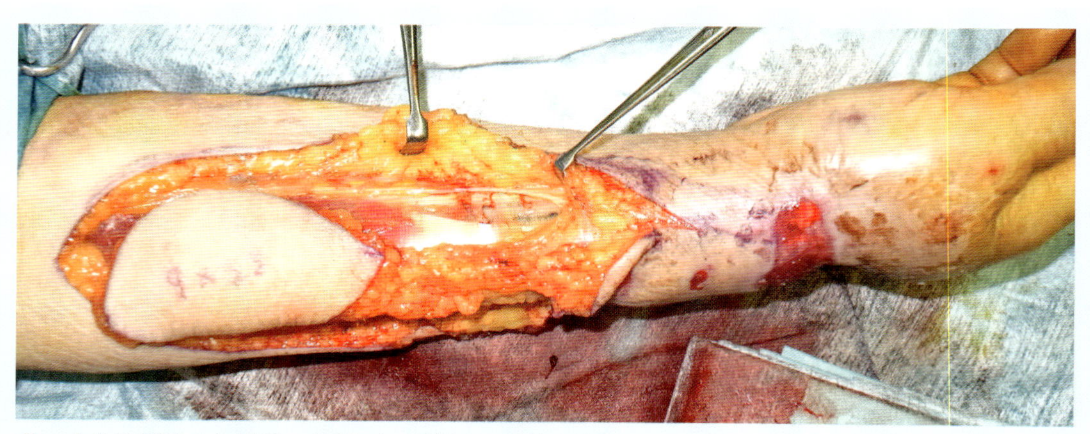

❷ 皮弁は近位より遠位へ筋膜下に剥離し，皮弁近位は adipofascial flap とした。穿通枝は茎状突起より 8cm 近位に存在していた。

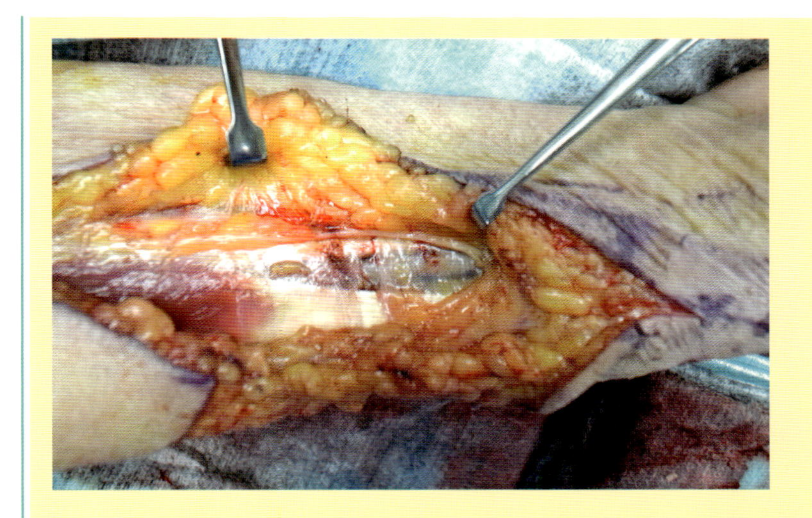

Pitfallと解決法

　穿通枝が術中にはっきりしないことがあるため穿通枝周囲の剥離にはターニケットを使用しない。
　循環確保のために，穿通枝周囲の軟部組織や筋膜を多く付けるように心がける。

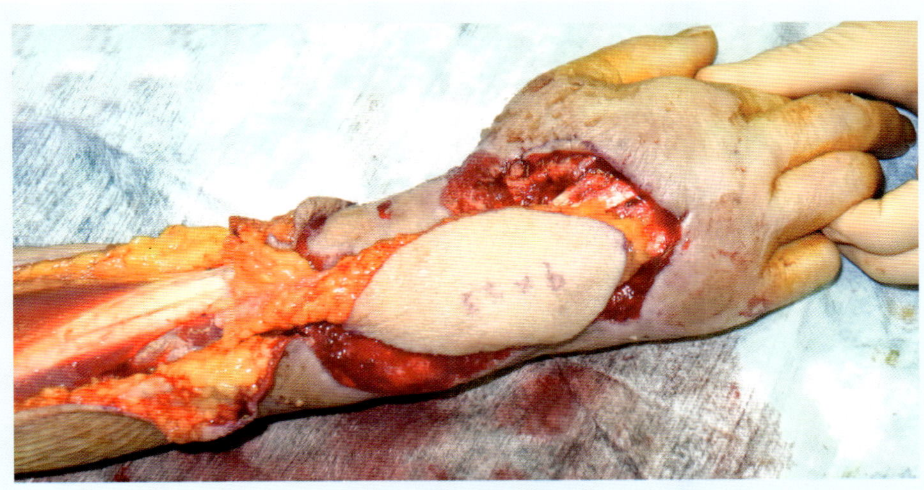

❸　穿通枝を茎に180°回転させ，皮膚欠損部を被覆する。

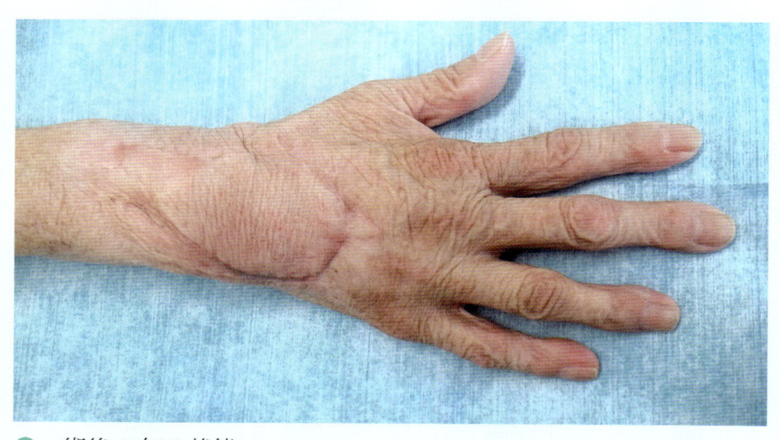

❹ 術後 1 年の状態
皮弁は全生着し瘢痕は目立たない。

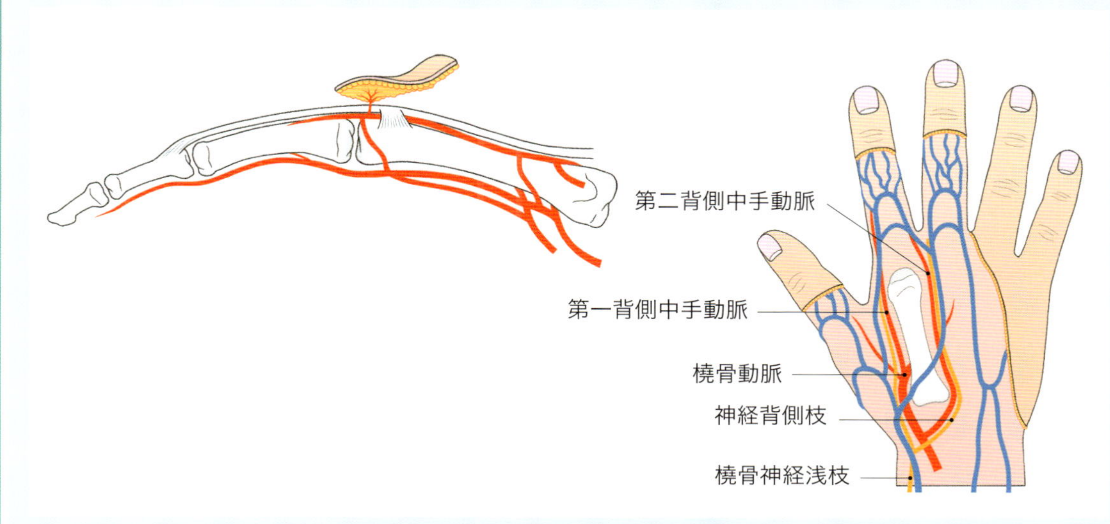

第 1 背側中手動脈は直接橈骨動脈から，第 2～4 背側中手動脈は背側手根動脈網から分岐し，中手骨間隙を走行する。中手骨遠位部と近位部でそれぞれ浅掌側動脈と深掌側動脈との交通枝を認める。指間部で背側指動脈に分岐する。

手背の遠位 2/3 は背側中手動脈の穿通枝に栄養される。本皮弁では最も遠位にある中手骨頸部の穿通枝を使用する（血管径 0.1～0.3mm）。背側中手動脈が欠損する場合でも，深掌側動脈弓からの穿通枝が代用される。

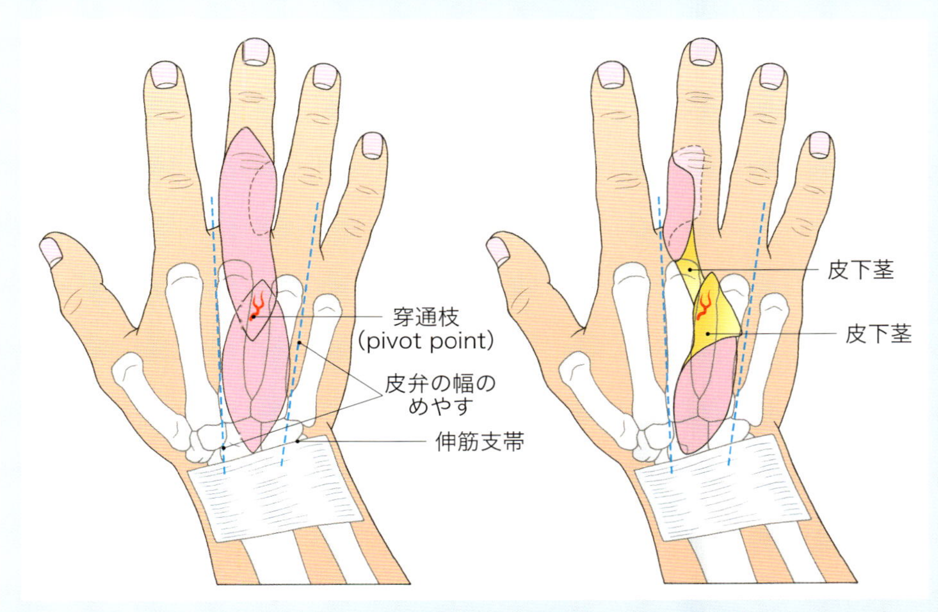

❶ 背側中手動脈の遠位側で中手骨頸部付近から立ち上がる穿通枝が pivot point となるようデザインする。長さは MP 関節～伸筋支帯の遠位端まで，幅は隣接する中手骨までとする。皮弁に皮静脈を含めることが，血行の安定に重要である。

挙上は中枢側から末梢側に伸筋腱のパラテノン上で行い，180°回転し欠損部を被覆する。皮弁採取部は縫縮する。

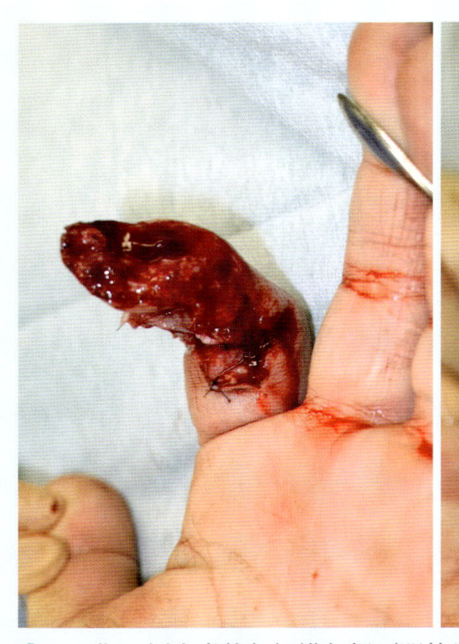
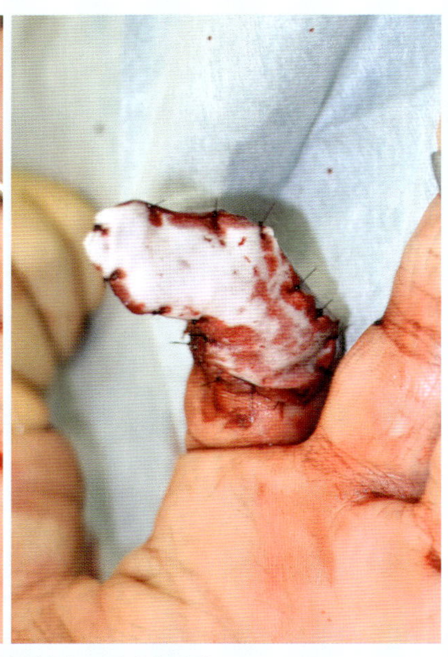

❷ 示指尺側皮膚軟部組織欠損（開放骨折，不全切断）。
人工真皮にて一時創閉鎖後，隣接指からの皮弁による再建を計画した。

❸ 中指橈側より逆行性指動脈皮弁で示指皮膚欠損部を被覆後，中指指間の皮弁採取部は背側中手動脈穿通枝皮弁による被覆を行った。

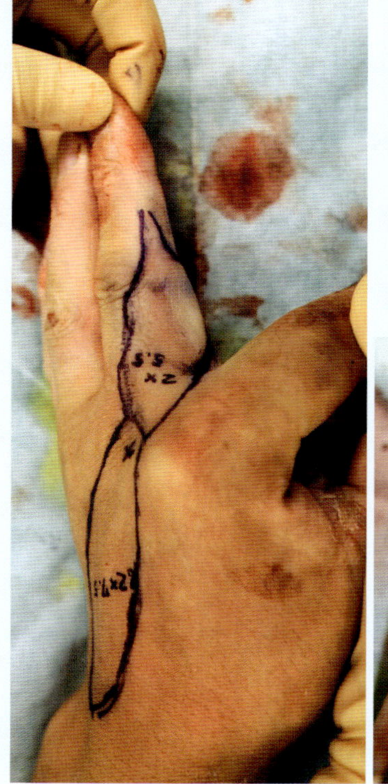
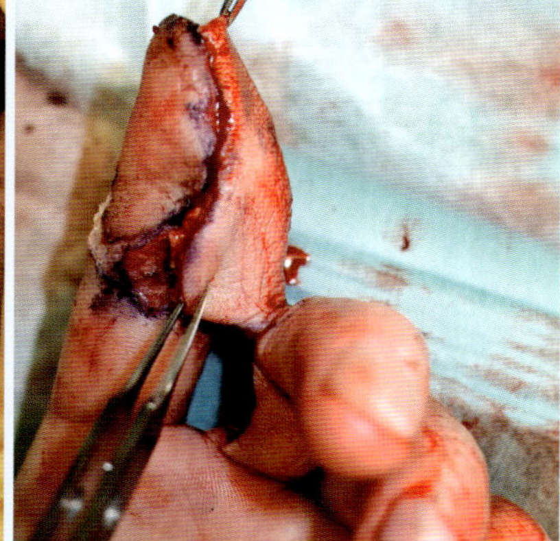

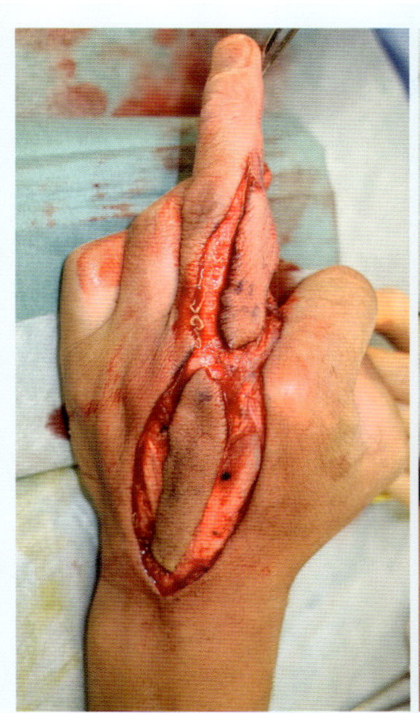
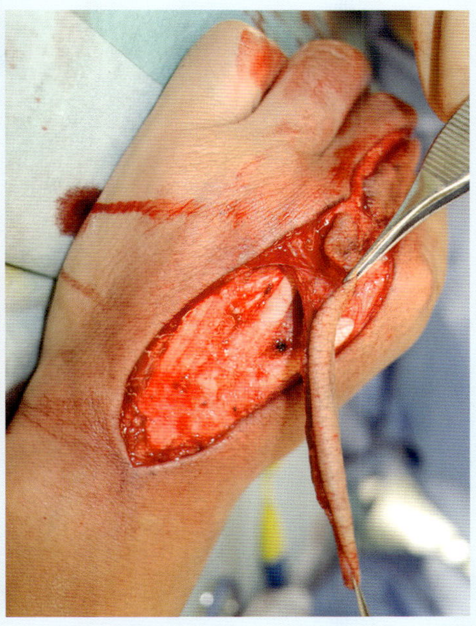

❹ 背側中手動脈穿通枝皮弁は術前に穿通枝を確認し，それを pivot point にした。皮弁は手関節部よりパラテノン上で剥離し，穿通枝周辺まで一気に起こすことができる。穿通枝周辺に十分な軟部組織を付着させる。

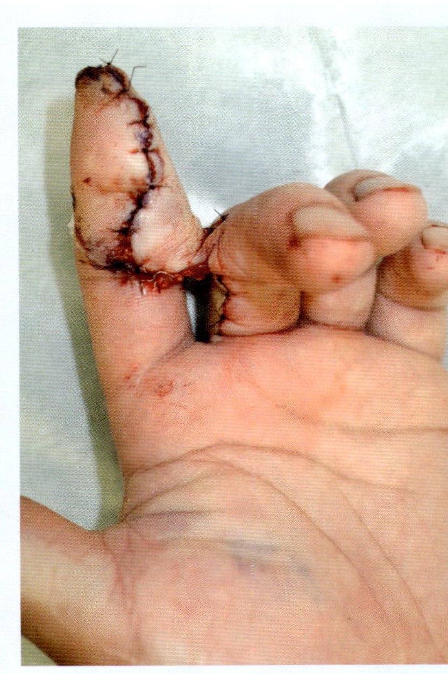
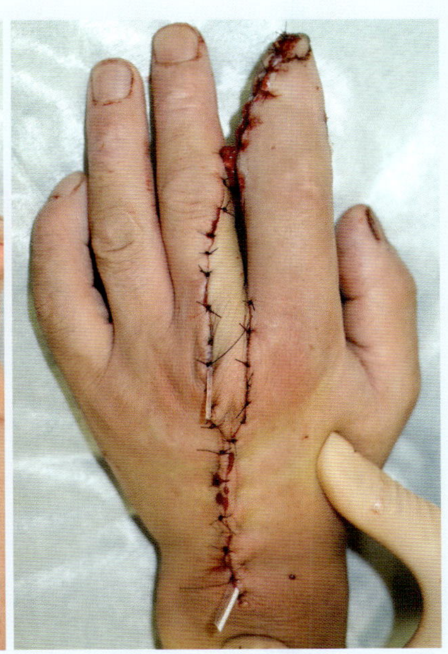

❺ 手術直後の状態

通常，逆行性指動脈皮弁の皮弁採取部は全層植皮で被覆することが多いが，本皮弁は同部位の被覆に有用である。背側中手動脈穿通枝皮弁の皮弁採取部は縫縮できる。2 週間後に示・中指の茎は切離した。

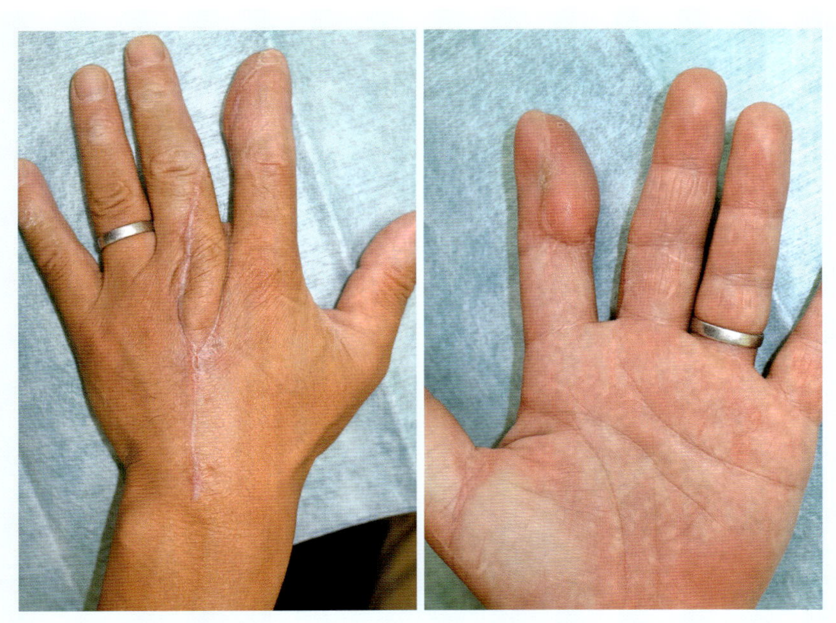

❻ 術後３カ月の状態
皮弁はやや bulky であるが，後日，屈筋腱移植とともに修正する。

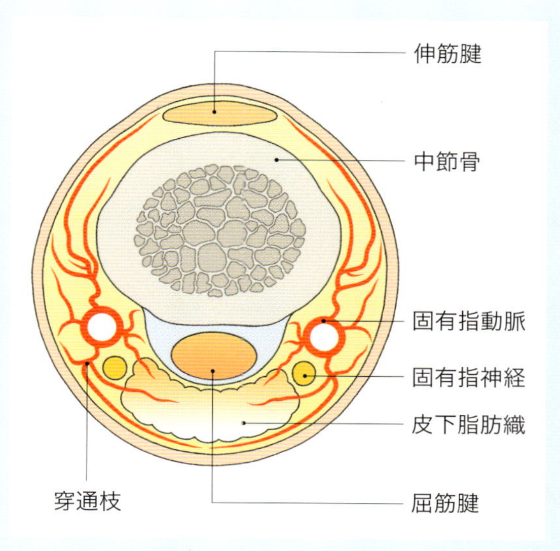

固有指動脈穿通枝中節骨レベルでの断面
固有指動脈より，掌側・背側・橈側・尺側のいずれの方向へも穿通枝は分枝している

手掌部からDIP関節近傍まで固有指動脈から，掌側・背側・橈側・尺側のいずれの方向へも穿通枝は存在している。穿通枝のある部位であればどこでも皮弁の作成は可能である。

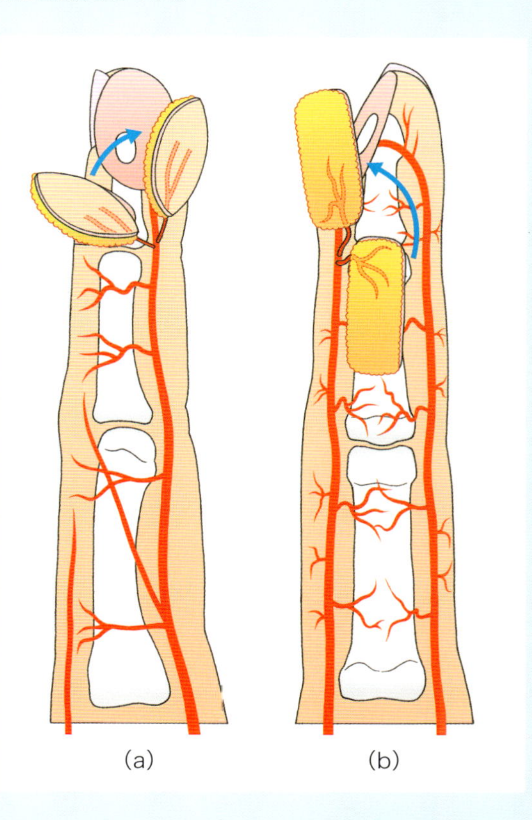

❶ 特に指尖部の斜め切断は非常に良い適応であり報告も多い。通常は背側への穿通枝を茎としたDAP flapをデザインする。背側の皮膚に損傷があれば掌側のDAP-A flapを挙上し，遊離植皮を行う。

いずれにせよ穿通枝を中心にすれば指尖部に限らずどの部位においても適応可能である。

「探す皮弁」から「創る皮弁」へというコンセプトである。

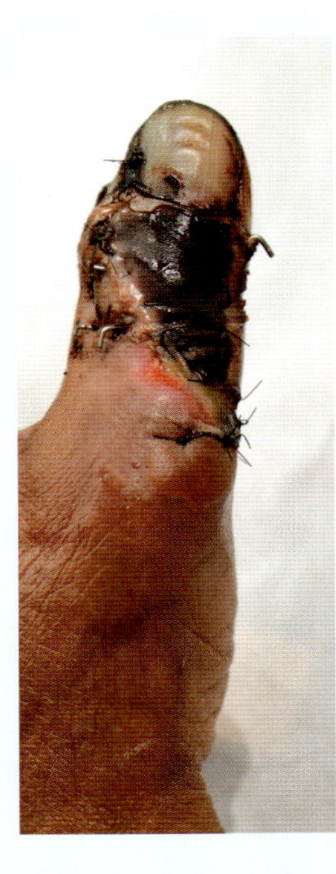

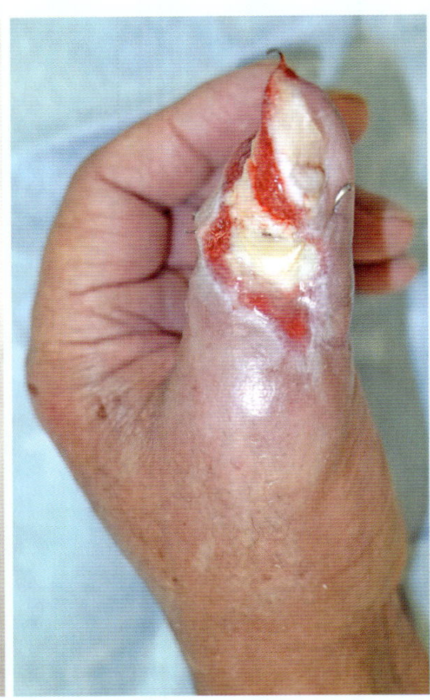

❷ 母指背側皮膚壊死・IP関節の露出

術前に指動脈穿通枝をカラードップラーでMP関節背側に確認し，これを利用した皮弁による再建を計画した。

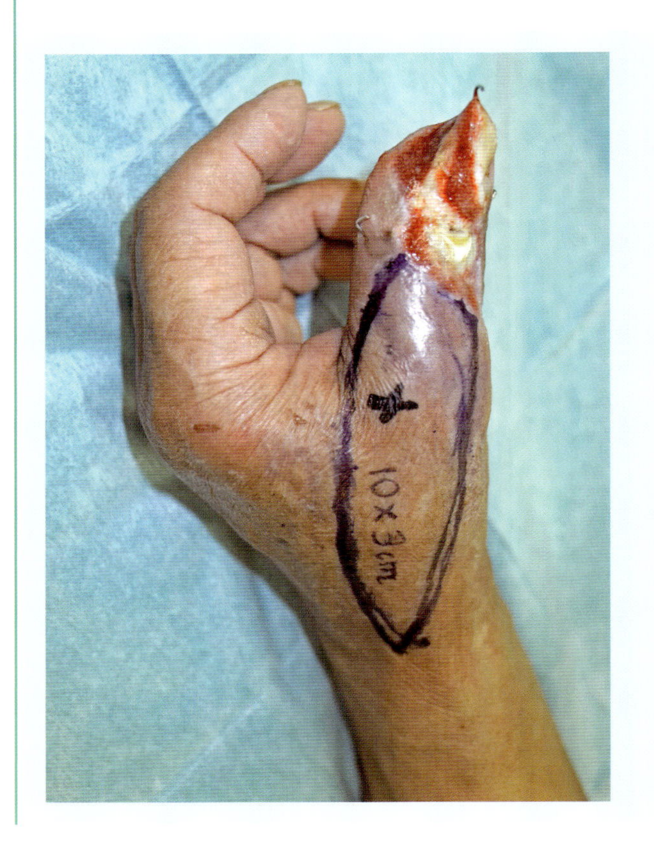

❸ 第1指間背側に10×3 cmの皮弁をデザインし，指動脈穿通枝皮弁をプロペラ皮弁として挙上した。

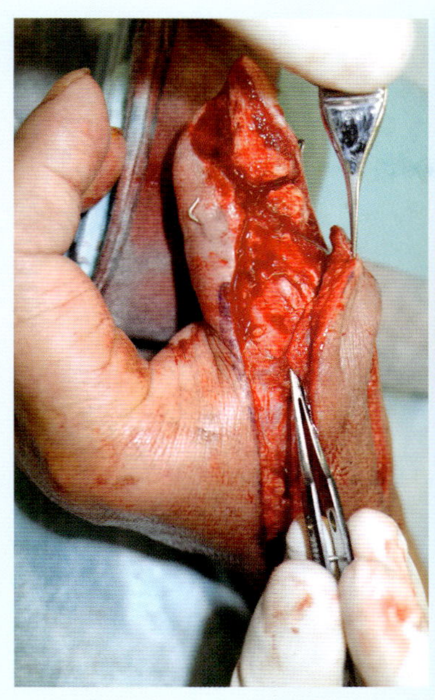
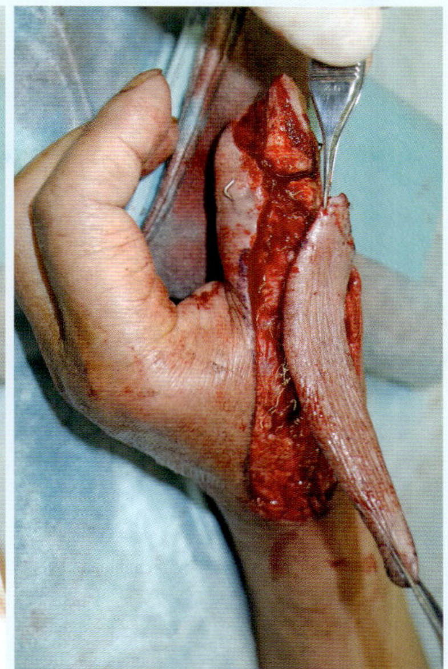

Pitfallと解決法

穿通枝は指基部の場合は太いので問題にならないが，末節部での皮弁挙上の場合，穿通枝は細いので顕微鏡を用いるのがよい。

❹ 比較的太い穿通枝を確認し，周辺組織を十分付着させ皮弁を挙上した。180°回転させ，欠損部を被覆した。

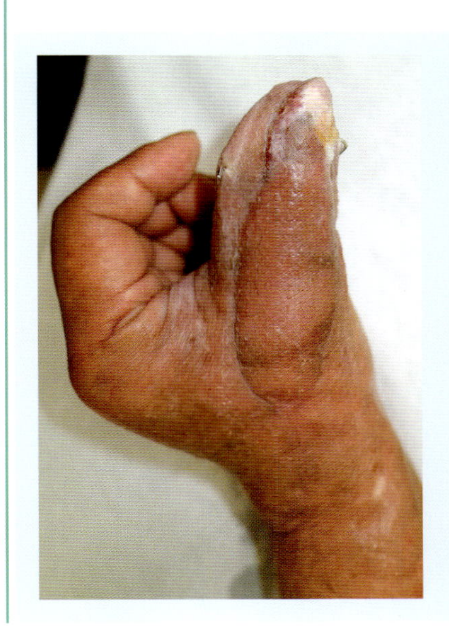

❺ 術後2カ月の状態
一時皮弁辺縁にうっ血を来たしたが，保存的に上皮化を認めた。

【参考文献】
1. 上羽康夫：動脈．手　その機能と解剖（改訂4版），pp233-252，金芳堂，京都，2006
2. Koshima I, et al: The radial artery perforator-based adipofascial flap for dorsal hand coverage. Ann Plast Surg 35: 474-479, 1995
3. Jeng SF, et al: The distally based forearm island flap on hand reconstruction. Plast Reconstr Surg 102: 400-406, 1998
4. 丸山優ほか：筋膜・中隔皮弁による肘関節部の再建．四肢の形成外科　最近の進歩，児島忠雄編，pp104-112，克誠堂出版，東京，2005
5. Koshima I, et al: Digital artery perforator flaps for fingertip reconstructions. Plast Reconstr Surg 118: 1579-1584, 2006
6. 鳥谷部荘八：手・上肢の瘢痕拘縮に対する治療．PEPARS 114：41-52, 2016

5

母指掌側

平瀬雄一

基本的な考え方

手指は基本的に母指と他の指とのピンチで使用するため，母指はほとんどの日常生活動作に関与している。したがって，その再建には十分な注意が必要で，母指機能を他の指で代行できないことを念頭に再建計画を立てなければならない。

その最も重要なことは，protective tissue としてある程度の厚みと耐久性をもった組織で再建することであり，さらに知覚も必要であることである。それには，よく似た性質の組織による再建か，知覚をもたせた組織の再建が必要である。

第 1 選択は母指掌側前進皮弁であり，それにはいくつかの亜型が存在する。また，遊離皮弁であれば足母趾からの hemi pulp flap が良い適応となる。

解　剖

母指掌側には橈側あるいは尺側の指動脈が存在するが，その血管解剖には多くの変異が存在する。橈側あるいは尺側の指動脈の多くは第 1 掌側中手動脈（1st PMA）から母指球中央で分かれて母指の両側の指動脈となるが，それは 80% 程度に過ぎない。尺側指動脈が母指内転筋（ADD）背側を走行したり，橈側指動脈が第 1 掌側中手動脈と連続していない場合も報告されている。

指神経には変異は少なく，正中神経から分かれた枝が母指掌側固有指神経となって指動脈に伴走する。

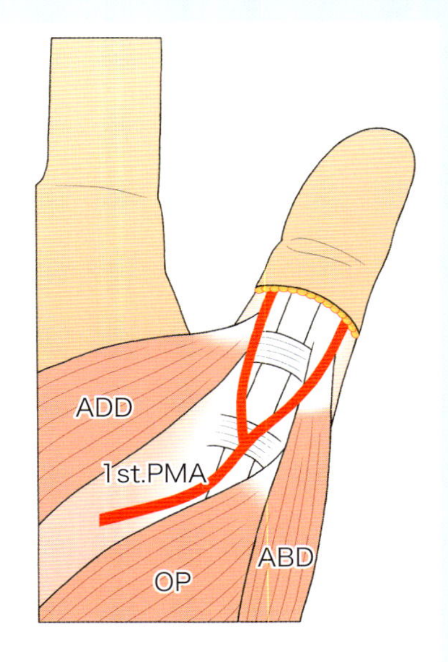

ADD： 母指内転筋
OP： 母指対立筋
ABD： 母指外転筋
1st PMA： 第 1 掌側指動脈

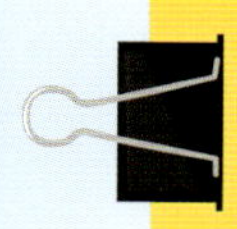

選択できる治療法・皮弁とその特徴

❶ 母指掌側前進皮弁

➡p94

Macht によって発表された最も古い知覚皮弁で，母指指尖部の皮膚欠損の再建には適応が高い。手技も簡便で皮弁両側の指動脈背側枝は切断しても構わない。

❷ 拡大母指掌側前進皮弁

➡p94

従来の皮切を母指球まで延長して皮弁の可動性をより向上させた方法で，Dellon によって発表された。

❸ 母指掌側前進島状皮弁

➡p97

従来法の皮弁基部に V-Y 形成を加えて島状皮弁とし，皮弁の可動性を向上するとともに採取部の一時的閉鎖を可能とした。児島らや Russell らによって発表された。

❹ 拡大母指掌側島状皮弁

➡p97

Dellon の拡大母指掌側全身皮弁を基本に，母指球での V-Y 形成を加えることにより可動域は大幅に向上した。皮弁は前進するのではなく，血管茎を中心に回転させるため，3cm の皮膚欠損にも対応できる。平瀬によって報告された。

❺ Hetero digital island flap

➡p101

環指尺側指尖からの指動脈皮弁を母指に移行する最も古い島状皮弁。原法（Littler 法）では指神経付きで移行するが，母指の知覚に変換されないため，環指尺側指神経は切断して皮弁移行後に母指の指神経と縫合する方が知覚再建には優れている。

❻ Kite flap

Foucher が報告。示指基節部背側の皮弁を母指掌側に移行する。組織が類似しておらず，知覚の再建も困難で，採取部の植皮も目立つ。

❼ Hemi pulp transfer

足母趾外側から神経付き動脈皮弁を遊離で移植する方法で，整容的にも機能的にも良好な再建ができる。大きな欠損には最適であり，Buncke が報告した。

手術手技

手術手技1

母指掌側前進皮弁

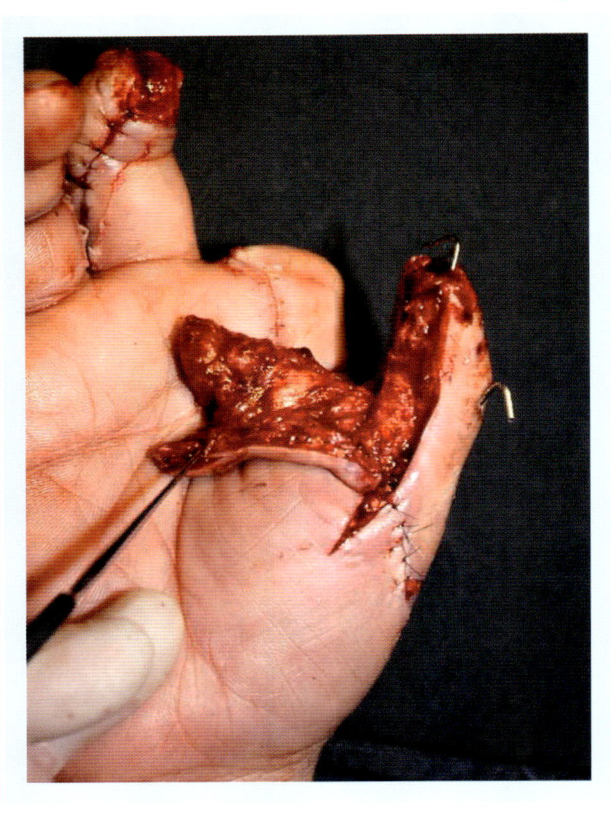

すべての母指掌側前進皮弁（volar flap advancement, palmar flap advancement）の基本形となった皮弁。

母指掌側の皮膚を腱鞘上で剥離して皮弁として末梢へ伸ばして指尖部皮膚欠損を被覆する。簡便であるが，皮弁の移動距離が比較的短い。

手術手技2

拡大母指掌側前進皮弁

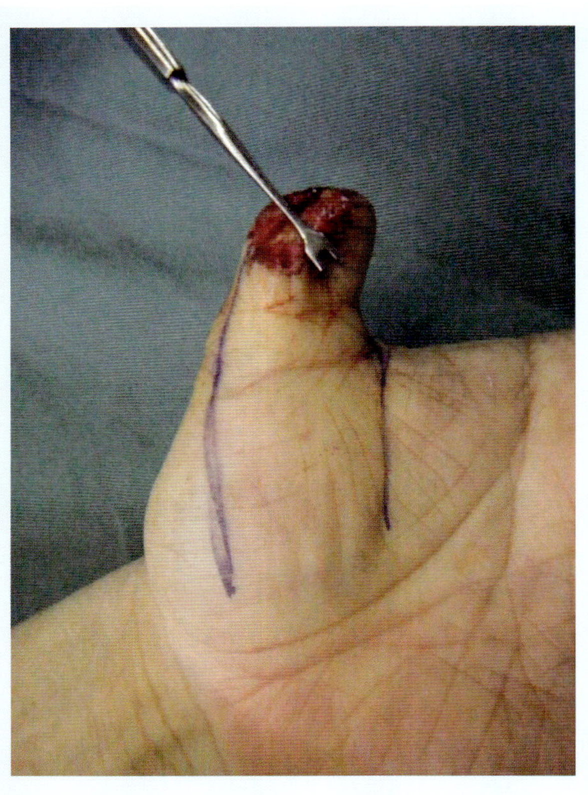

❶ 母指両側の側正中線から母指球までまっすぐに皮切をデザインする。

この時に皮切線が母指基部の近位指皺線と直行しないように注意するが，交差するようであれば皮弁移行後に両側にZ形成を加える。

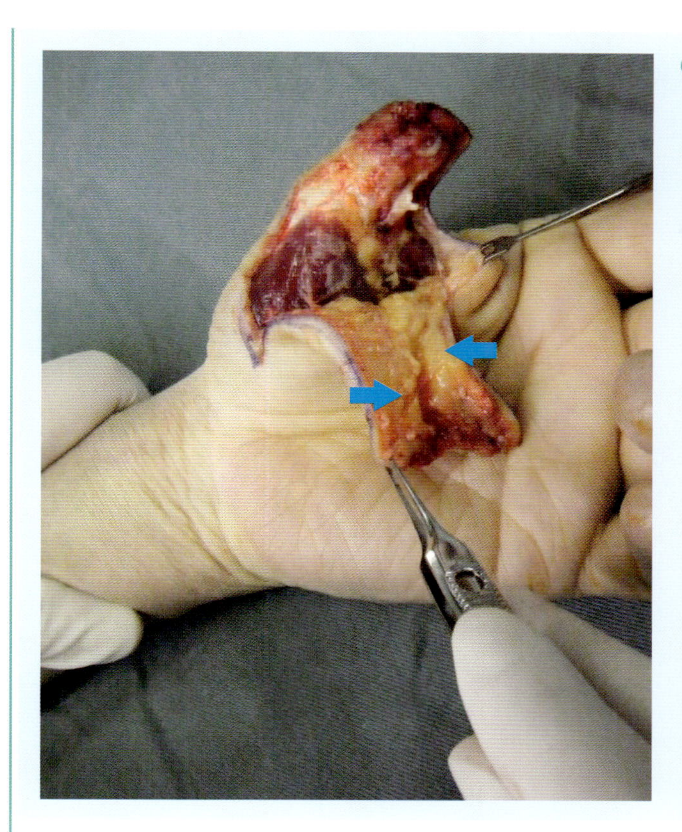

❷ 腱鞘上で両側の指神経動脈を皮弁内に含めて（➡），母指球部まで広範囲に皮弁を挙上して翻転する。

指動脈の背側枝を切断しても母指では背側の皮膚の血行不良は起きない。

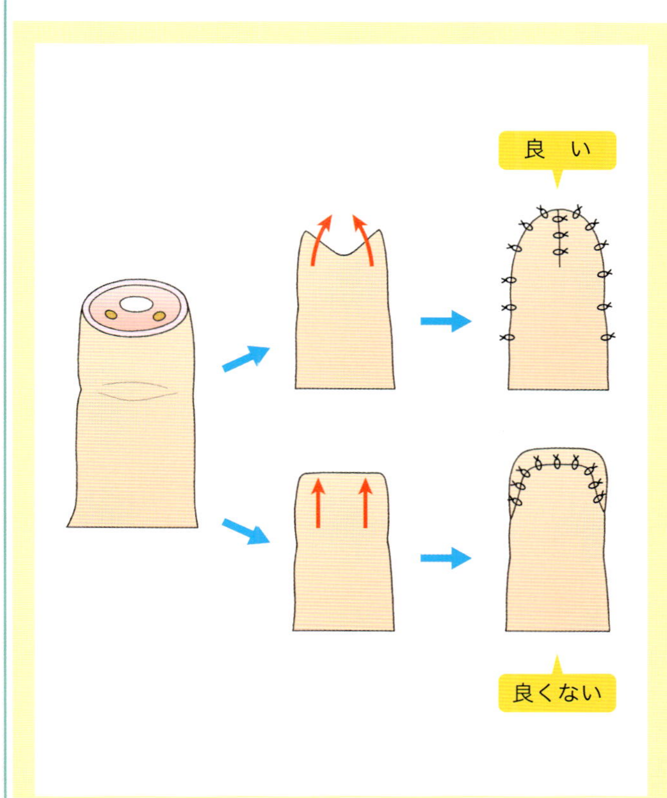

Pitfallと解決法

① 神経の末梢断端は電気焼灼する。切ったままにすると断端神経腫ができて痛みが残る。

② 皮弁の先端は両端を内側に回転させて創を閉鎖する。これにより神経断端は指尖部には来なくなりタッピング動作での痛みが出ない。また，指尖は丸くなり整容的で，皮弁の移動距離も少なくてすむので指動脈神経への無理な力がかからない。

③ 皮弁をそのまま前進させて創を閉鎖すると，神経断端が指尖部に来て痛みの原因となり，指尖は薄く四角い形となる。移動距離が少なく血管や神経に無理な力がかかりやすい。

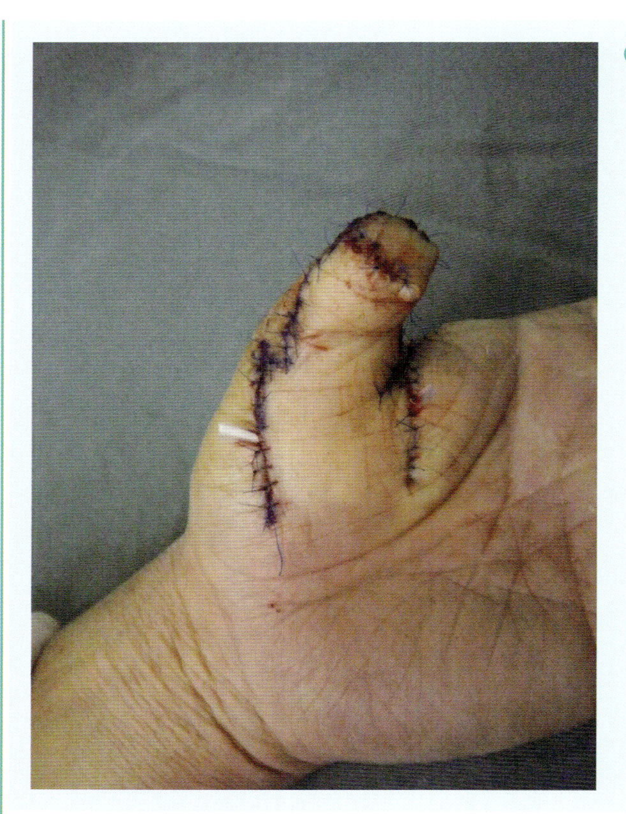

❸ 皮弁を指尖部に移行して，母指指尖掌側に厚みをもたせるように dog ear 変形をわざと作って縫合閉鎖する。また，皮弁と指基部のしわが交差するようであれば Z 形成を加える。皮弁変縁からドレーンチューブを一時的に留置する。

3

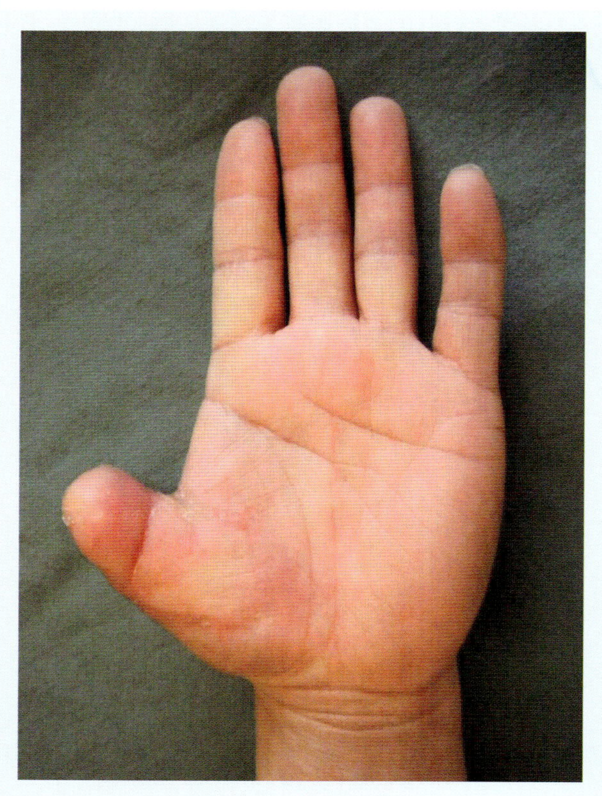

❹ 術後 6 カ月の状態

指尖部に作成した dog ear 変形が術後の指尖の膨らみの再建に役立っている。皮弁を前進させたことによる指尖部のしびれは一時的であった。

4

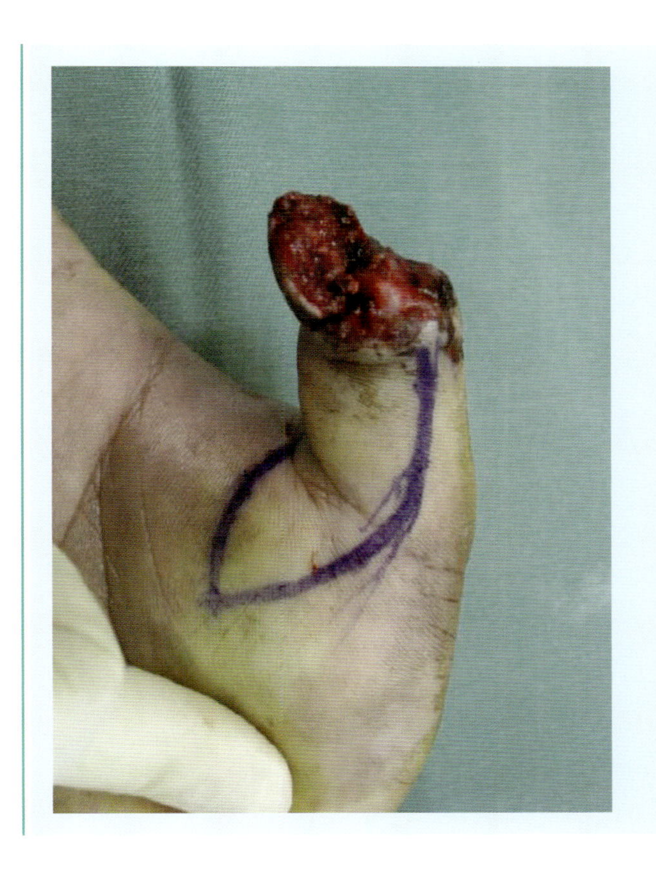

従来の母指掌側前進皮弁の基部を V-Y 形成することで島状皮弁として皮弁の移動距離を増大させた。

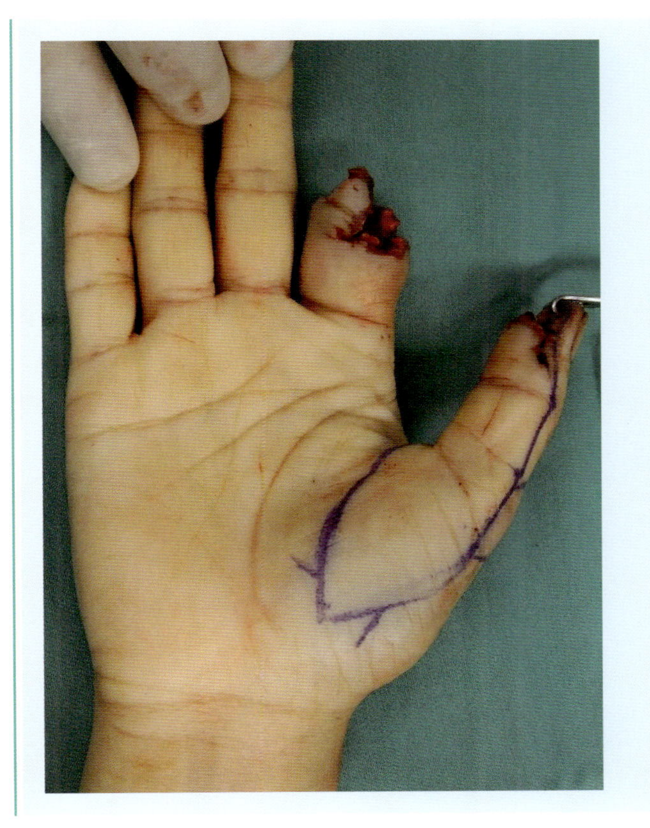

母指指尖部の 2〜3cm の皮膚欠損に適応がある。

❶ 両側の母指側正中線に沿って皮節線を母指球まで伸ばすが，母指球全体の形を損なわないように皮弁近位を膨らませたデザインとする。指掌側の皺線と交叉する部位には Z 形成を行う。また，皮弁の近位先端は V-Y 形成を行って皮弁を前進させた後に Z 形成で創を閉鎖する。

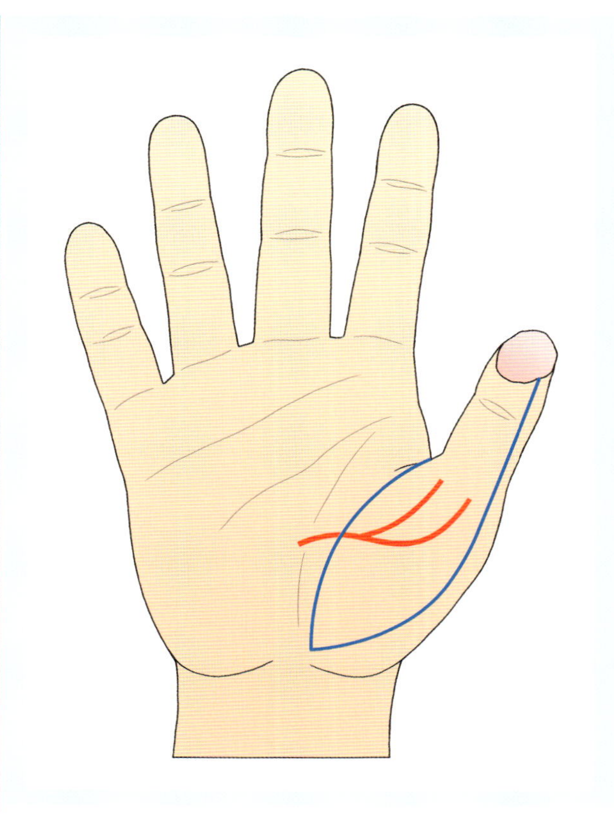

❷　この皮弁に入る母指指動脈は皮弁尺側中央から皮弁内に挿入するため，この部位がpivot pointとなって皮弁は遠位へ移動する。したがって，皮弁の移動に伴って皮弁血管茎は引っぱられることはなく，皮弁挿入部を中心に皮弁は回転して移動することとなる。

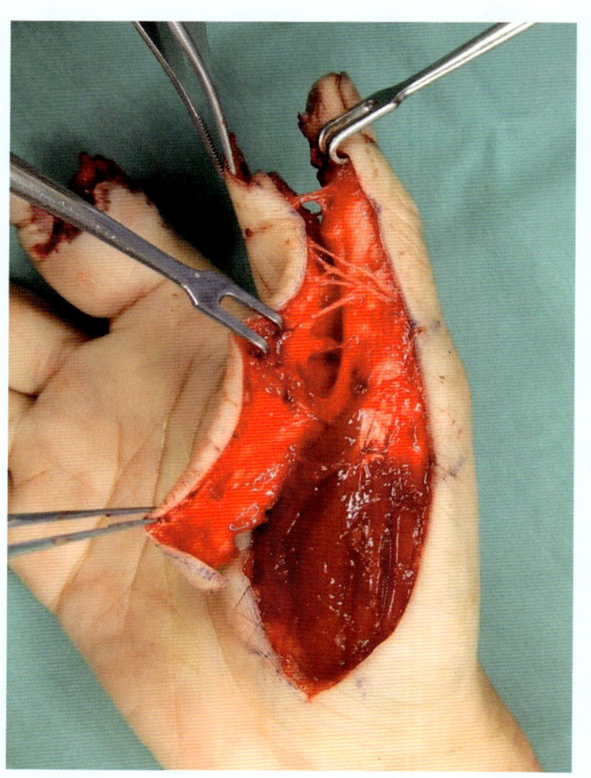

❸　母指掌側の皮弁では指動脈からの背側枝を温存する必要はない。皮弁は腱鞘上で剥離し，血管茎だけでつながっている状態となる。

Pitfallと解決法

尺側の指動脈には変異がある

母指内転筋の背側を走行している場合がある。その場合は内転筋を切断する必要はなく，指動脈を周囲から十分に剥離すれば皮弁は容易に移動できる。

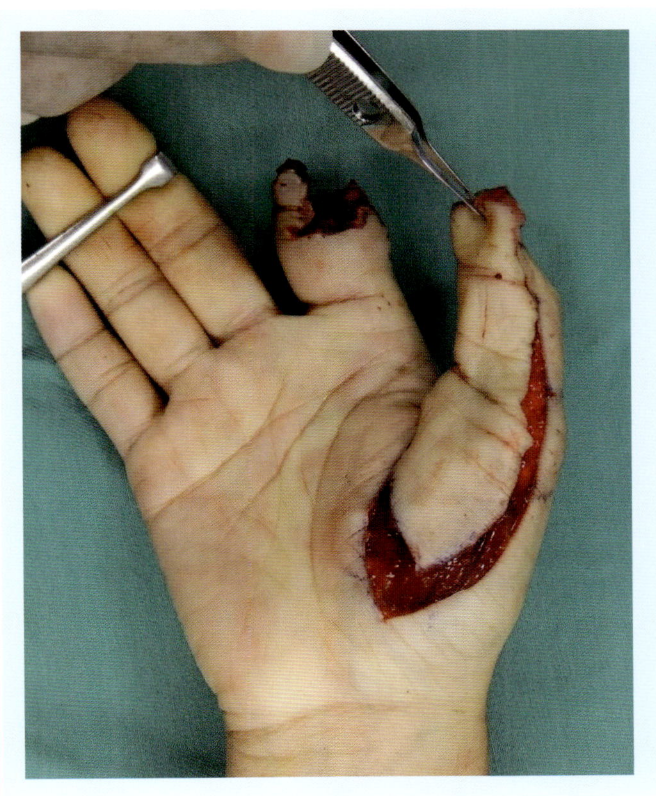

❹ 皮弁が腱鞘上で完全に剥離されていれば 2〜3cm は容易に末梢へ移動できる。この時につながっているのは皮弁尺側縁中央から皮弁内に挿入する指神経と血管茎だけである。

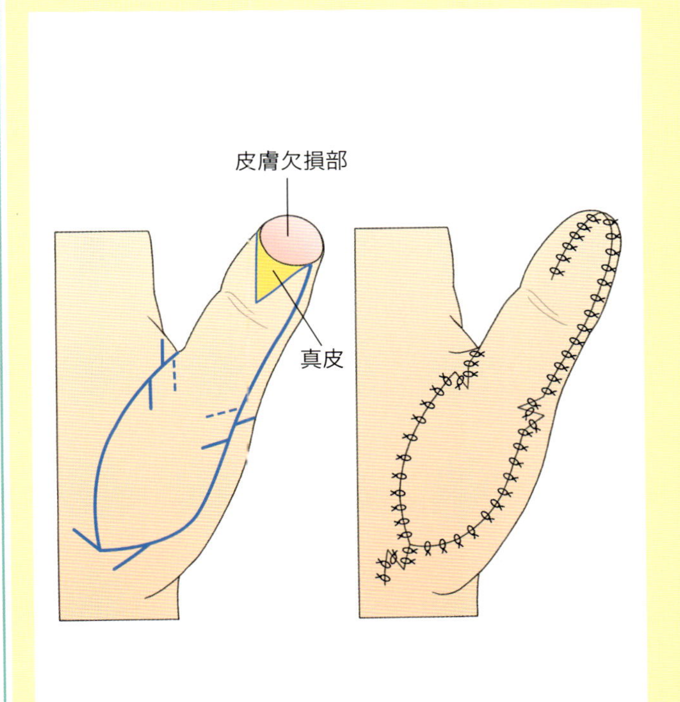

Pitfallと解決法

創閉鎖時に指尖の膨らみが足りないとき

三角形に表皮を切除して，真皮部分で dog ear を作って指尖の膨らみを作成する。

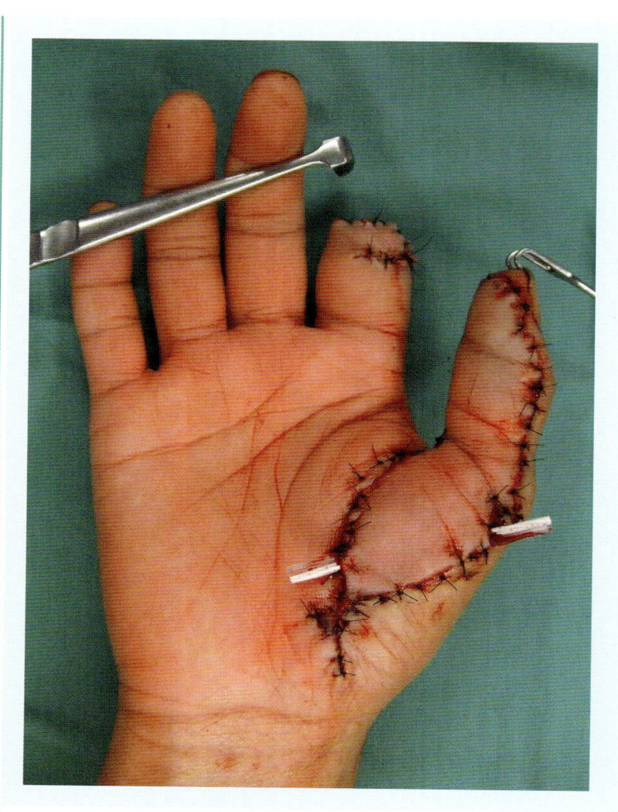

❺　皮弁辺縁にZ形成を行いながら創を閉鎖する。創は末梢から縫合した方が皮弁の移動距離は大きくなる。皮弁辺縁と中枢端に必要なZ形成を行って，皮弁辺縁に数本のドレーンを挿入留置する。

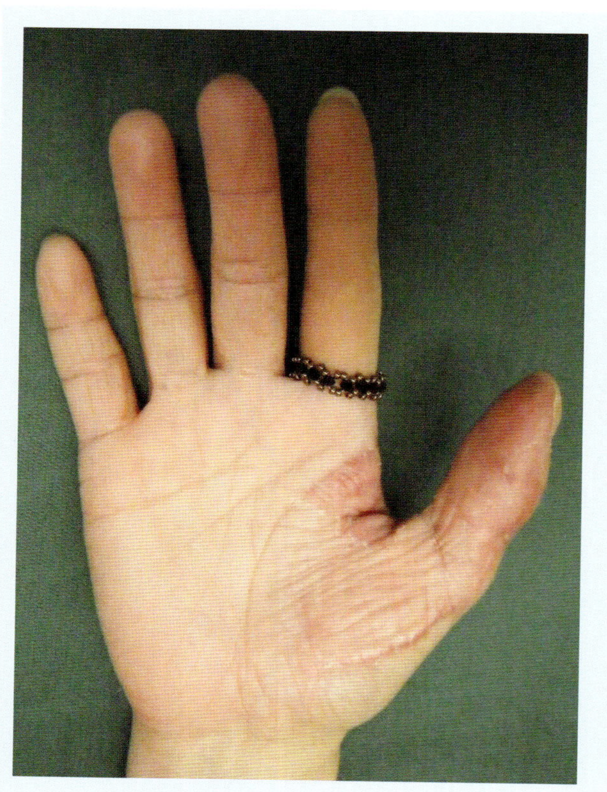

❻　術後6カ月の状態

母指の形態はよく保たれている。知覚も良好である。示指には義肢を装着している。

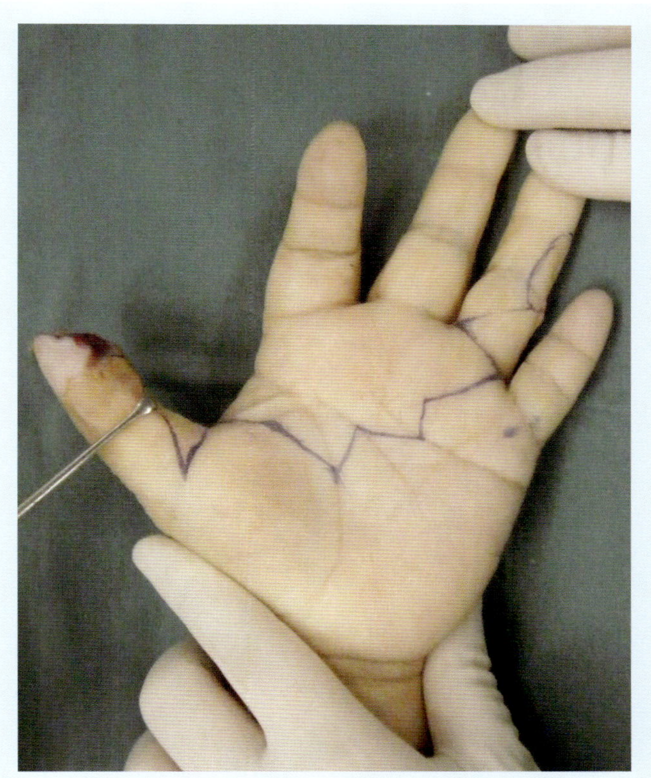

❶ 環指からの指動脈皮弁は中節部尺側にデザインする。新たな拘縮を作らないようにジグザグ切開で展開する。

1

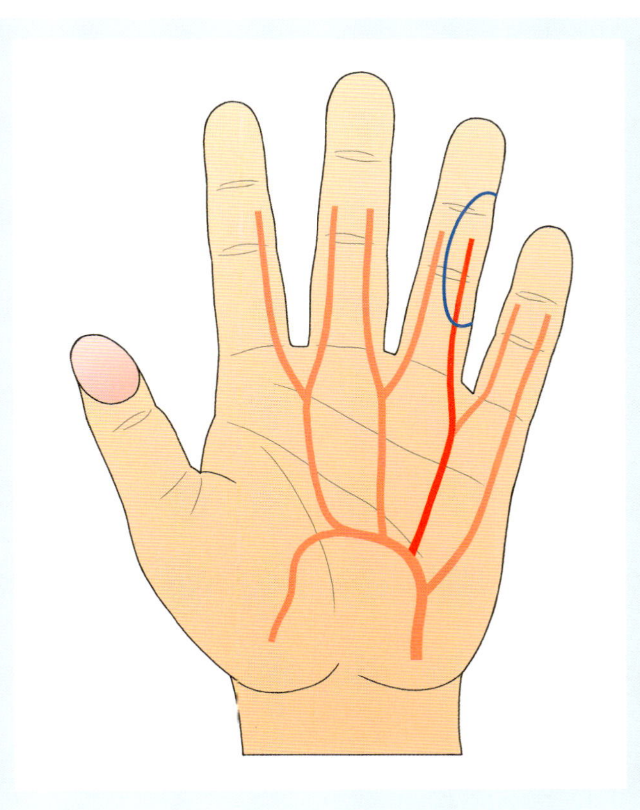

❷ 指動脈の走行

皮弁を環指から母指に移行する際に血管茎が引っぱられるようであれば，動脈弓の切断も行う。その際はほかの指への血行が問題ないことを切断部分の動脈弓をクリッピングして確認してから行う。

2

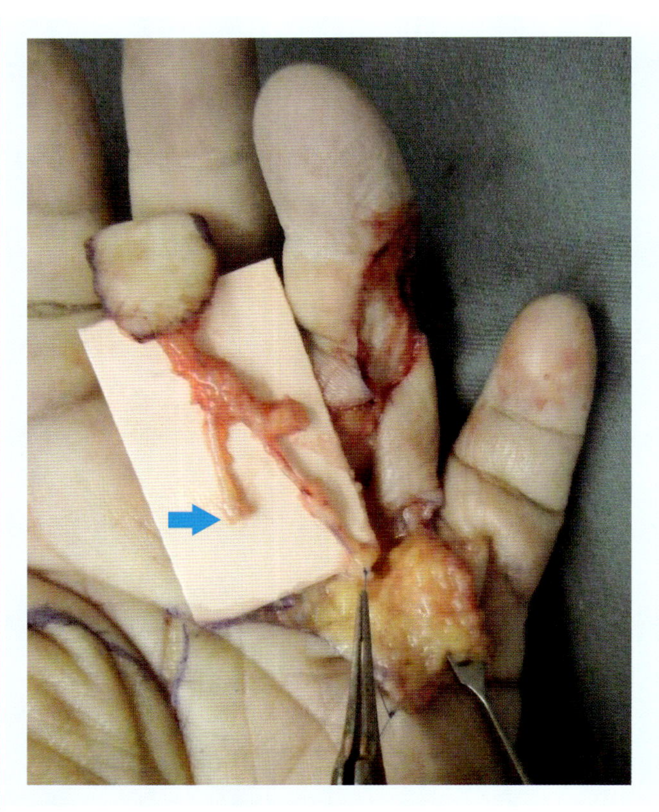

❸ 指動脈周囲にわずかな脂肪を付けた状態で指動脈皮弁を挙上して血管茎を動脈弓まで剥離する。

原法では皮弁は指動脈神経茎で挙上して移動させるが，母指の知覚の再獲得ができないため，指神経を必要な長さで切断して（➡），皮弁を移動させる。切断した指神経の末梢断端は神経腫を作らないように電気焼灼しておく。

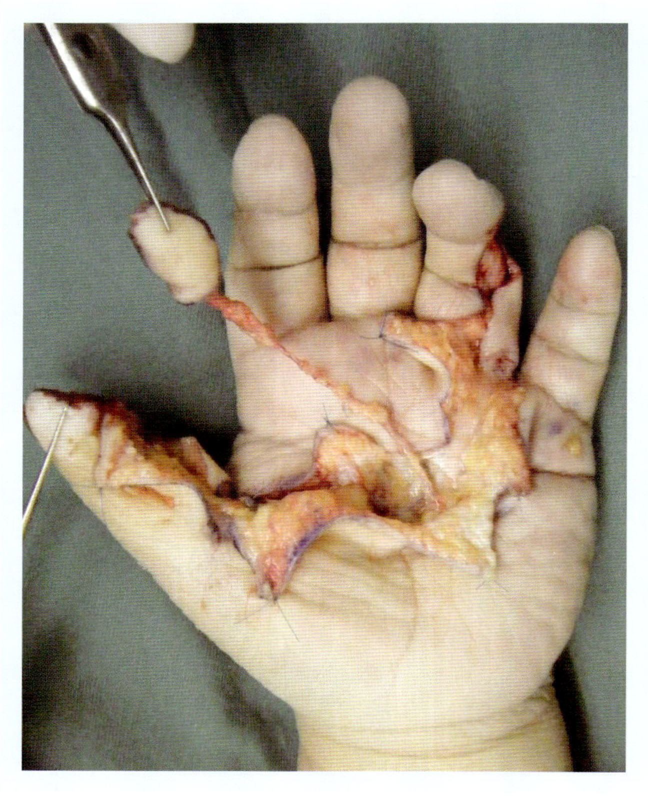

❹ 皮弁と血管茎は動脈弓まで十分に剥離する。皮弁が母指に十分に届かない場合は，前述したように動脈弓を切断することも必要となるが，そのようなケースは少ない。

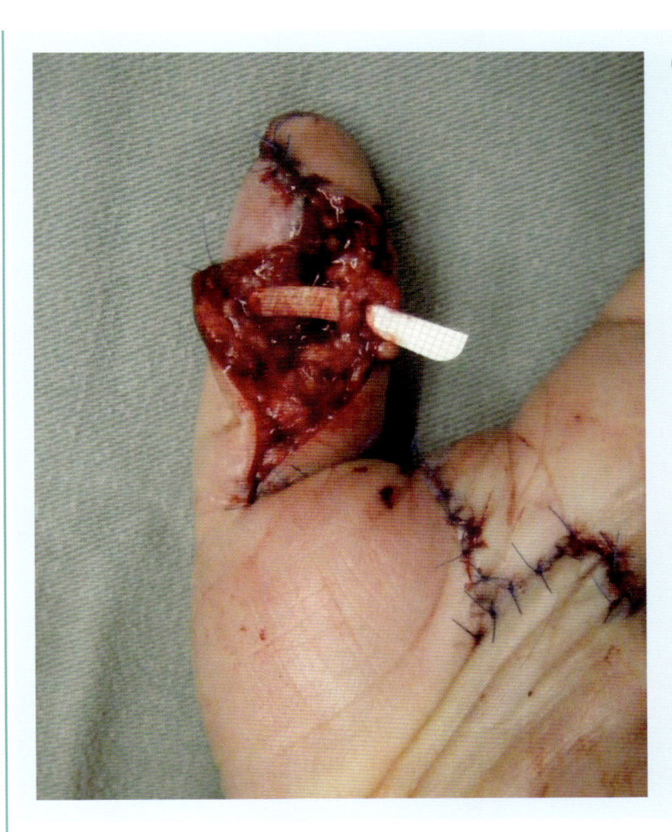

❺ 皮弁を移行後に皮弁に含めた指神経を移植床の母指の指神経に縫合する。

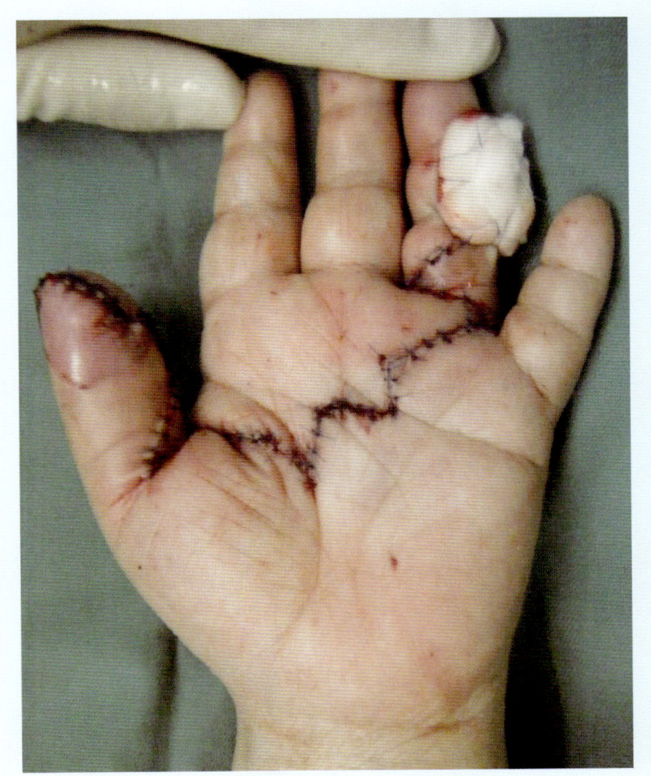

❻ 環指の皮弁採取部には植皮してタイオーバー法で圧迫する。

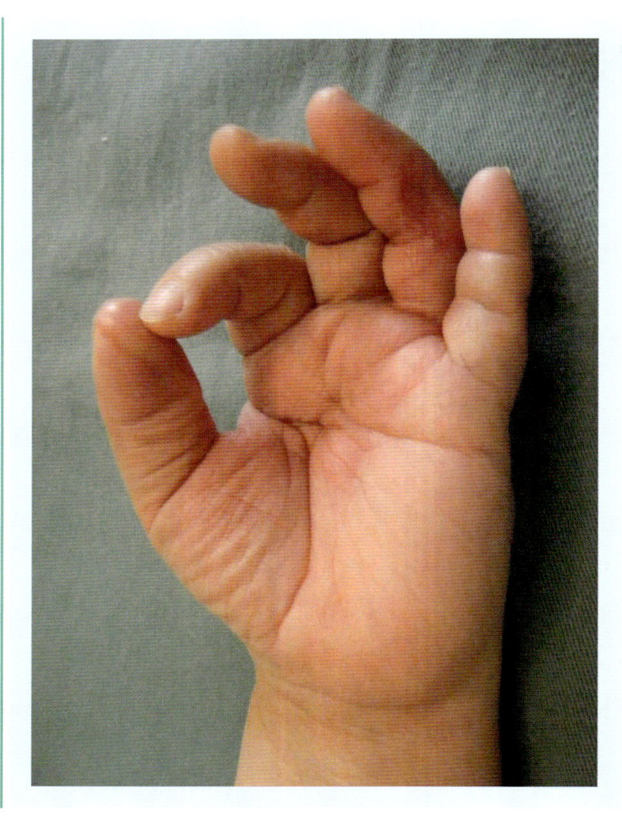

❼ 術後 6 カ月の状態

母指指尖部には十分なふくらみが形成され，知覚も母指として再獲得した。

(写真はすべて参考文献 3 より引用)

【参考文献】

1) Choughri H, et al: A technical tip of the O'Brien volar advancement flap for thumb reconstruction. J Plast Reconstr Aesthet Surg 62: e176-e177, 2009

2) 平瀬雄一：Extended palmar flap advancement with V-Y and Z plasty. やさしい皮弁，pp165-167，克誠堂出版，東京，2009

3) 平瀬雄一：Heterodigital finger island flap (Modified Littler method). やさしい皮弁，p168-170，克誠堂出版，東京，2009

4) Mutaf M, et al：Island volar advancement flap for reconstruction of thumb defects. Ann Plast Surg 68: 153-157, 2012

5) 佐々木正修：三次元的観察による手の血行の解剖学的および臨床的研究；手の橈側部を中心に．広大医誌 49: 93-107, 2001

6) Zhou X, et al：Thumb fingertip reconstruction with palmar V-Y flaps combined with bone and nail bed grafts following amputation. Arch Orthop Trauma Surg 135: 589-594, 2015

NOTE

6

手掌から手関節内側

楠原廣久

基本的な考え方

手掌は，手を広げた後，物を包み込み把持する際の支えを担っている。そのため，手を十分広げられるよう十分な広さで適度の厚みのある組織が必要であり，近似した皮膚組織での再建が望ましい。

知覚再建は深部に神経が残っていれば，深部覚が得られやすいため，必ずしも必要でない。

小欠損では小指球や母指球部からの局所皮弁や皮下組織茎島状皮弁が有用とされているが，中欠損以上では，近似した皮膚を有すること，吻合血管が比較的浅く近い所で得られることから，足からの遊離皮弁が第1選択と考えている。

局所有茎皮弁は前腕掌側からの皮弁が薄く，無毛で有用であるが，皮膚の肌理や質感が異なる。前腕からの脂肪筋膜弁とし，足底からの植皮で被覆することも可能ではあるが，厚めの分層植皮は採皮が難しく，また全層植皮の場合は，ドミノ植皮として足底採皮部にも植皮が必要となる。

手関節内側では，縫縮可能なことが多いが，皮膚が前腕掌側と変わらないので，tissue expansion 法や尺骨動脈穿通皮弁なども有用と考える。ただし，横方向の創は wrist cut の創に見えることがあるので注意が必要である。

解剖

手掌において，手掌三角（palmar triangle）とよばれる手掌中央の遠位近位手掌皮線，母指球皮線に囲まれた逆三角形部分は，手掌腱膜に線維性結合織で密に結合しており，可動性や伸縮性に乏しい。小指球，母指球部は筋肉と脂肪組織を介しており比較的移動性があり，穿通枝も豊富で局所皮弁として利用できる。手掌の皮膚は，角質の厚みがあり硬く，無毛で，メラニン色素がほとんどなく，肌理や質感が他部位と異なる。

手関節内側は皮膚が薄く，皮下組織も薄い。皮下には屈筋支帯があるが皮膚との強い結合はない。

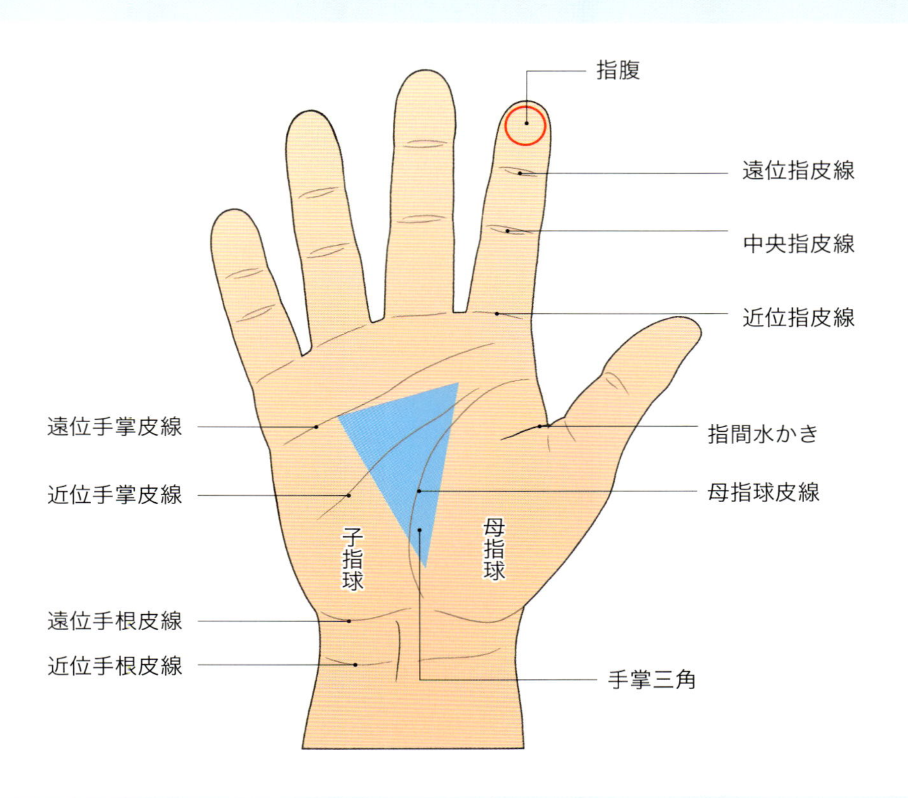

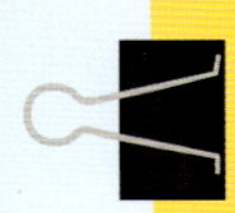

選択できる治療法・皮弁とその特徴

1. 局所皮弁

1 逆行性橈側前腕皮弁

➡p110

薄く，無毛で，血管茎が長く，大小さまざまな有茎皮弁が採取可能で，局所皮弁では最も適応範囲が広い。橈骨動脈を犠牲にすることが欠点である。

特徴：比較的無毛で，薄い皮弁であり，前腕皮神経を含め知覚皮弁とすることが可能である。

橈骨動脈を軸血管とし，血管柄が長く，血管径が大きい（2～3.5mm）ため逆行性ではあるが信頼性は高い。

手首皮線～肘関節から 4cm 末梢までで，尺側を除くほぼ全周を皮弁として採取可能である。

2 橈骨動脈穿通皮弁

➡p113

橈骨茎状突起から約 1cm 中枢の穿通枝を軸に，脂肪筋膜弁としても挙上可能である。

特徴：逆行性橈側前腕皮弁と異なり，主要血管である橈骨動脈を犠牲にしない。脂肪筋膜弁として挙上も可能であり，手根管から手関節レベルの正中神経の被覆にも有用である。

橈骨茎状突起から中枢 2cm までにある穿通枝を軸として，手掌近位から手関節内側の再建に有用である。

3 尺骨動脈穿通皮弁

➡p115

豆状骨から約 4cm 中枢の穿通枝を軸に，比較的目立たない前腕尺側から採取可能である。

特徴：尺骨動脈背側枝の皮弁は，1988 年 Becker が the cubital flap として最初に報告された。

豆状骨から平均 4cm（2～5cm）中枢に直径約 1mm の皮枝を認め，皮弁はそこから前腕尺側に幅 9cm × 長さ 20cm まで採取可能とされている。

豆状骨と上腕骨外上顆との中点付近にも穿通枝があり，逆行性尺側前腕皮弁としても挙上可能である。

4 逆行性血管柄小指球島状皮弁

➡p116

1990 年 Kojima らが小指尺側動脈を血管柄とした逆行性皮弁を報告した。

5 Pedicled hypothenar perforator flap

➡p118

2016 年 Winsauer らがプロペラ皮弁として報告した。1995 年 Bakhack らの ulnar parametacarpal flap や，1991 年 Kinoshita らの小指球部皮下組織茎島状皮弁も小指尺側動脈の穿通皮弁と言える。

2. 遊離皮弁

6 内側足底皮弁

手掌と近似した組織で第 1 選択となる。内側足底動脈を犠牲にすること，皮弁採取部は植皮が必要となることが欠点である。

7 Medialis pedis flap

欠損の大きさが中程度（65 × 85mm）であれば，内側足底動脈を温存でき有用である。

8 内側足底動脈穿通皮弁

20 × 60mm までの小欠損に有用である。

9 前外側大腿皮弁

広範囲の欠損で足底以外からの皮弁として有用である。

10 静脈皮弁

前腕や足から採取が容易で，follow-through 型の皮弁も可能であるが，血行が非生理的で不安定ある。

表　選択できる治療法・皮弁とその特徴　まとめ

欠損大きさ	皮弁の種類	厚み	質感	肌理	知覚	皮弁採取部	血管・血行
小欠損	Medial plantar artery perforator flap	○〜△	○	○	△	閉創可能	血管茎が短い
小〜中欠損	Arterialized venous flap ＊	○	△	△	×	閉創可能	血行がやや不安定
中欠損	Medialis pedis flap	○	○	△ 背側に近い	×	植皮が必要	血管茎がやや短い
中欠損	pedicled radial/ulnar artery perforator flap	○	△	△	△ 皮神経を入れることも可能	閉創可能	有茎であるが，穿通枝であるため，血管茎に筋膜，皮下組織をつける
中〜大欠損	Medial plantar flap	○	○	○	○	植皮が必要	内側足底動脈を犠牲
中〜大欠損	Reverse radial forearm flap	○	△	△	○	植皮が必要なことが多い	橈骨動脈を犠牲 有茎であるが逆行性
大欠損	Anteriolateral thigh flap	△ thinning が必要	△	× 毛が生える	△ thinning すると知覚皮弁にできない	閉創可能	flow-through 型の吻合が可能

＊前腕から採取した静脈皮弁の場合

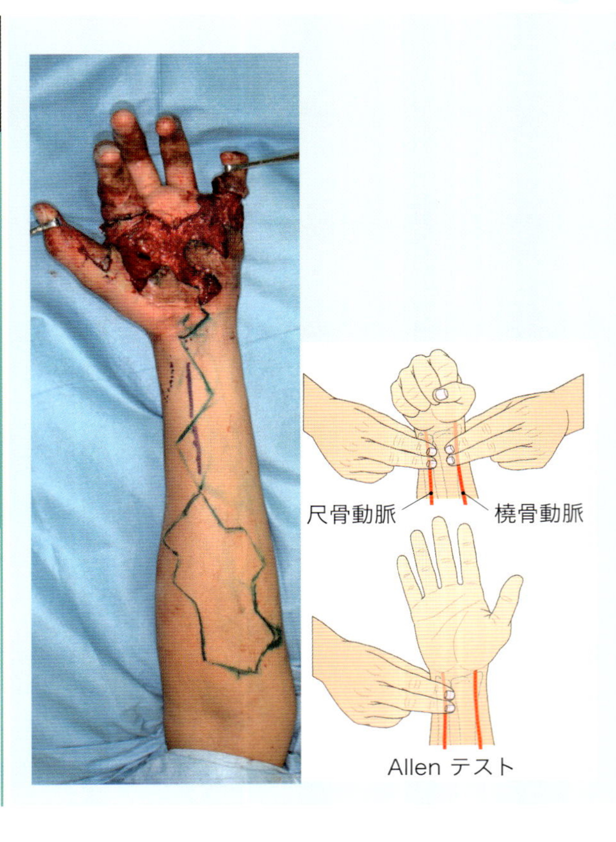

❶ 事前に Allen テストを行い，尺骨動脈のみでも血行不良部位がないことを確認しておく。

欠損を型取りし，橈骨動脈上でかつ橈側手根屈筋（FCR）と腕橈骨筋（BR）の筋体部上に皮弁をデザインする。

Allen テスト：手を強く握った状態で橈尺骨動脈を押さえて駆血したのち，蒼白となった手を広げてもらい，調べたい方の血管を緩め血行が再開するかを診る。

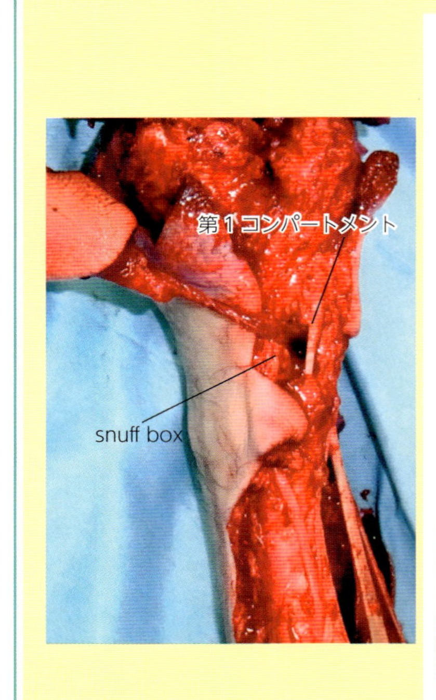

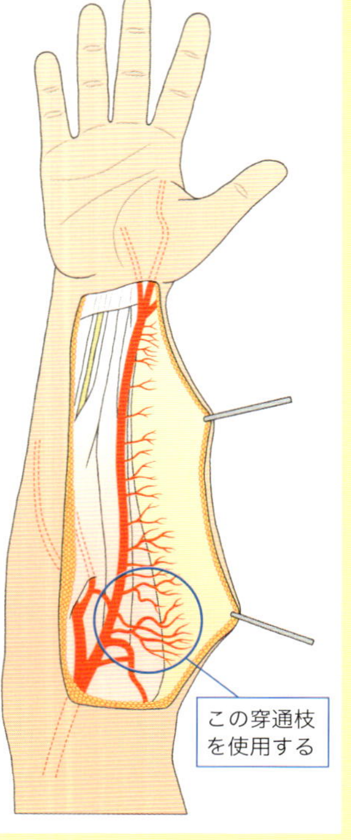

Pitfallと解決法

皮弁の位置

① 前腕遠位は縫縮が困難で，植皮となると腱または筋腱移行部で凹凸もあり生着しにくく目立ちやすい。

② Pivot point は，第 1 コンパートメント（短母指伸筋腱と長母指外転筋腱）の下から皮弁を通して snuff box まで末梢に設定可能であるので，たとえ血管茎が長くなっても，皮弁は穿通枝の多い前腕近位の筋体部上でデザインすべきである。それにより縫縮もしやすく，植皮となっても母床が筋体であるため生着しやすくなる。

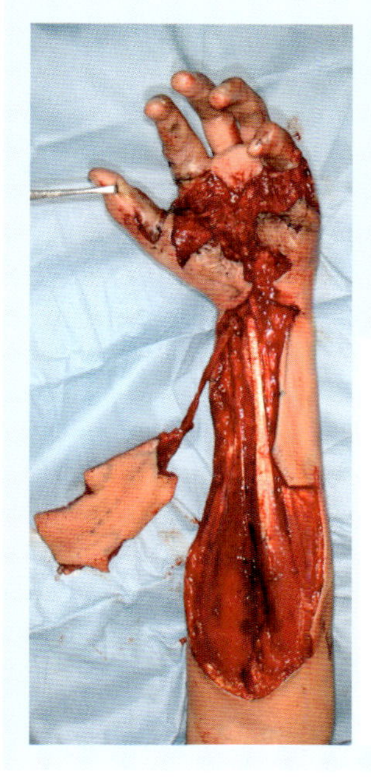

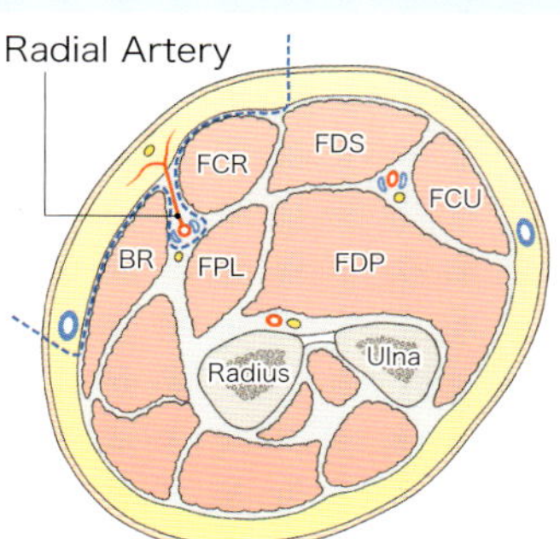

❷ 血管柄の剥離：FCR 腱と BR 腱の間から橈骨動脈を同定する。術前に拍動から血管の走行は容易に同定できる。橈骨動静脈には穿通枝が多数あり，皮枝以外の穿通枝をバイポーラーやクリップなどで十分止血して切離することが重要である。

皮弁挙上：皮弁は，辺縁から BR と FCR の筋膜を含め挙上していく。その際，皮弁のうっ血予防に静脈吻合用の皮静脈を中枢に長く付けて挙上しておくとよい。

FCR の筋腹を尺側に引くと，FCR と BR の筋間中隔に穿通枝が同定でき，BR 裏面に橈骨動静脈も同定できる。筋間中隔および橈骨動静脈を皮弁に含め，皮弁以外の穿通枝を結紮切離する。橈骨動静脈は中枢でクランプし，一度駆血を解除して皮弁および手への血行を確認してから，結紮切離する。

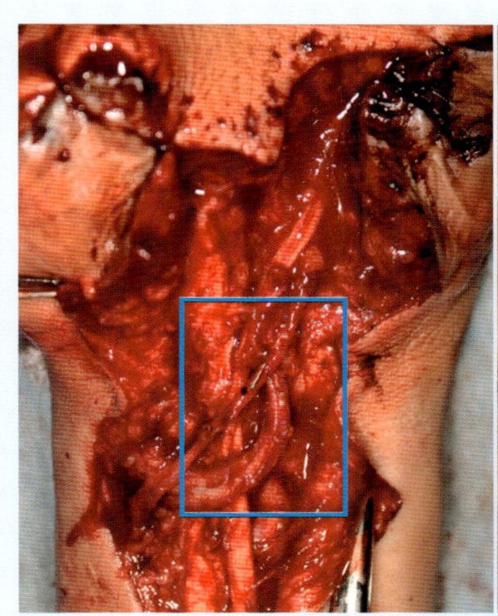

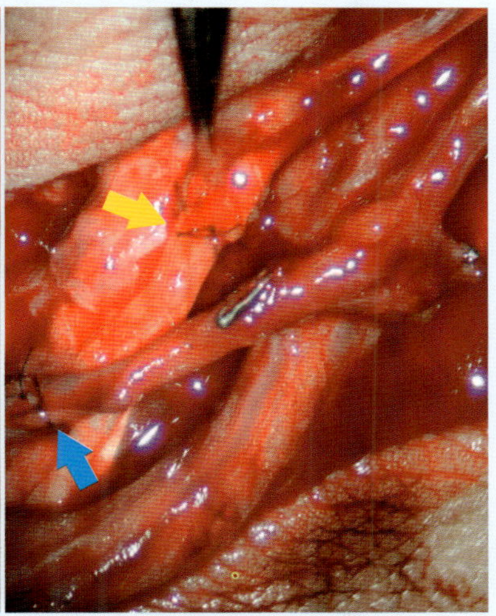

❸ 静脈吻合・神経縫合：橈側皮静脈と皮弁の皮静脈を吻合（➡）することで，うっ血を予防することができる。

皮弁内の前腕皮神経と正中神経手掌知覚枝とを吻合（➡）し，知覚再建が可能である。

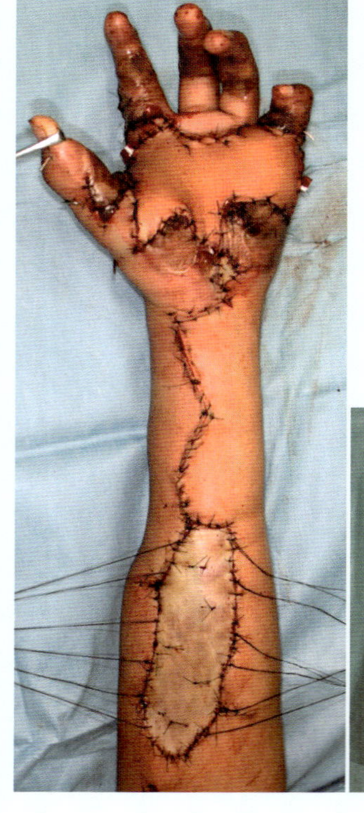

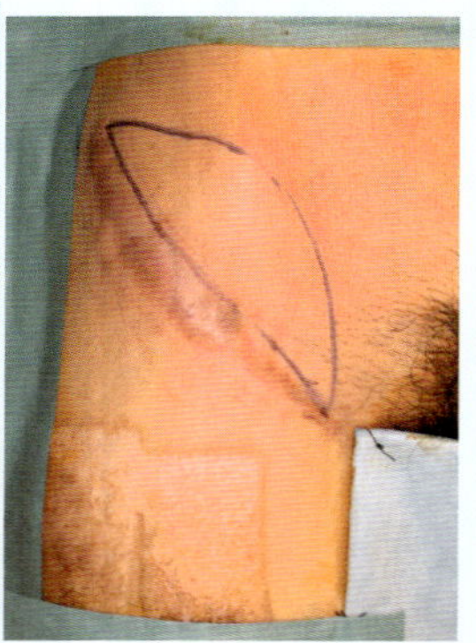

❹ 皮弁採取部への植皮および固定：

皮弁採取部に植皮を行う。母床に段差ができるようならFCRとBRの筋腹同士を疎に縫合しても支障はない。

術後約1〜2週は植皮生着のため手関節の運動は制限する。タイオーバー固定や，前腕，肘関節の運動制限は必ずしも必要でない。術直後よりリハビリテーションが必要な場合は，NPWTでの固定も考慮してよい。

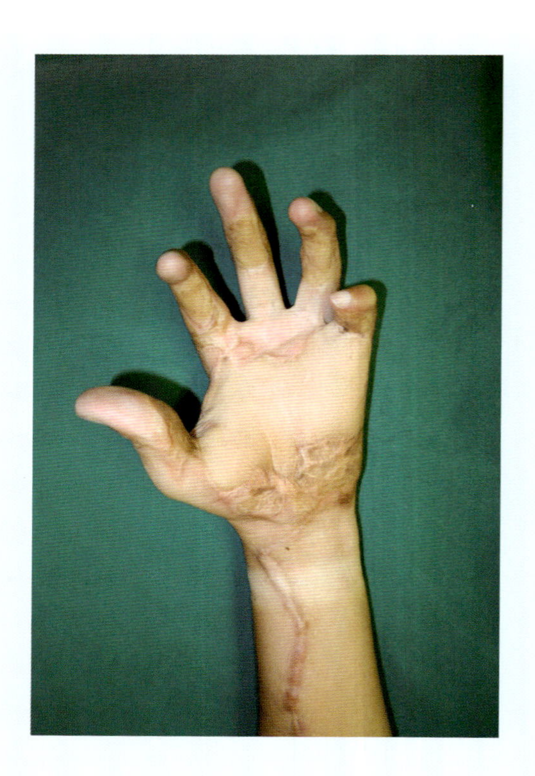

❺ 術後6カ月の状態

皮弁の萎縮はなく，術直後の手の開きを維持できている。

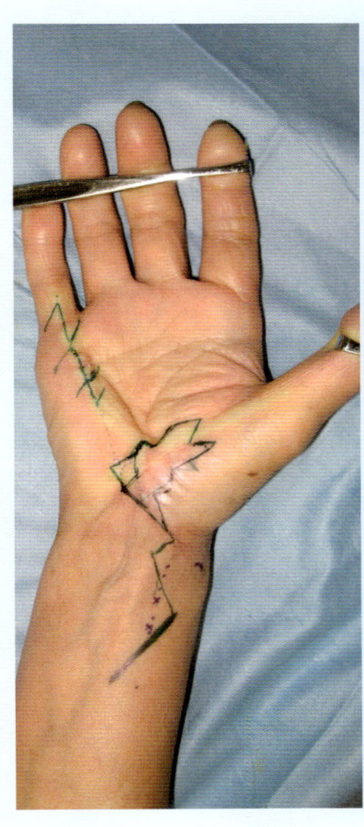
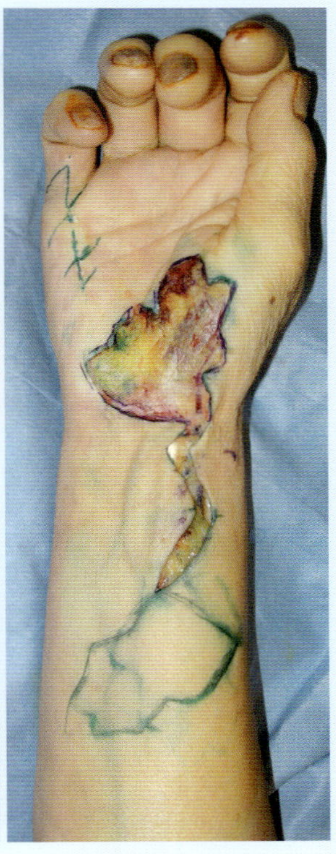

❶ 欠損を型取りし，橈骨茎状突起から約 1～2cm 中枢を pivot point として，皮弁をデザインする。

1

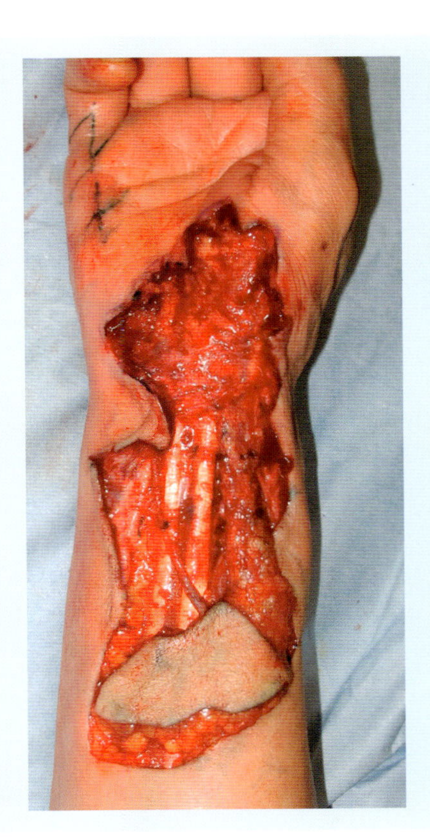

❷ 血管柄部は皮膚を真皮下で剥離し，皮弁部分を切開する。

皮弁を中枢から末梢に向かって筋膜下で剥離し挙上する。

2

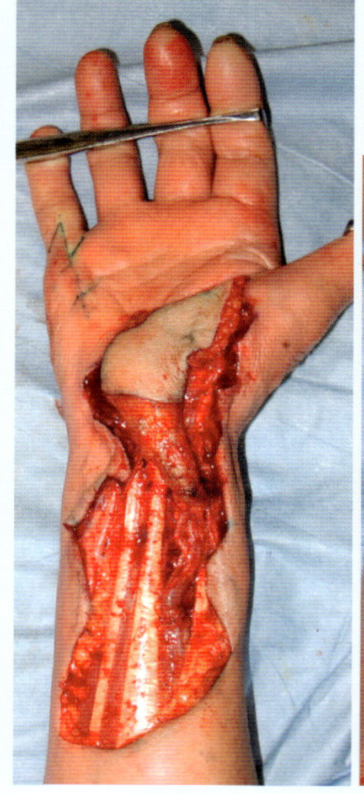

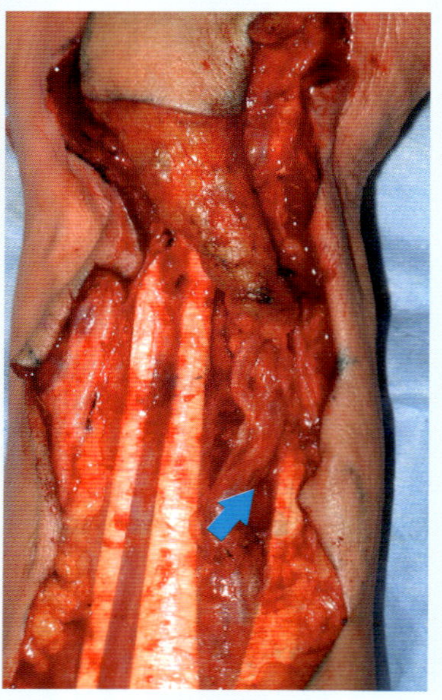

❸ 橈骨茎状突起から 2cm 以内に主要な穿通枝を認める。皮弁を移動しても穿通枝（➡）が大きくねじれていないことを確認する。

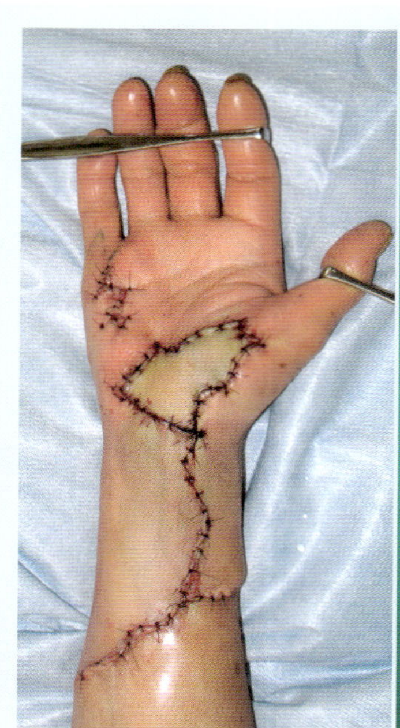

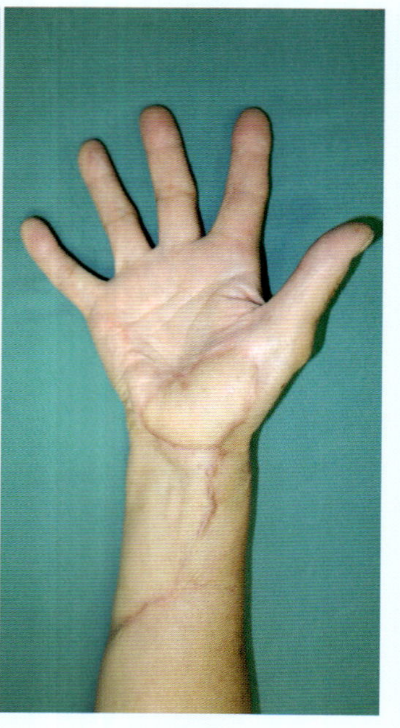

❹ 皮弁採取部は閉創する。皮弁基部および血管柄部に緊張がある場合は無理に閉創せず，植皮または人工真皮を置いておき，後日修正した方がよい。

術後 6 ヶ月，皮弁は生着し，拘縮はない。debulking も必要ない。

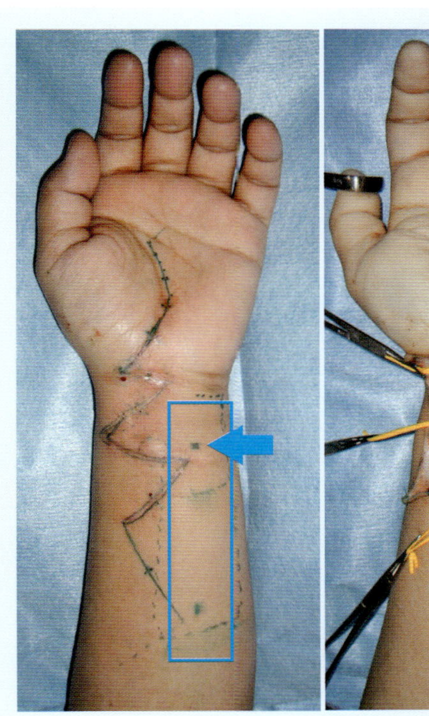

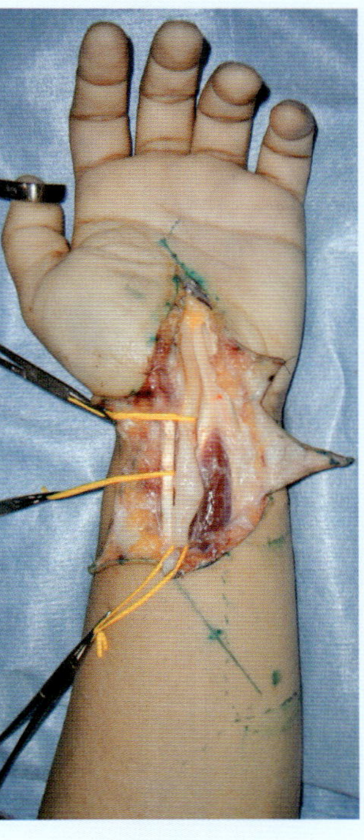

❶　本症例は正中神経剥離後の神経被覆に尺骨動脈穿通脂肪弁を使用した。豆状骨と上腕骨外上顆とを結ぶ線上に皮弁をデザインする。Pivot point は豆状骨から約 4cm 中枢（➡）を目安とするが，カラードップラーなどで穿通枝を確認しておく。

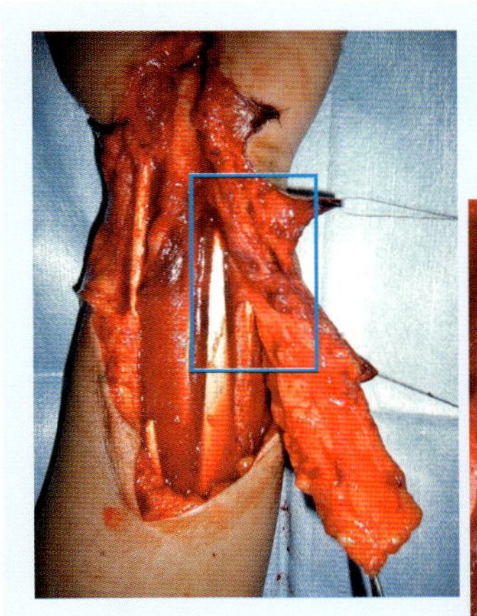

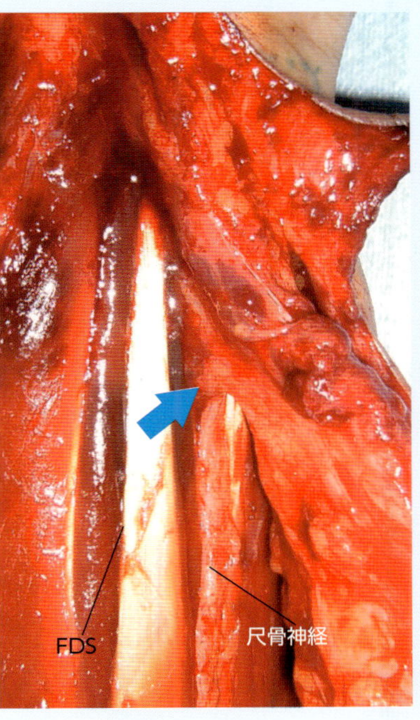

❷　皮膚を真皮下で剥離し展開する。正中部より尺側に向かって浅指屈筋（FDS）腱腱膜を剥離し，FDS 腱と FCU 腱の間より尺骨動脈および尺骨神経を同定すると穿通枝（➡）が確認できる。

穿通枝を温存し，筋膜下で脂肪筋膜弁を挙上する。

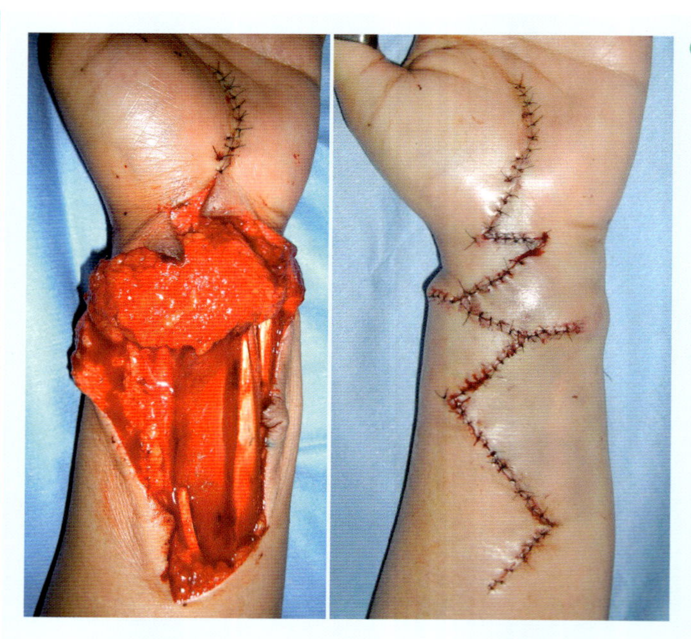

❸ 橈骨動脈穿通皮弁に比べ，皮弁採取部は目立ちにくいが，pivot point が中枢でやや遠く，脂肪が少し厚いため皮弁が厚くなる傾向がある。

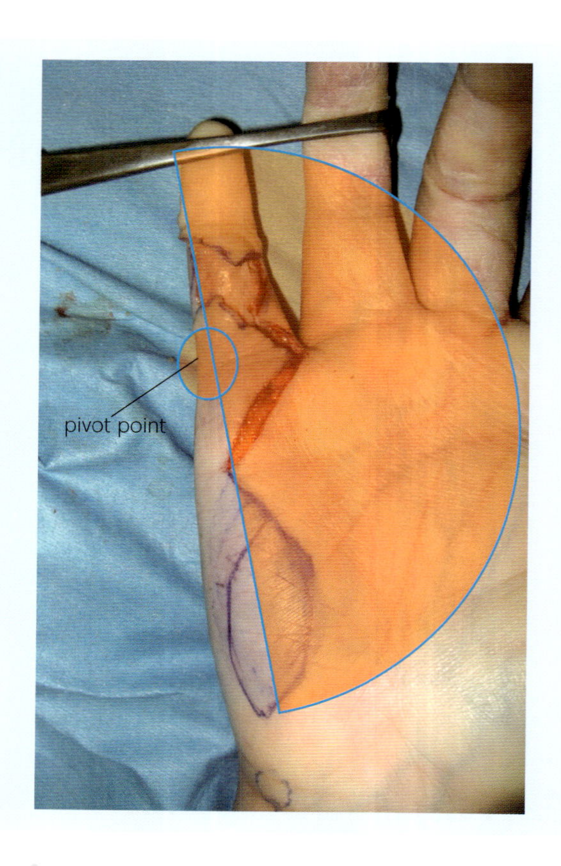

❶ 欠損を型どりし，小指球部に縫縮可能な皮弁をデザインする。

Pivot point は小指尺側基部（手掌指節皮線～PIP 皮線）とし，図の範囲での欠損に対して被覆可能である。

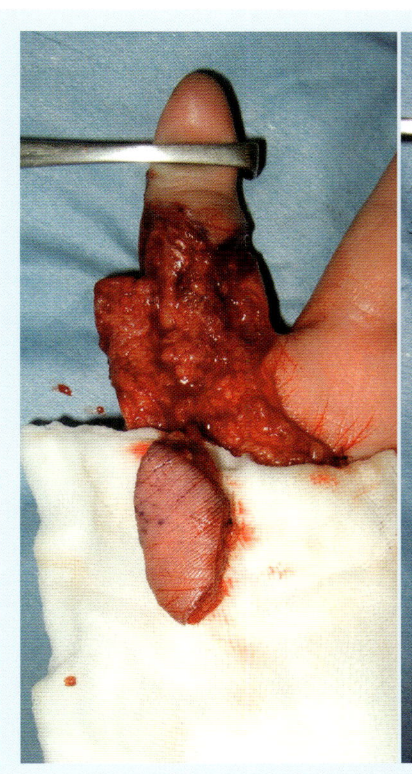

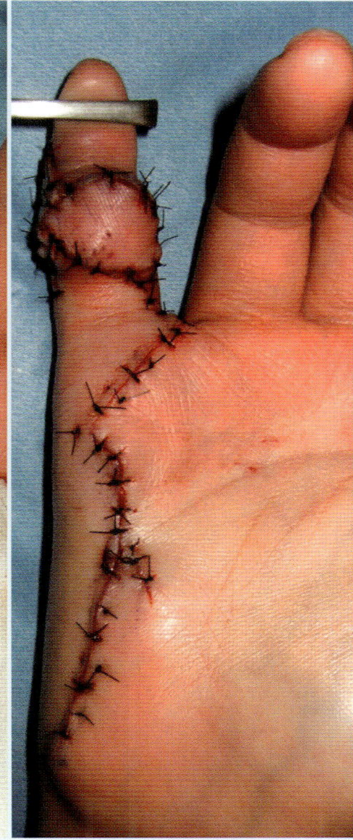

❷ 皮弁橈側を切開し，小指尺側動脈を同定する。

末梢へ皮切し，血管茎を周囲の脂肪組織を付けて剥離する。皮弁中枢で小指尺側動脈を結紮切離し，皮弁を挙上する。

皮弁を縫着し，皮弁採取部も縫縮閉創する。

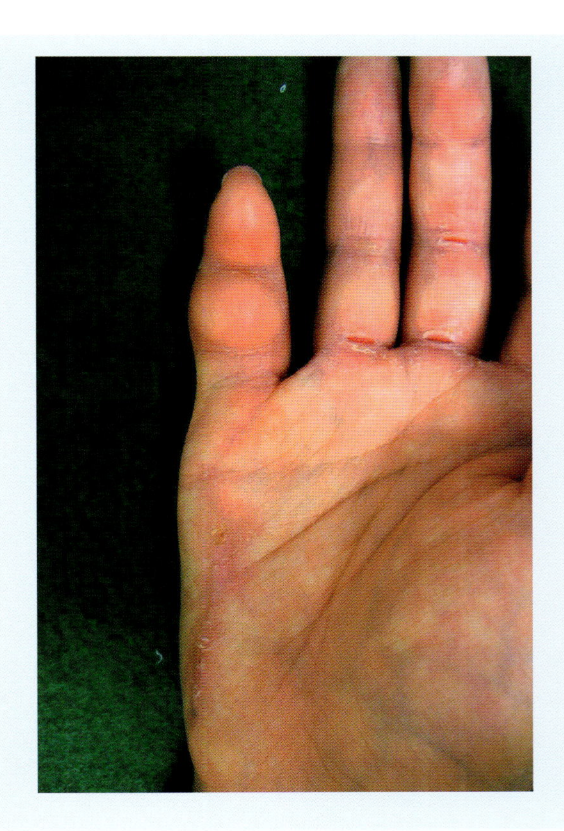

❸ 術後6カ月の状態
皮弁採取部の創も目立たない。

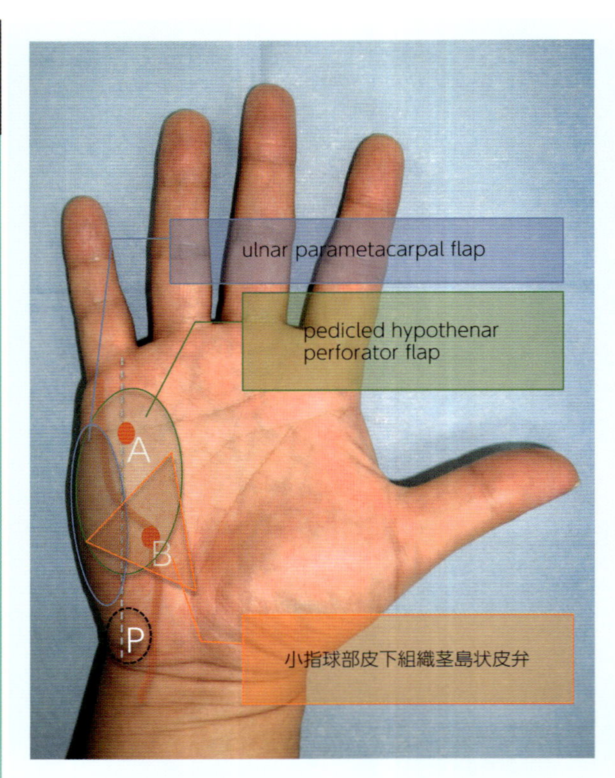

❶ 図のAとBはともに，2015年Hanらの報告によると小指尺側動脈の確実な穿通枝がある部位で，2016年Winsauerらがプロペラ皮弁（緑部）としてpivotとした部位でもある。

1995年Bakhackらのulnar parametacarpal flap（青部）は●Aをpivotとし，1991年Kinoshitaらの小指球部皮下組織茎島状皮弁（橙部）は●Bを軸に前進皮弁としたものと言える。

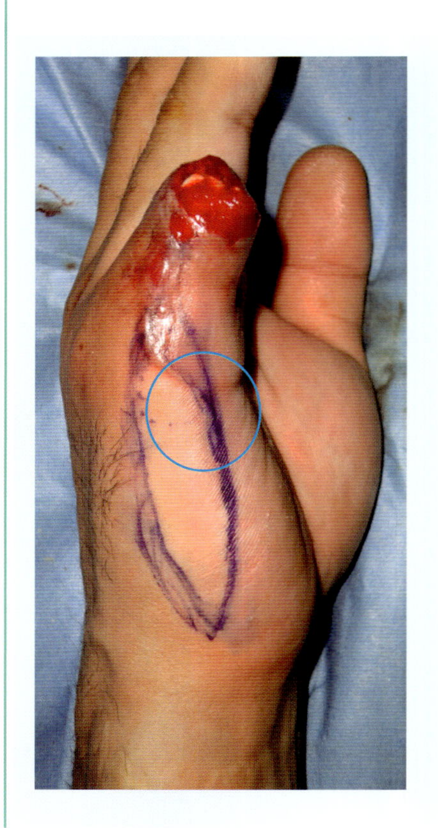

❷ Bakhackらのulnar parametacarpal flap例を示す。

小指MP関節尺側（青丸部分）をpivot pointとして皮弁を挙上する。

皮弁全周を切開し，中枢より小指外転筋筋膜下でpivot部分を残し剥離挙上する。

皮弁のデザインが小指尺側動脈より尺側にあるので，pivotとなる部分は穿通枝を含めるように橈側の方向へ皮下剥離すると皮弁が回転しやすくなる。

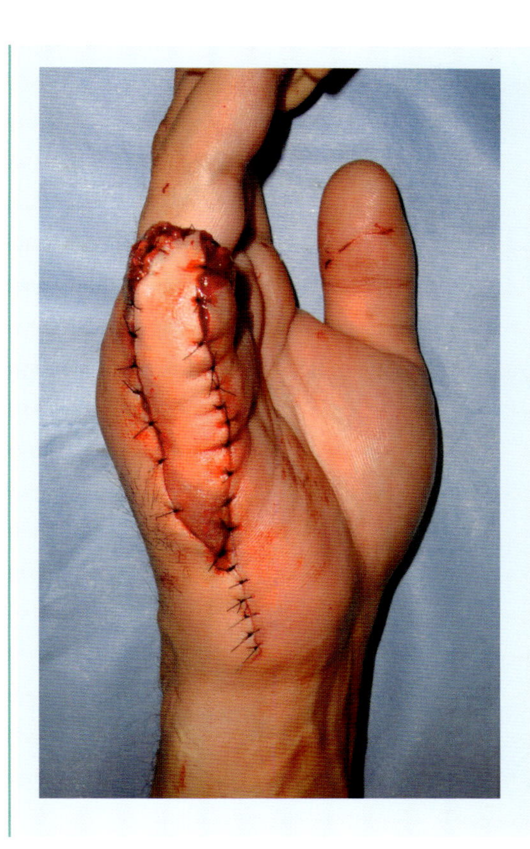

❸ 皮弁を移動して縫着し，皮弁採取部は縫縮する。

【参考文献】

1) Winsauer S, et al: Pedecled hypothenar perforator flap: Indecations and clinical application. J Plast Reconstr Aesthet Surg 69: 843-847, 2016

2) Bakhack J, et al: Ulnar parametacarpal flap. Anatomiacal study and clinical application. Ann Chir Plast Esthet 40: 136-147, 1995

3) Saint-Cyr M, et al: The Radial artery pedicle perforator flap: Vascular analysis and Clinical implications. Plast Reconstr Surg 125: 1469-1478, 2010

4) Becker A, et al: The cubital flap. Ann Chir Main 7: 136-142, 1988

5) Kojima T, et al: Reverse vascular pedicle hypothenar island flap. Handchir Mikrochir Plast Chir 22: 137-144, 1990

7

前腕から肘周囲

小野真平

基本的な考え方

欠損の大きさが比較的小さい（直径 3〜4cm 以下）時は，単純縫縮や局所皮弁による被覆が望ましい（Fig 1）。なぜなら欠損をその近傍の血流豊富な皮膚で被覆するため，術後の整容的満足度が高く，深部構造物を含めた良好な創治癒が期待できるからである。

欠損が中程度の場合，区域皮弁による再建が一般的である。区域皮弁は欠損部から正常皮膚部を越えたところに皮弁を作成し，血管柄付き島状皮弁として用いることが多い。四肢は体幹と比較して円柱状構造をしており，欠損周囲いずれの方向からも皮膚の移動が可能である体幹と比較して皮弁の移動に制限があり，局所皮弁や区域皮弁の適応が限られやすいという特徴がある。

Fig 1　欠損の大きさに基づいた治療選択肢

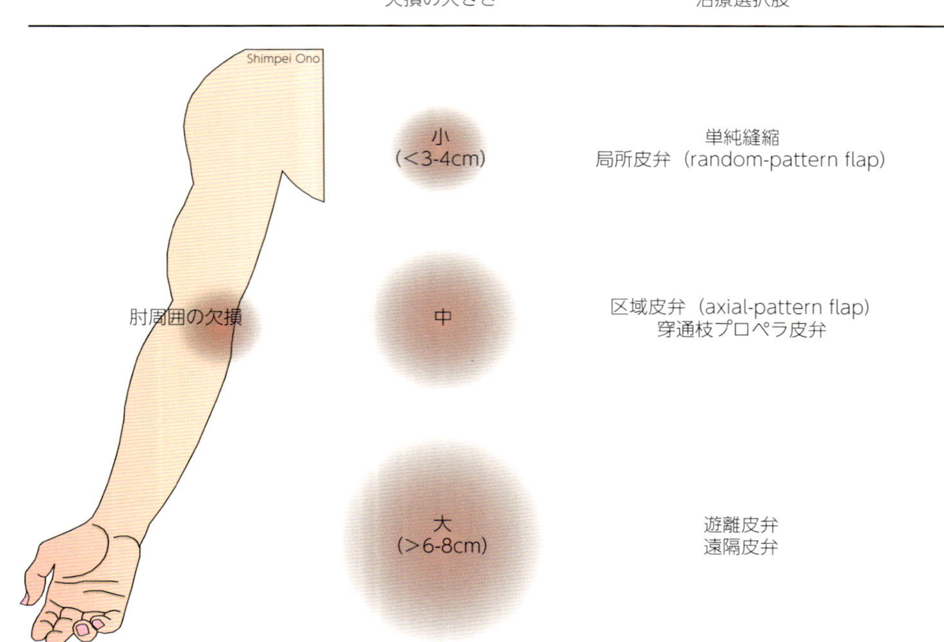

欠損が大きい場合（直径 6〜8cm 以上），無理に上肢内の皮弁にこだわる必要はない。この場合，上肢以外（遠隔部）からの血流のある組織の移動を考慮する。もちろん，欠損近傍の皮膚を使用した再建と比較すると遠隔部の皮膚を使用した再建は整容面で劣る。しかし欠損が大きい場合は整容よりも良好な機能再建を優先することが求められる。

近年の皮膚穿通枝の解剖研究と新たな穿通枝皮弁の開発は，四肢の皮膚軟部組織再建において，大きな進歩をもたらした。穿通枝皮弁は主幹動脈を犠牲にしない低侵襲な皮弁移植法であり，皮弁茎の切り離しの有無により遊離と有茎に分類される。有茎穿通枝皮弁の代表が穿通枝プロペラ皮弁である。

穿通枝プロペラ皮弁は，①皮弁の形が島状であり，②皮膚穿通枝を栄養血管とし，③その皮膚穿通枝を軸として回転する，の３条件を満たす皮弁と定義される（Fig 2）[1)2)]。180°まで回転することが可能であり，皮弁採取部は単純縫縮（または植皮）する。穿通枝プロペラ皮弁は，従来の局所皮弁では難しかった中枢から末梢の欠損への皮膚の移動を容易にした。

さらに，欠損近傍の皮膚を移動可能なため，似たような組織による「like with like」の再建が可能となる。上肢は中枢から末梢に向かって「先細り構造」になっているため，基本的には皮膚が余っている中枢から皮膚が足りない末梢（欠損部）に皮膚を移動するのが 論理的であり，皮弁採取部を単純縫縮するためにも効果的であると考える（Fig 3）[3)]。

Fig 2　穿通枝プロペラ皮弁の定義：島状皮弁を，穿通枝を軸にして回転する

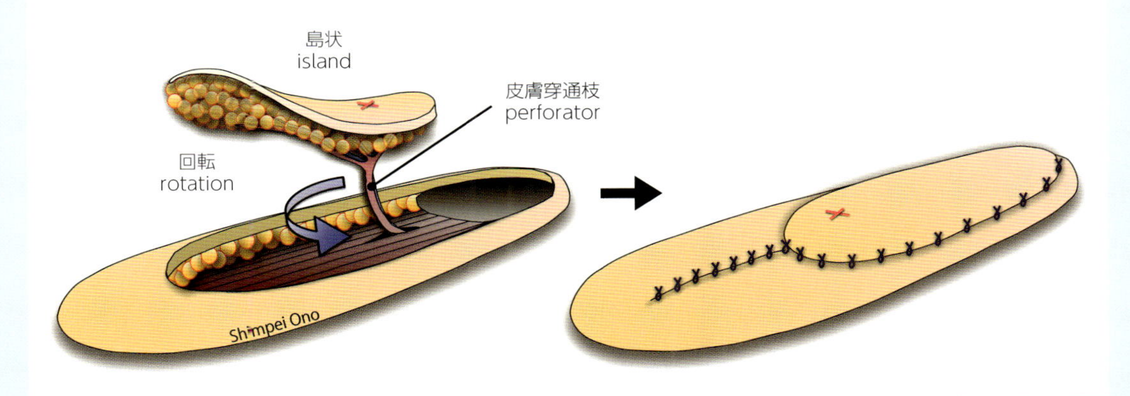

Fig 3　上肢は“先細り構造”のため皮膚が十分にある中枢から足りない末梢に移動する

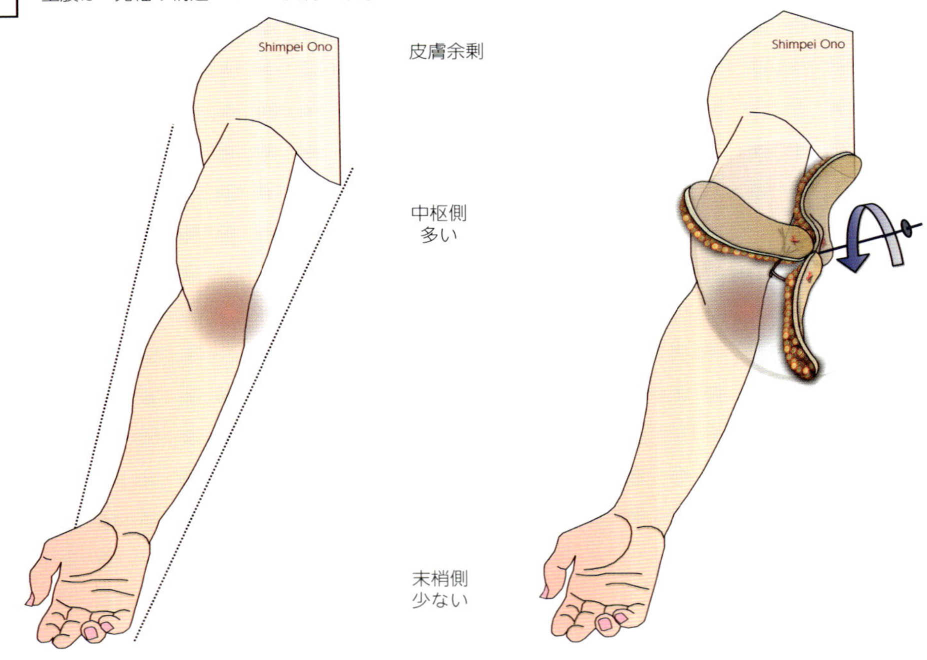

（1）血管解剖（Fig 4）

腋窩動脈（axillary artery）は，大胸筋の下縁を境にして上腕動脈（brachial artery）と名称を変える。上腕動脈は上腕の内側面を下行してすぐに，上腕深動脈（profunda brachial artery）を分岐する。上腕深動脈は上腕の中間部でその終末枝である橈側側副動脈（radial collateral artery）と中側副動脈に分かれる。橈側側副動脈は橈骨神経とともに外側上腕筋間中隔を貫いて上腕骨と腕橈骨筋の間の溝に出て，ここをしばらく下行して上腕骨の外側上顆の前面に至り，橈側反回動脈（radial recurrent artery）と吻合して終わる。

上腕深動脈を分岐した後の上腕動脈に戻る。上腕深動脈を分岐した上腕動脈は，分岐後やや遠位で上尺側側副動脈（superior ulnar collateral artery）を分岐する。上尺側側副動脈は尺骨神経と伴走しながら尺側上腕筋間中隔の後方で上腕三頭筋の尺側頭の上を下方に走り肘関節動脈網に至る。上尺側側副動脈を分岐した上腕深動脈はさらに遠位で下尺側側副動脈（inferior ulnar collateral artery）を分岐する。下尺側側副動脈の一部の枝は上腕骨内側上顆の前方で尺側反回動脈の前枝と吻合する。上腕動脈は肘窩に達すると橈骨動脈（radial artery）と尺骨動脈（ulnar artery）に分岐する。

Fig 4　上肢の血管解剖

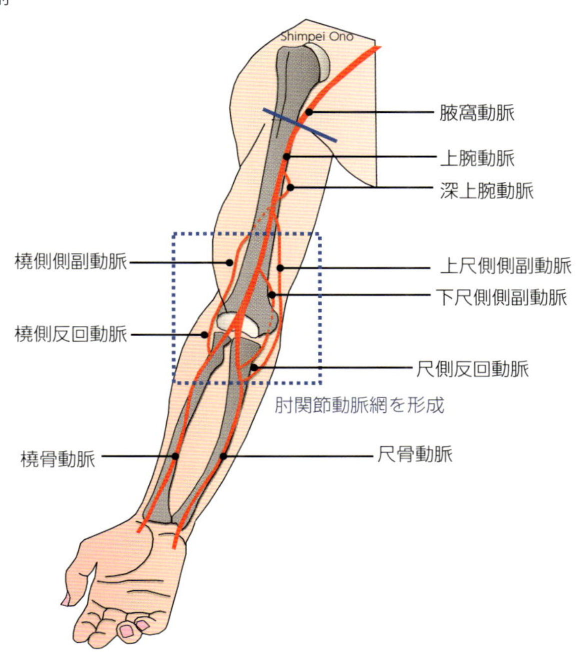

(2) 肘周囲の皮膚の特徴

肘関節周囲の皮膚は薄くしなやかで伸展性が豊富である。特に肘頭直上の皮膚は肘関節を最大伸展から最大屈曲することで180%程度伸長するといわれている。肘関節周囲の皮膚軟部組織再建に際しては，極力植皮を避け，伸展性に富んだ十分量の皮膚で再建することで関節可動域制限を予防する必要がある。

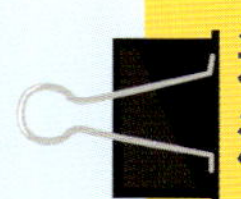

❶ 局所皮弁〔Local flap（random-pattern flap）〕

➡p130 ➡p132

真皮下血管網により栄養される皮弁である（乱軸血管型皮弁；random-pattern flap）（Fig 5）。皮弁の生着範囲は「幅：長さ＝1：1～3」の範囲内に作図すると安全であるとされる。しかし，実際には皮弁を作図する解剖学的位置，皮弁生着条件に影響を与える因子（年齢，動脈硬化などの基礎疾患，放射線照射部など）の有無により異なる。例えば，下腿は血流が悪いため1：1が目安とされる。一方で顔は血流が良いため1：3（文献によっては1：5）まで生着すると言われている。肘周囲に関しては著者の臨床経験によると1：2～2.5程度と考える。創周囲の皮膚に圧挫がある場合や，炎症後の瘢痕化により著しく皮膚の伸展性が損なわれている場合は，皮弁末梢の壊死を来たしたり，術中に皮弁が思ったように移動しないことがある。術前に実際に皮膚を摘み，欠損周囲の皮膚の状態を確認することが大切である。

Fig 5　乱軸血管型皮弁（random-pattern flap）

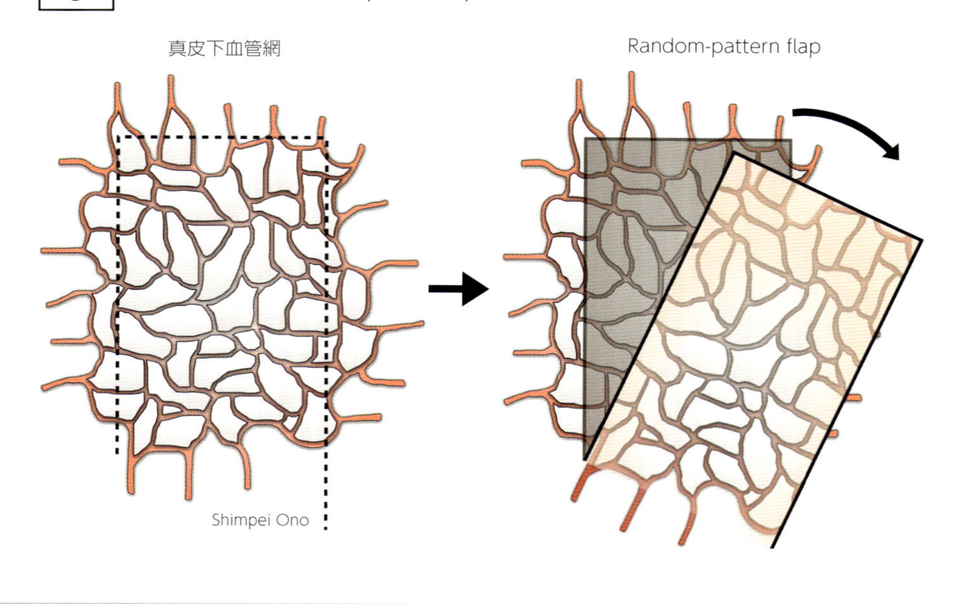

❷ 双茎皮弁（Bipedicle flap）

双茎皮弁は欠損の内側または外側に上肢長軸に平行な皮膚切開を加え，欠損と皮膚切開部の間の皮下を剥離し，皮弁を欠損方向にずらすことで欠損を閉鎖する。双茎皮弁は血行が極めて安定した信頼性の高い皮弁であるが，皮弁のドナーに植皮を要することが多いため，それが新たな拘縮を生まないように手術計画をする必要がある。整容的にも他法に比べて劣る傾向がある。前腕部において深部の重要構造物が露出しており，その部分だけ皮弁で被覆できれば良いような場合に良い適応である。

❸ 肘周囲の有茎筋弁（pedicled muscle flap）

肘周囲の中程度欠損に対しては，腕橈骨筋弁，長橈側手根伸筋弁，肘筋弁，尺側手根屈筋弁が報告されている。著者は好んで使用していない。なぜなら，これらの筋はzone of injury内に位置することが多く，筋弁採取後に少なからず機能障害が生じ，さらに筋弁の上の植皮は整容的な満足度が低いからである。有茎筋弁の概要と臨床例に関してはStevanovicらの論文[4)]を一読することをお勧めする。

❹ 主軸血管型皮弁（Axial-pattern flap）

主要動静脈を栄養血管として挙上する皮弁である。肘周囲の再建には，逆行性外側上腕皮弁（reverse lateral arm flap），逆行性尺側上腕皮弁（reverse medial arm flap），逆行性後骨間動脈皮弁（reverse posterior interosseous flap），橈側前腕皮弁（radial forearm），尺側前腕皮弁（ulnar forearm flap）などの報告がある。前述の穿通枝皮弁の出現により，主幹動脈を犠牲にする必要はなくなったため使用機会は減少した。

5 上腕の皮膚穿通枝を栄養血管とした穿通枝プロペラ皮弁（Perforator-based propeller flap）

➡p133 ➡p137 ➡p138 ➡p140

上腕からは下記の５つの穿通枝皮弁が挙上可能である。基本的には上腕内側の穿通枝皮弁は肘内側の再建，上腕外側の穿通枝は肘内側の再建に適している。欠損の位置を確認し，zone of injury に含まれていない穿通枝を同定し，皮弁の大きさの目安を参考に手術計画を行う。信頼性の高い穿通枝の位置と皮弁作図の目安をまとめた（表）。また，それぞれの穿通枝の位置と，穿通枝プロペラ皮弁の被覆可能範囲をまとめた（Fig 6,7）。

肘から前腕で挙上可能な穿通枝皮弁としては，肘窩から前腕近位に作図する下肘動脈穿通枝皮弁（inferior cubital artery perforator flap），橈骨動脈の近位の穿通枝を使用した皮弁（proximal radial artery perforator flap），尺骨動脈の近位の穿通枝を使用した皮弁（posterior ulnar recurrent artery perforator flaps）による肘周囲再建の報告がある。

表　上腕から挙上可能な肘周囲再建に有用な穿通枝皮弁

	皮膚穿通枝の情報		皮弁作図の目安	
	皮膚穿通枝が分岐する主幹動脈	信頼性の高い穿通枝の位置（肘周囲再建のため遠位穿通枝）	皮弁の長軸	皮弁の大きさ（cm）
1	下尺側側副動脈穿通枝[5〜7] inferior ulnar collateral artery（IUCA）	内側上顆から 2〜4 cm 中枢	内側上腕筋間中隔*	12 × 6
2	上尺側側副動脈穿通枝[5,8,9] superior ulnar collateral artery（SUCA）	内側上顆から 8〜10 cm 中枢	内側上腕筋間中隔の前方	14 × 6
3	上腕動脈穿通枝[5,10,11] brachial artery（BA）	内側上顆から 8〜10 cm 中枢	内側上腕筋間中隔の後方	18 × 6
4	橈側反回動脈穿通枝[5,12〜14] radial recurrent artery（RRA）	外側上顆から 1〜3 cm 中枢	外側上腕筋間中隔#	12 × 6
5	橈側側副動脈穿通枝[5,8,15〜18] radial collateral artery（RCA）	外側上顆から 5〜7 cm 中枢	外側上腕筋間中隔	16 × 6

*内側上顆と烏口腕筋の停止部を結ぶ線　#外側上顆と三角筋の停止部を結ぶ線

Fig 6　肘周囲再建に使用可能な穿通枝の位置とその栄養範囲

Fig 7　肘周囲再建に使用可能な穿通枝プロペラ皮弁とその被覆範囲

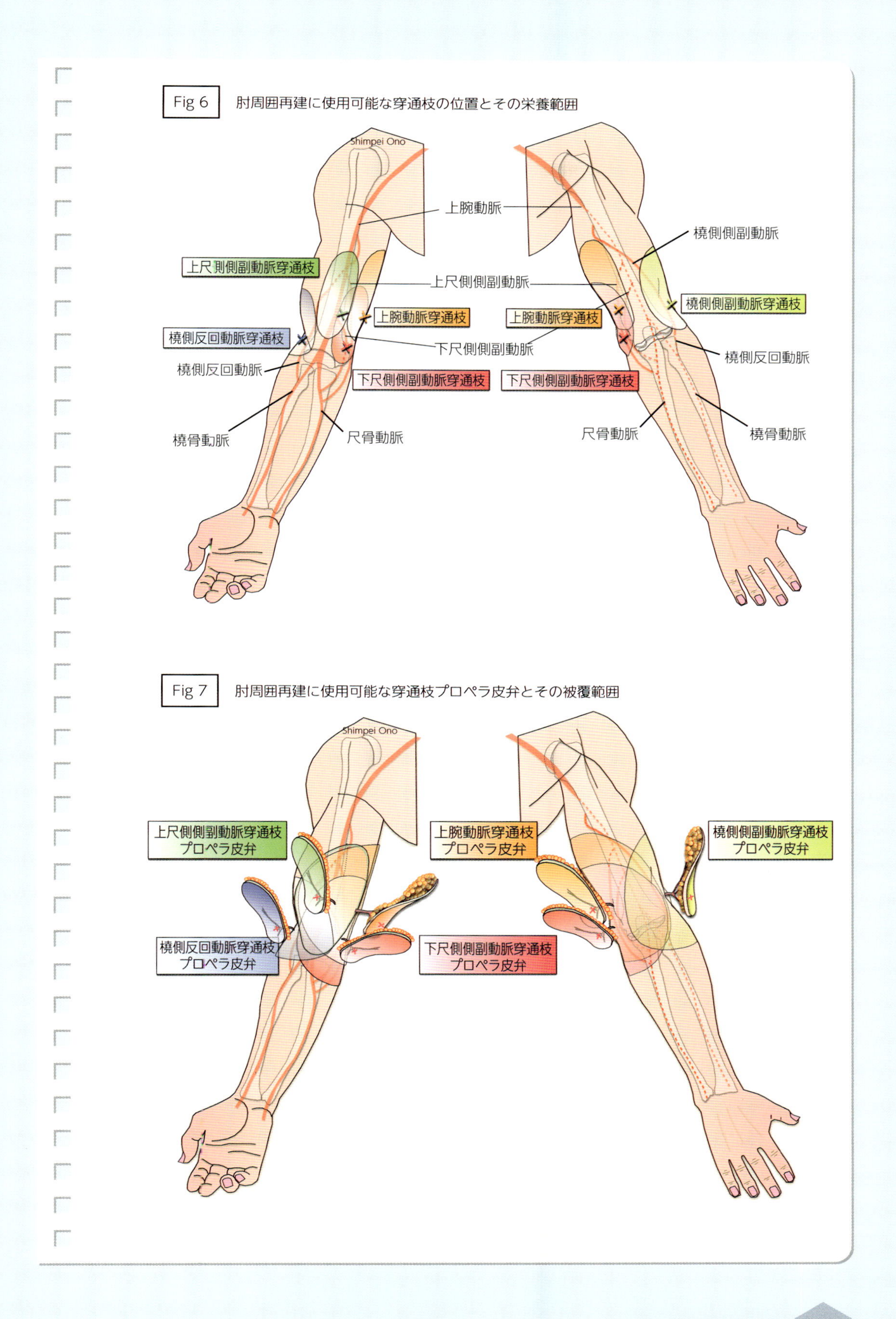

❻ 有茎広背筋弁（pedicled latissimus dorsi muscle flap）

➡p141

胸背動静脈を栄養血管とし，幅：長さが 40cm：40cm 程度まで採取可能な血行の安定した巨大な筋弁である。血管茎は太く，肩甲回旋動静脈を結紮し肩甲下動静脈まで剥離することで血管長を長く確保することができる。筋体の近位部は切断して，神経血管束のみによる完全な島状筋弁とする。挙上した筋弁は上腕内側の皮下ポケットを通して肘部へ移行する。症例によっては前腕の近位 1/3 程度まで被覆することが可能であるが，肘関節周囲の比較的大きな欠損に対しての使用をお勧めする。手術手技も比較的容易であり，確実に挙上できるようにしたい筋弁の 1 つである。

❼ 腹部遠隔皮弁（distant abdominal flap）

大きな欠損（直径が 20～30cm を超えるような）に対して確実に結果をだすことができる皮弁である。皮膚の色調・質感の違いによる術後の整容的な問題と手術が二期的になることが欠点である。遊離皮弁を計画したが，患者側の要因で適応外の症例，良いレシピエント血管がないような症例にも良い適応となる。2 回目の手術（皮弁切り離し）までに約 2～3 週間と固定期間が長くなるため，肘関節はもちろん，周囲の肩関節，手関節，手指関節も関節拘縮を来たしやすい。動かせる関節に対して極力早期からリハビリテーションを開始することが重要である。また手術部位感染予防のために，術後 2～3 日から創部の石鹸シャワー洗浄を行うとよい。

❽ 遊離筋弁＋植皮（free muscle transfer with skin graft）

広背筋が使用されることが多い。広背筋は前述のように有茎で移動することが可能である。しかし，欠損が遠位（前腕中間部に及ぶなど）にあると，有茎では届かないことがある。この場合，遊離広背筋＋分層メッシュ植皮は 1 つの選択肢である。肘周囲の軟部組織はしなやかに再建されるが，メッシュ跡や色素沈着が残り，整容的な満足度が低いことが多い。

9 遊離穿通枝皮弁（free perforator flap）

種々の遊離穿通枝皮弁が選択可能である。著者は前外側大腿皮弁（anterolateral thigh flap：ALT flap）を好んで使用している。上肢の皮膚軟部組織再建において遊離皮弁を選択せざるを得ないような大きな欠損の場合，比較的皮膚の構造が似ている下肢を皮弁の採取部とすることで良好な contour の再建が可能となり，皮弁採取後の傷跡が服などで隠れやすい。美しい形態は良好な機能に直結するため，bulky な皮弁は避けたいところである。

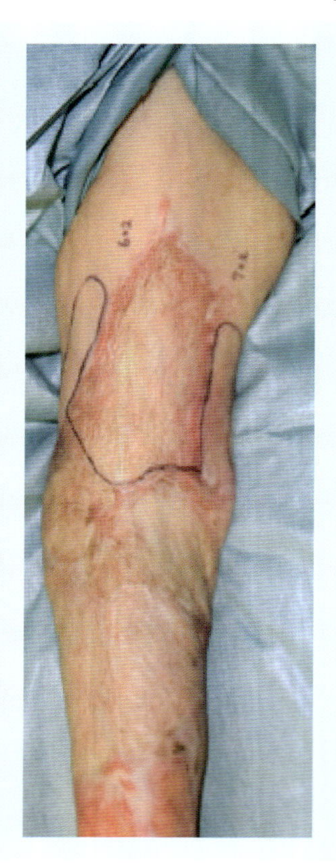

❶ 横転皮弁は，U字型の皮膚茎皮弁の先端を側方へずらして（または回転させて）欠損を被覆し，皮弁採取部は単純縫縮または植皮をする。皮弁はrandom-patternの血行で栄養されるため，術前に皮膚穿通枝同定の必要はない。生着範囲は「幅：長さ＝1：2～2.5」の範囲内に作図すると安全であるとされる（本症例はやや長めの1：3で作図している）。本法は肘周囲の小さな欠損の被覆，または瘢痕拘縮の拘縮ラインの分断に有用である。伸展性に富んだ皮膚が余っている部分に皮弁を作図するのがコツであり，zone of injury内での作図は避けた方が望ましい。

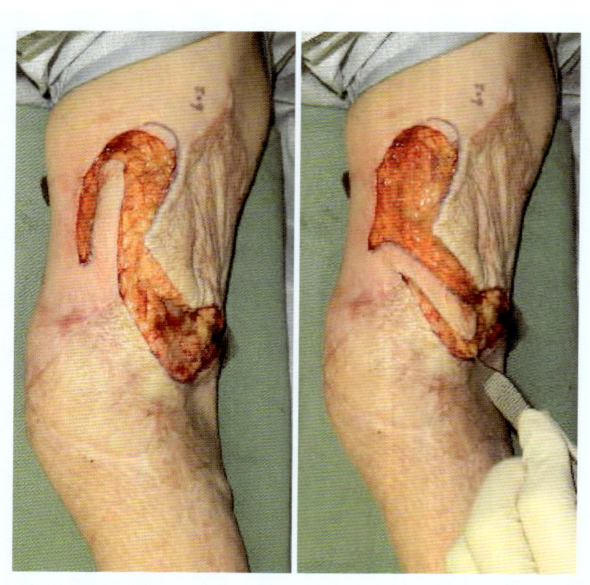

上腕内側の転皮弁

❷ 皮弁基部の皮下脂肪を剥離皮弁挙上する際に，闇雲に電気メスで挙上するのではなく，特に皮弁基部付近では深筋膜から立ち上がる穿通枝を確認できればそれを温存した方が皮弁の血流は格段に安定する。

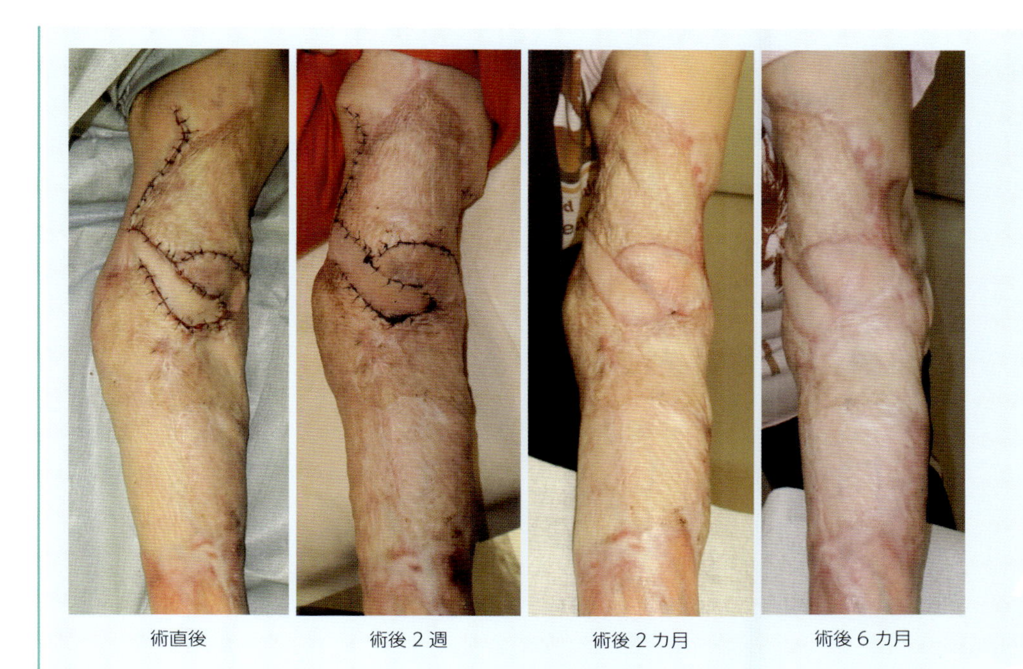

術直後　術後 2 週　術後 2 カ月　術後 6 カ月

Pitfall と解決法

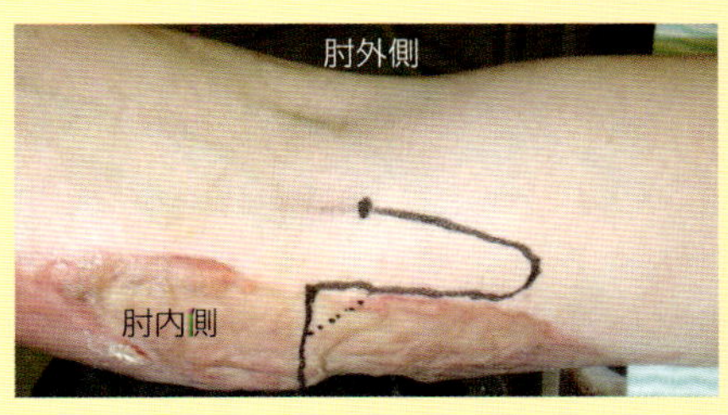

デザイン

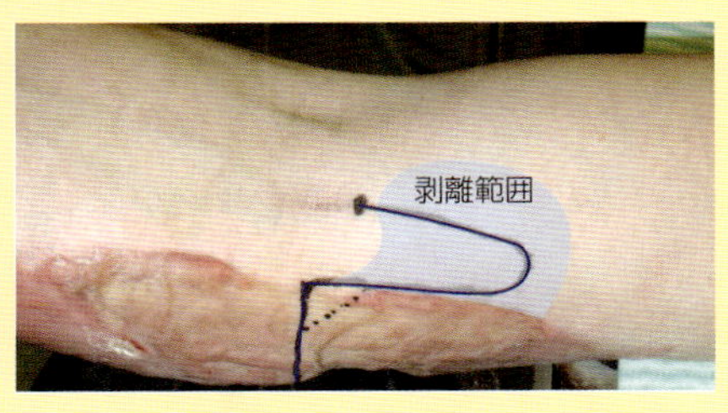

剥離範囲は皮弁基部まで広範囲に行う必要はない

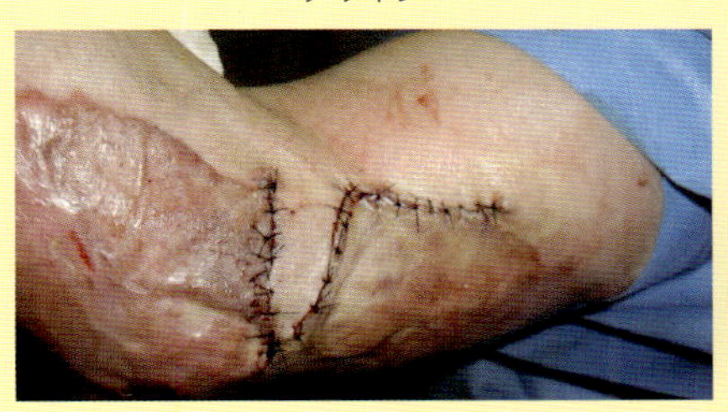

術直後

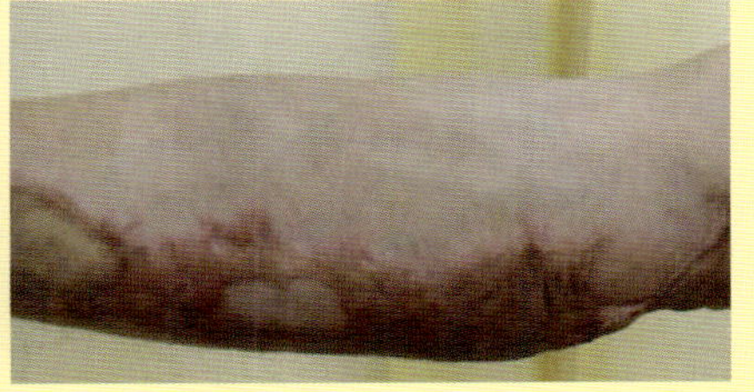

術後 24 カ月

皮弁挙上に際して，必ずしも U 字型の皮膚切開の直下まで広範囲に剥離する必要はない。皮弁が緊張なく目的部位まで移動することができればそこで剥離を終了すべきである。提示症例では，肘窩と肘内側の瘢痕拘縮ラインに挟み込んだ皮弁が時間経過とともに徐々に広がっているのを確認することができる。

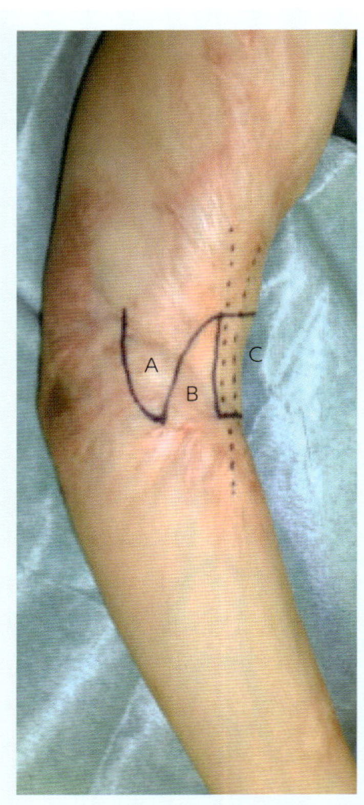

2つの三角弁（A，B）と
1つの正方弁（C）からなる

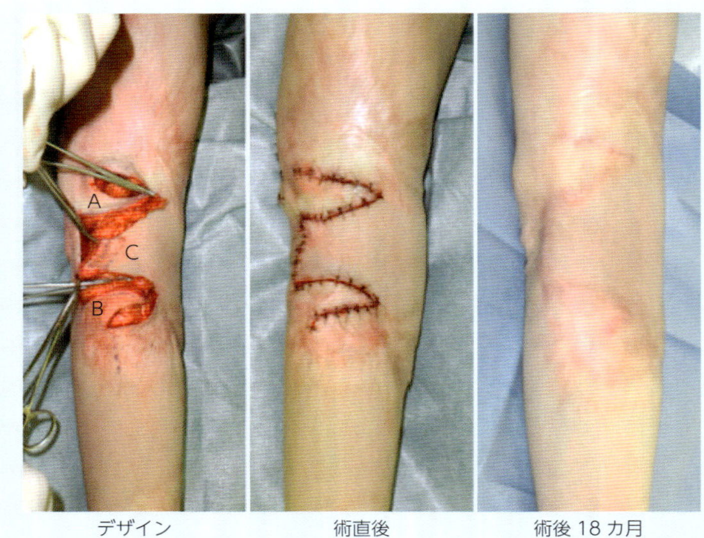

デザイン　術直後　術後18カ月

百束により報告された局所皮弁法であり，1つの正方弁と2つの三角弁からなる[19)]。肘窩，腋窩，膝窩などの瘢痕拘縮の分断に非常に有用な皮弁である。三角形の先端を鋭角にしすぎないこと（原法は45°と90°）と皮弁挙上の際に皮弁辺縁を鑷子などで圧挫しないことが重要である。上記の三角形の角度でデザインすると理論上は180%伸展する計算になる。提示症例では，肘から前腕内側にかけての瘢痕拘縮ラインに挟み込んだ皮弁が時間経過とともに徐々に伸展しているのを確認することができる。

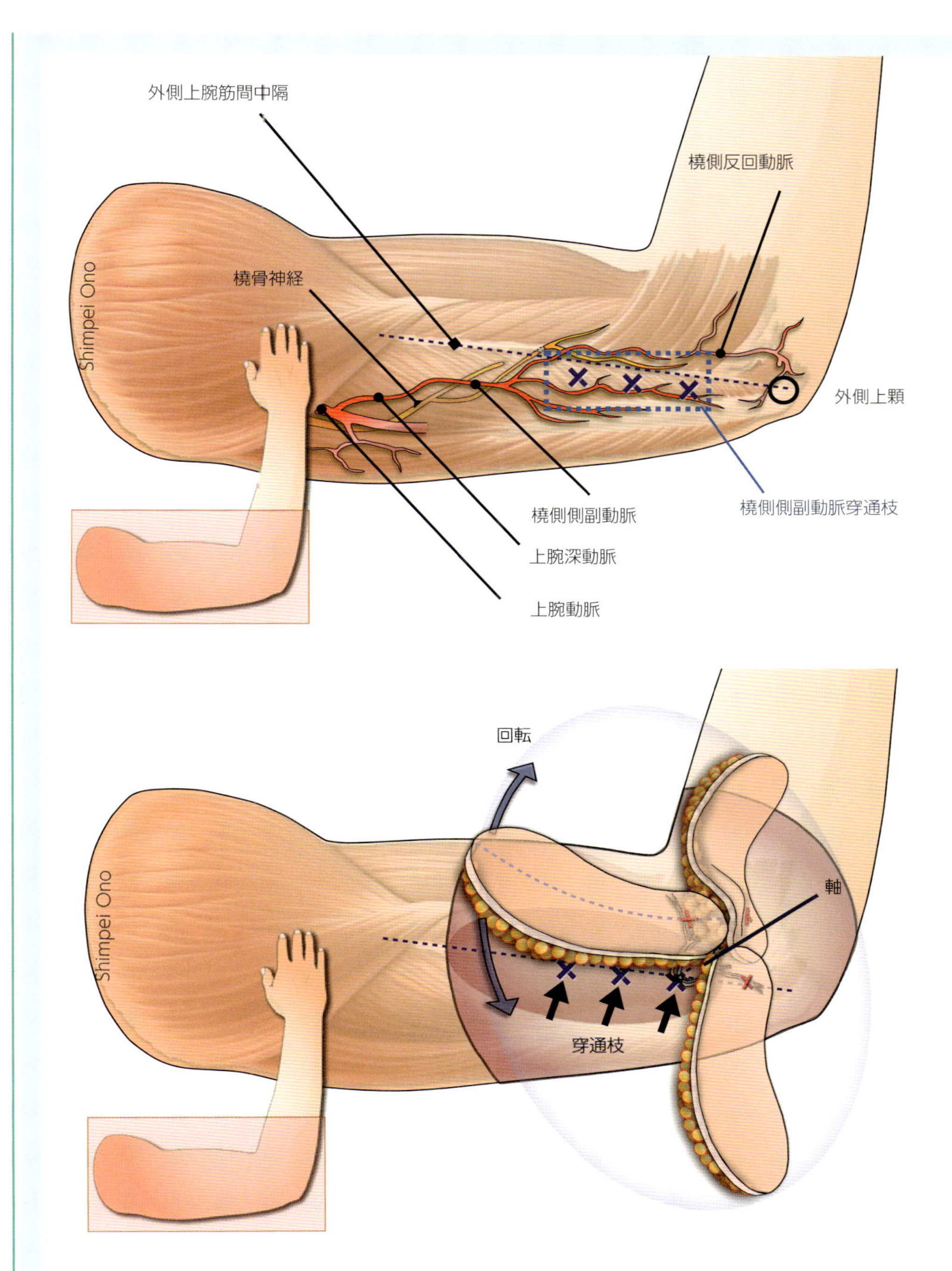

❶ 橈側側副動脈穿通枝プロペラ皮弁（RCAP-based propeller flap）は外側上腕筋間中隔の線上に皮弁長軸を作図する皮弁であり，主要な穿通枝は上腕骨外顆から 5〜7cm の位置に出現する。

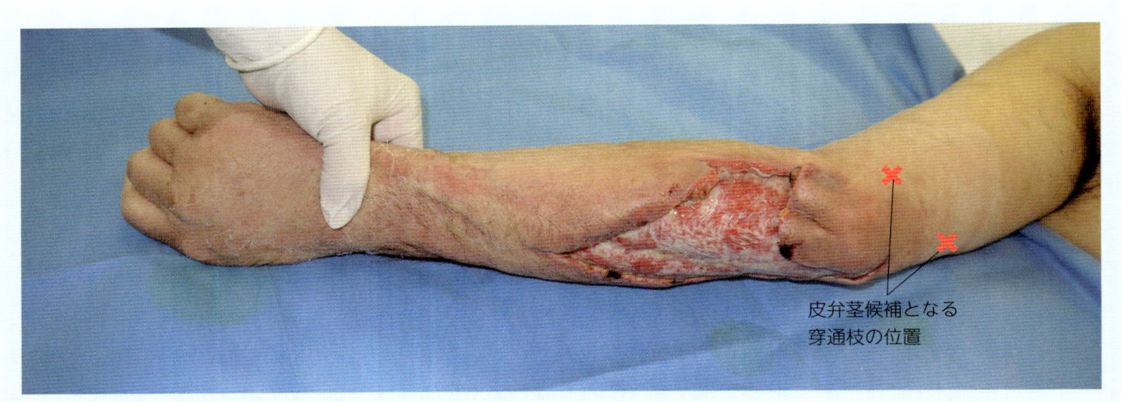

❷ 肘頭から前腕近位部にかけての皮膚軟部組織欠損の症例。欠損の位置・大きさを把握し，皮弁で絶対に閉じないといけない部分，さらに移動可能な十分量の皮膚が周囲にあるかを確認する。欠損に集中した視線をいったん外して，森を見渡す鳥の目で上肢全体を見ることが重要である。欠損の大きさが中程度で，上腕に伸展性のある十分量の皮膚があれば穿通枝プロペラ皮弁で治療可能である。

欠損よりやや近位の上腕で信頼できる穿通枝を探す。欠損にあまりに近すぎる穿通枝は zone of injury に含まれている可能性が高いので避けた方が望ましい。術前の穿通枝検査としては，サウンドドップラー，カラードップラー，CT 造影検査，MR アンギオグラフィーの有用性が報告されているが，皮膚穿通枝同定の精度と信頼性において現時点では CT 造影検査が最も高いとされている[20)]。

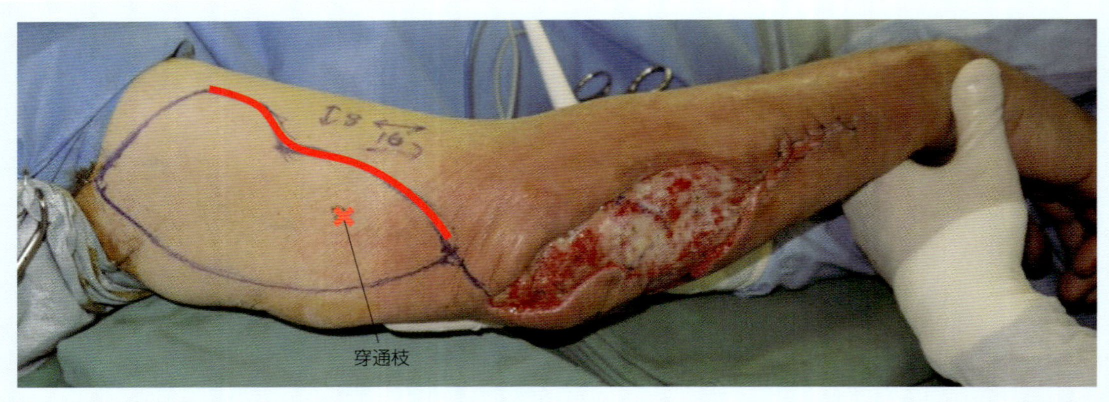

❸ 皮弁デザイン

皮弁縫着時に過度な緊張がかからないように欠損より 10～20％大きめにする。皮膚切開は皮弁長軸に沿った片側辺縁から開始する。皮弁挙上はルーペまたは手術用顕微鏡下にて行うことが望ましい。

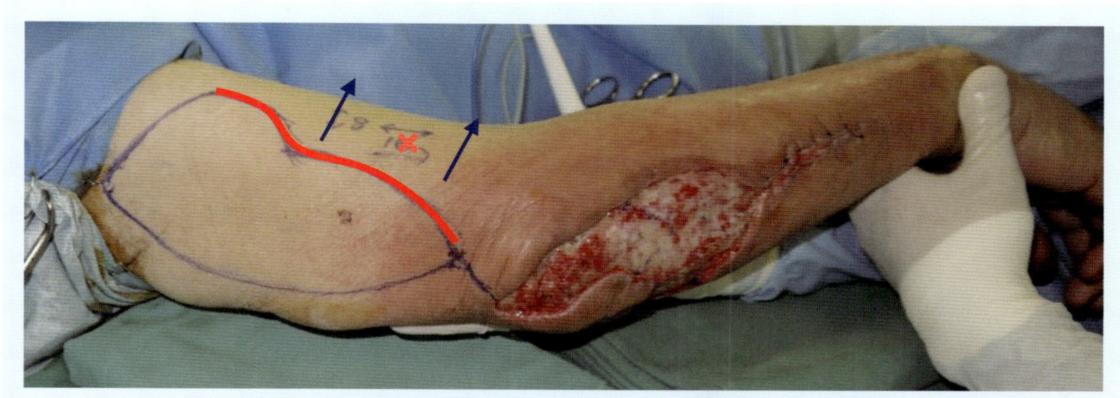

❹ 皮膚切開すると皮膚の収縮力で創縁が後退して，穿通枝の位置が術前マーキングした位置から数 cm ずれることがあるので注意を要する。術中にサウンドドップラーを使用するのも安全に皮弁を挙上する 1 つの手である。皮弁挙上は筋膜下で行う方が容易といわれているが，手技に慣れてくれば筋膜上でも問題なく，皮弁挙上時に皮弁の厚さを皮下脂肪で調整することも可能である。万が一，信頼できる穿通枝が直視下に確認できない場合は，長軸に沿った最初の皮膚切開から反対側の穿通枝（✖印）を探す。穿通枝を直視下に確認した後，皮弁デザインを確定して島状皮弁とする。

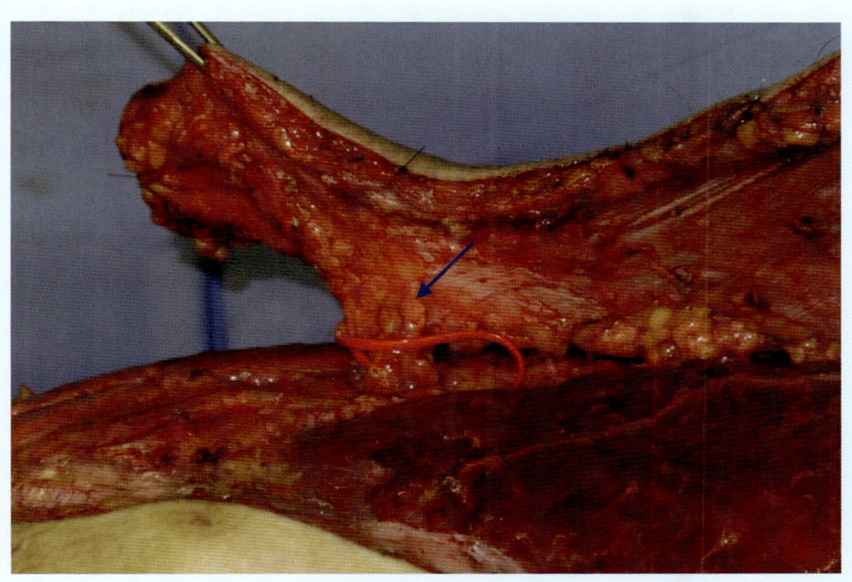

❺ 皮弁を実際に回転しながら，妨げとなる組織（血管茎を圧迫するような索状物）を切離していく。血管茎の攣縮を防ぐために，血管茎周囲の脂肪組織は極力温存する。

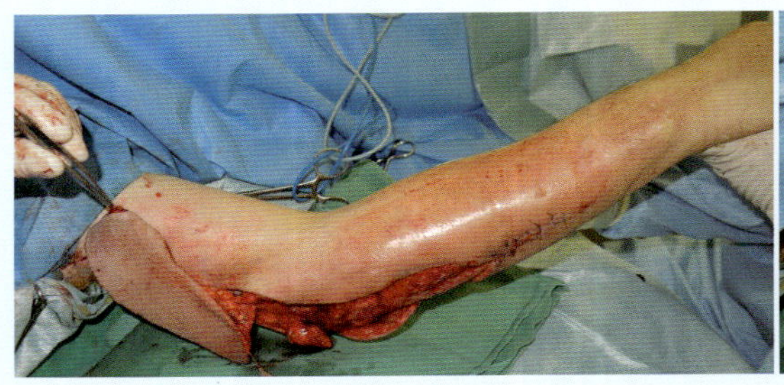
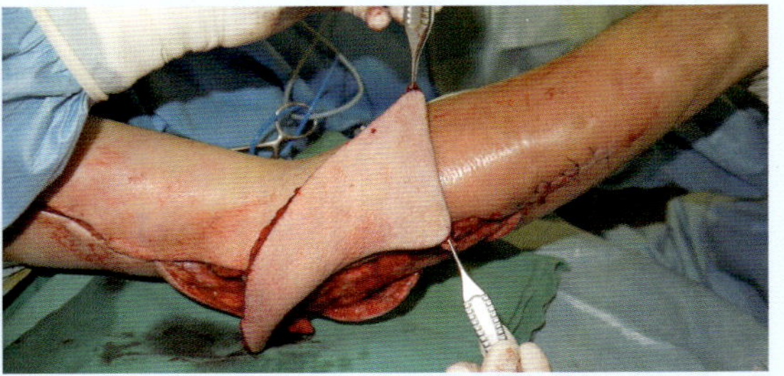

穿通枝を軸にして時計回りに約 180° 回転

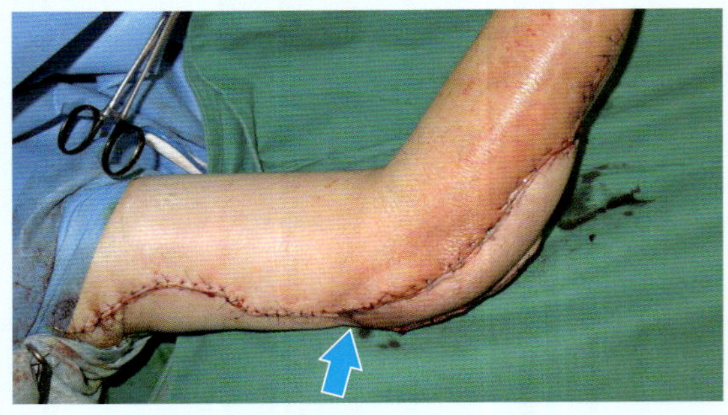

皮弁採取部を縫合する際に最も緊張がかかる場所

❻ 皮弁は穿通枝を軸にして時計回り（または反時計回り）に回転して欠損に移動する。回転後に静脈還流障害ないか確認し，うっ血傾向を認めた場合は，皮弁茎部のねじれ（特に穿通枝の伴走静脈の血流途絶）がないか確認する。

皮弁採取部は可能であれば一期的に単純縫縮する。➡部分が最も緊張がかかるので，緊張が強すぎる場合は無理に縫縮せずに植皮を追加する。2〜3cm 未満の小欠損であれば人工真皮を貼付して二次治癒させてもよい。

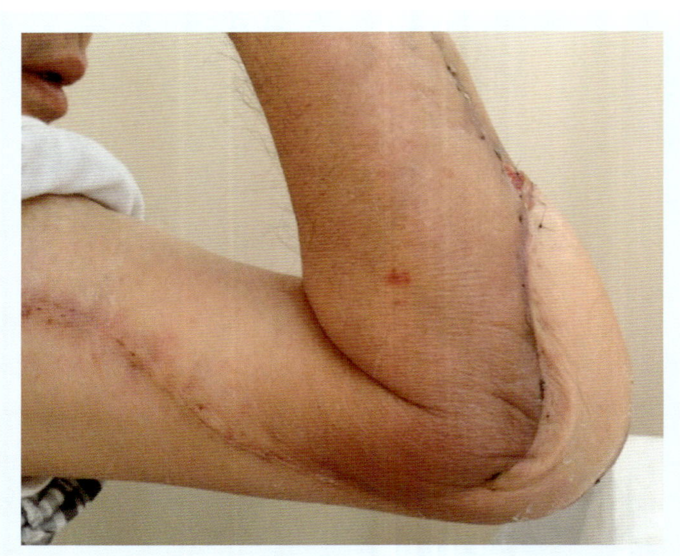

❼ 術後に特別な薬剤投与はしていない。関節周囲の手術では，皮弁に張力がかからない肢位でシーネ外固定をする。四肢の手術では皮弁の静脈還流を促すために患肢挙上を徹底する。

Contour が良好に再建されており，肘の関節可動域（屈曲）も良好である。

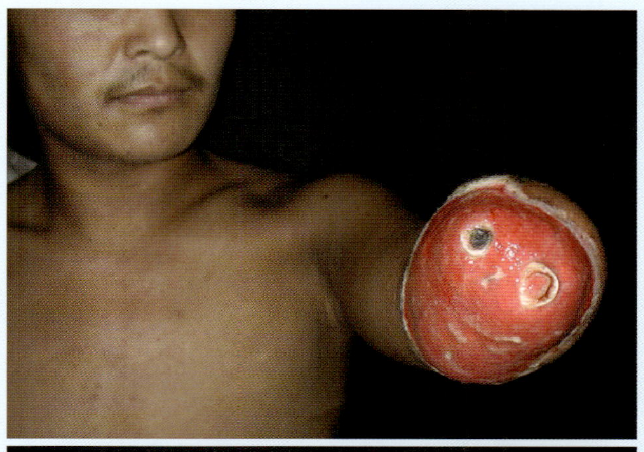

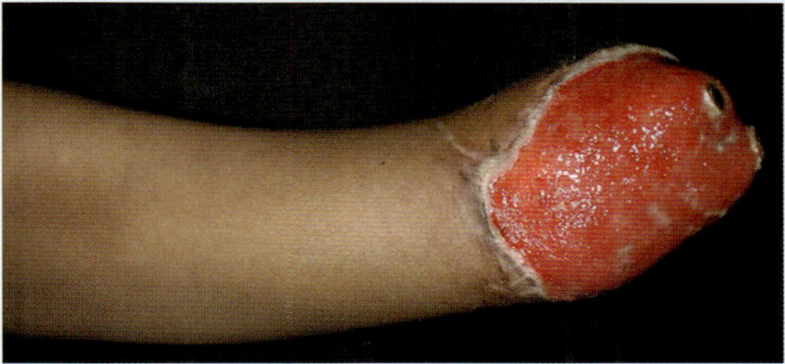

(Dr. Musa Mateev より症例提供)

❶ 左前腕切断症例。肘内側から前腕近位切断端部の皮膚軟部組織欠損を認める。

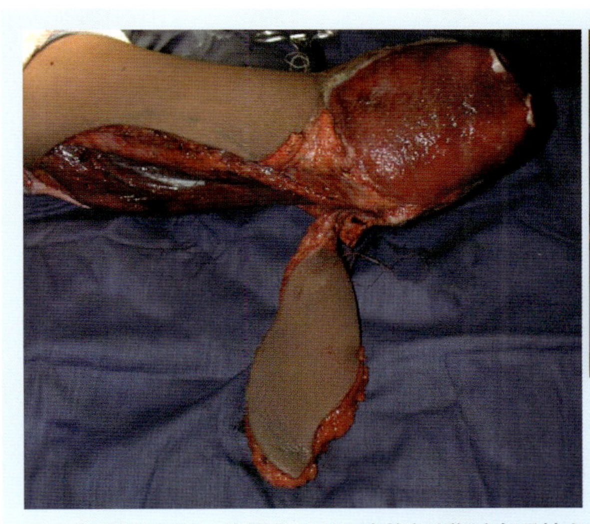

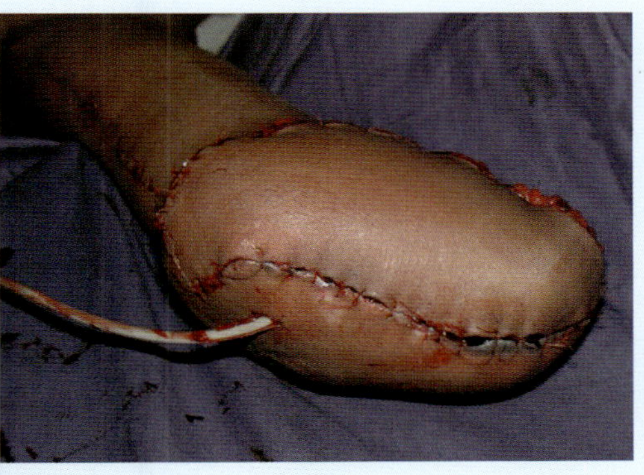

❷ 肘関節内側に位置する下尺側側副動脈穿通枝を茎として上腕内側に作図した皮弁を挙上し，その皮弁を180°回転することで欠損を被覆した。

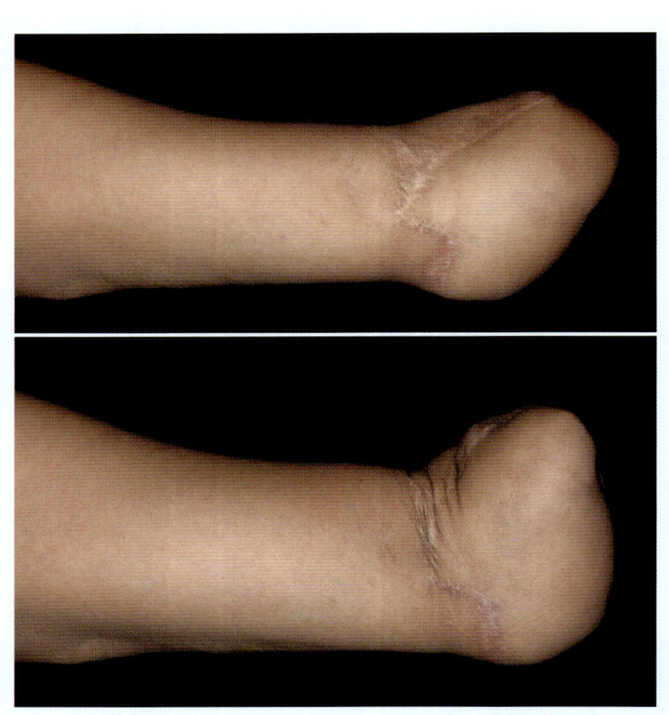

❸ 術後 6 カ月の状態
肘関節機能は温存されている。

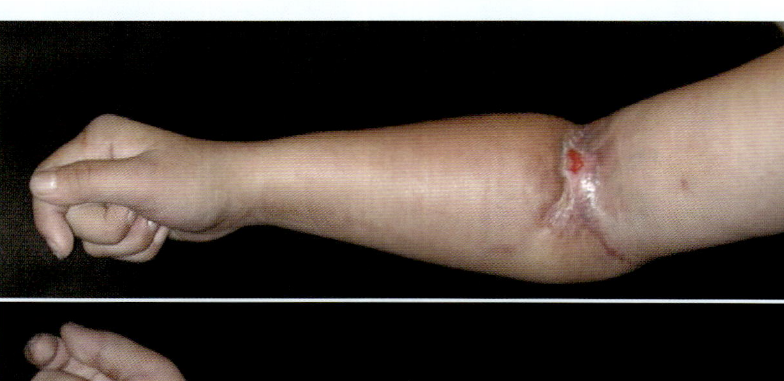

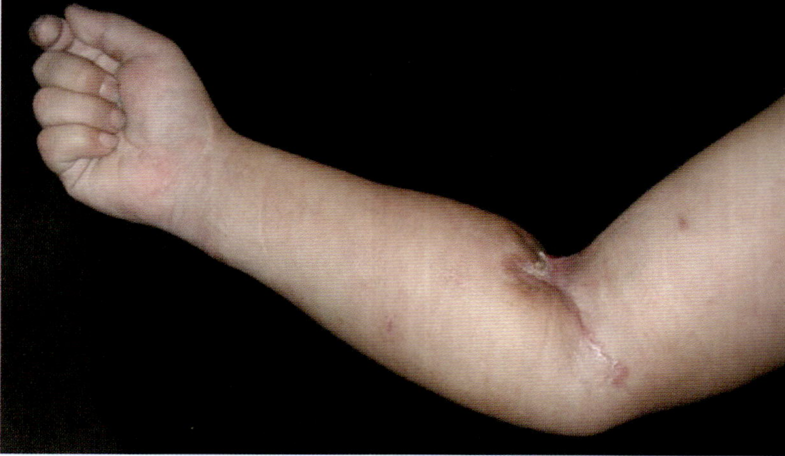

❶ 肘内側から肘窩にかけて瘢痕拘縮と難治性潰瘍を認める。

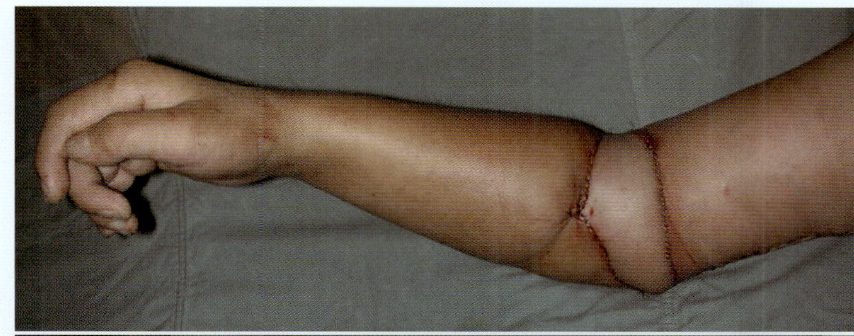

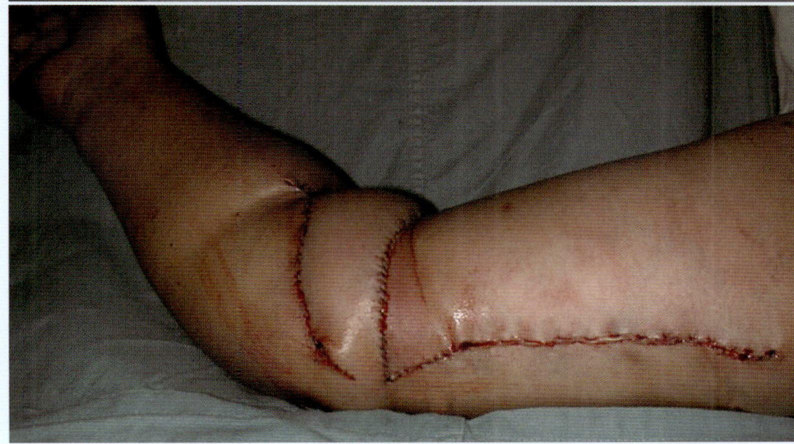

❷ 下尺側側副動脈穿通枝皮弁を横転皮弁の要領で90°回転して欠損部に移動することで再建を行った。

この症例は1cmほど皮膚茎を残しているので厳密には穿通枝プロペラ皮弁ではない。皮膚茎をわずかに残すことで，術直後の皮弁うっ血を予防することができ，将来的に皮膚茎が伸びるため瘢痕拘縮の治療にも役立つ。

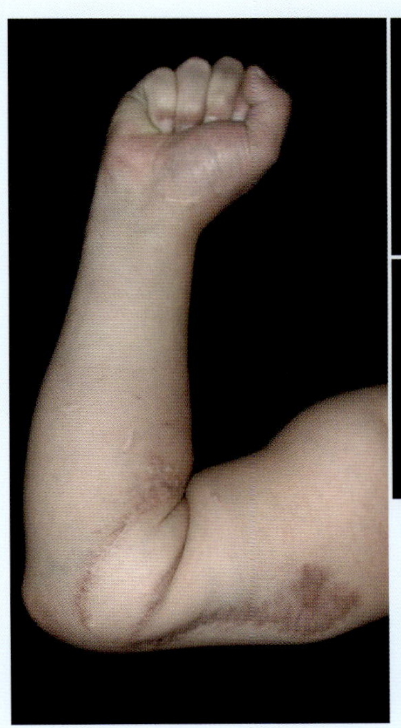

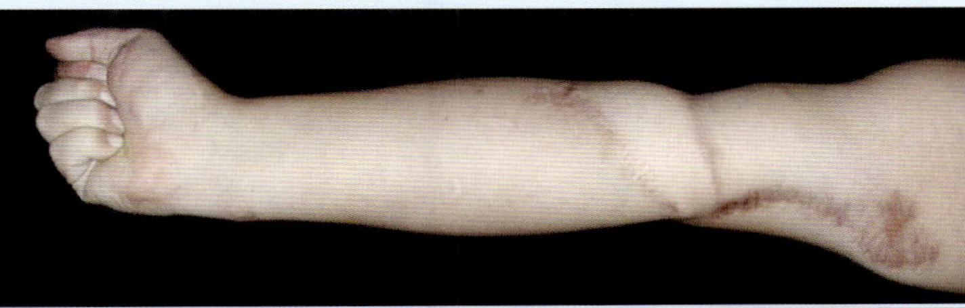

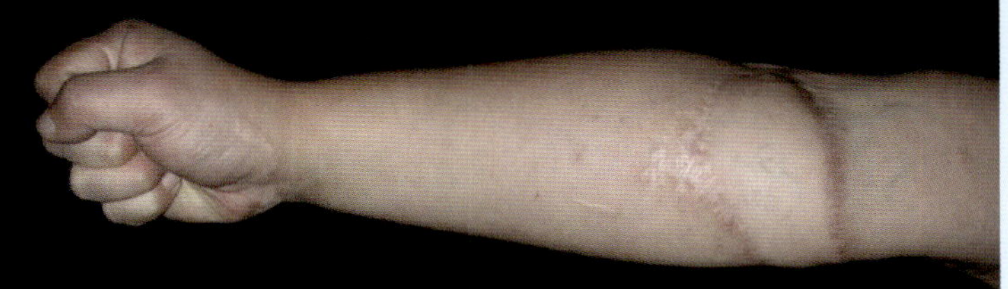

❸ 術後12カ月の状態
肘関節は完全に伸展することが可能となった。

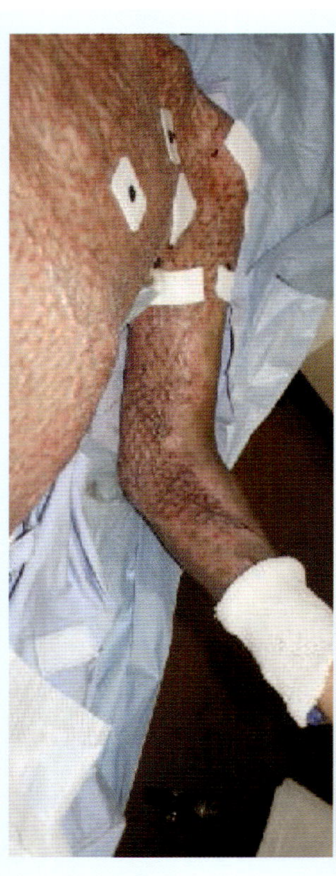

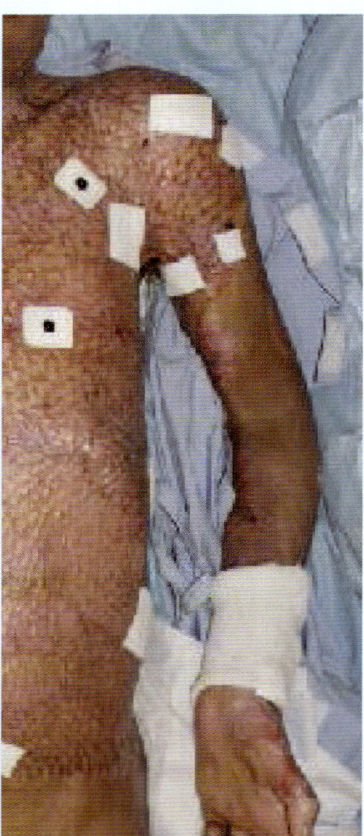

❶　左肘関節内側の熱傷瘢痕拘縮（メッシュ分層植皮後）の症例。

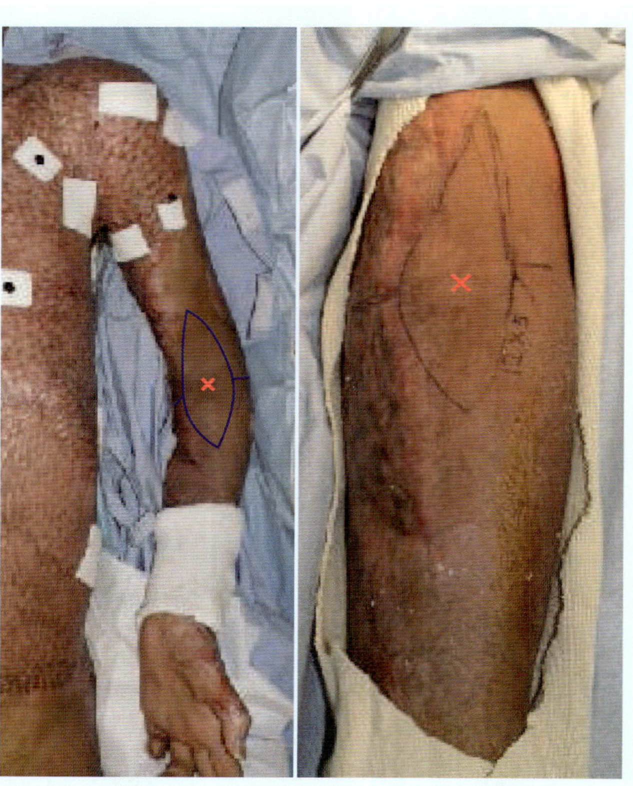

❷　左肘窩に下肘動脈穿通枝プロペラ皮弁を作図し，その皮弁を90°回転することで瘢痕拘縮ラインを分断した。

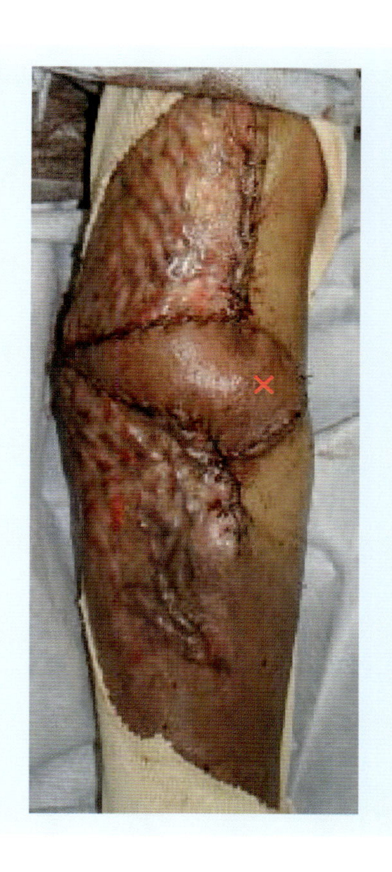

❸ 術直後の状態

皮弁の栄養血管周囲の剥離は，完全な血管茎とはせず，皮弁が 90° 回転するのに十分な剥離が完了した時点で終了とした。

3

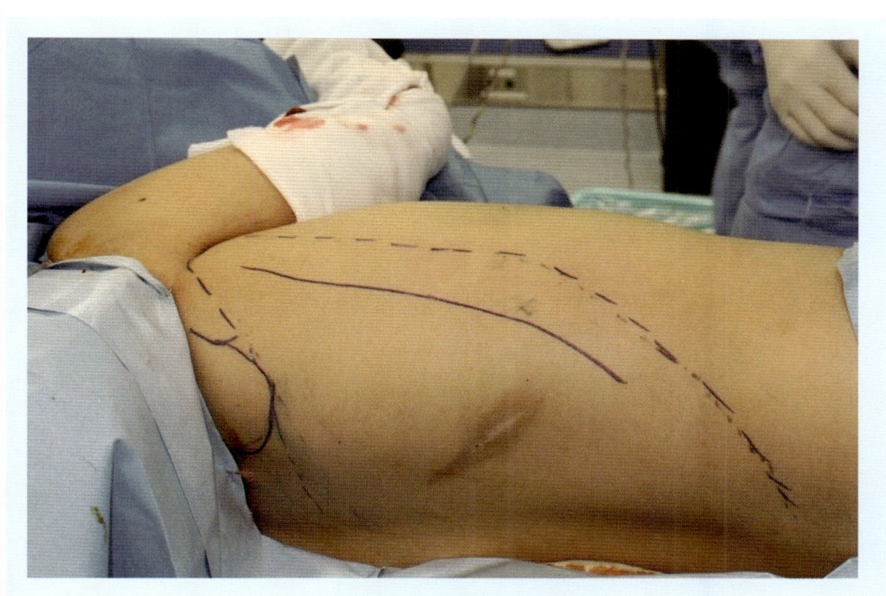

❶ 肘関節の亜全周性の皮膚軟部組織欠損の症例

有茎広背筋弁による再建を計画した。側臥位で手術を行っている。

1

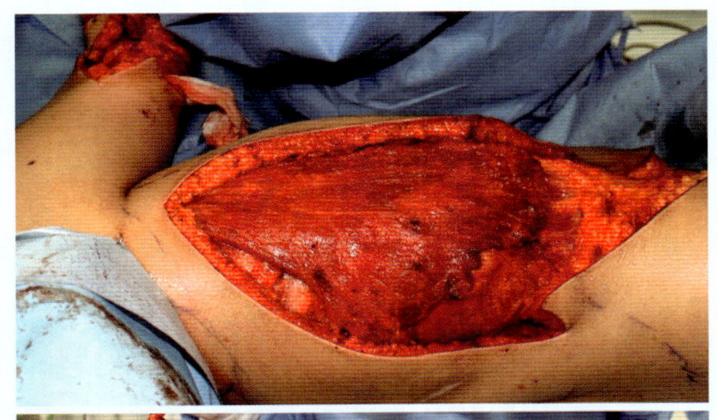

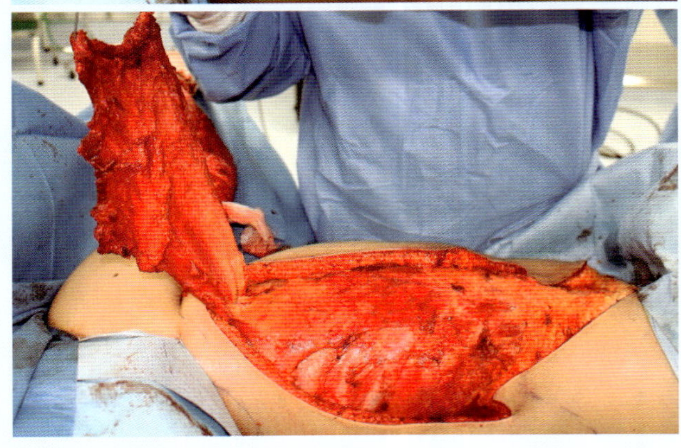

❷ 血流の豊富な巨大な筋弁を挙上可能である。筋体の近位部は切断して神経血管茎のみの完全な島状筋弁とする。島状筋弁にしてから電気メスを使用すると血管内膜損傷を起こすので注意を要する。

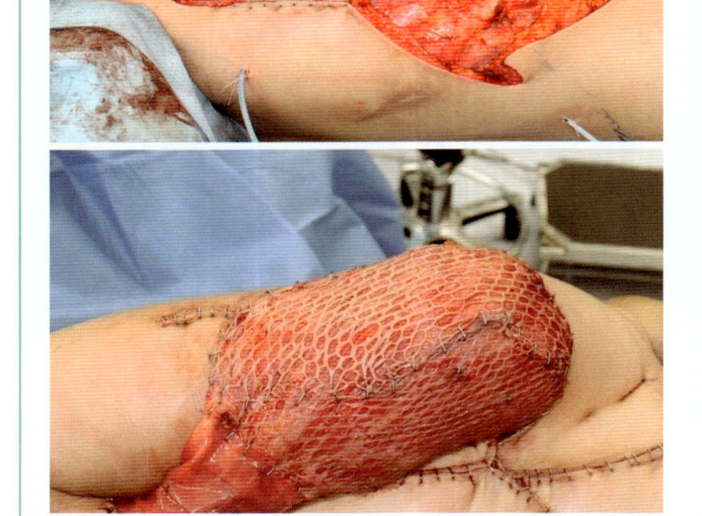

❸ 上腕内側の皮下トンネルを通して肘周囲の再建に用いることが多い。筋弁は分層メッシュ植皮で被覆した（本症例は前腕にも全周性の皮膚欠損があり，腹部遠隔皮弁で被覆している）。

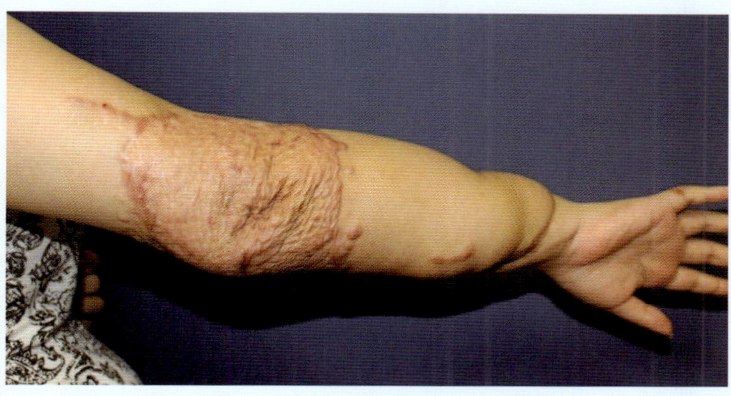

❹ 術後６カ月

薄い皮弁による再建と比較すると整容面では劣るが，肘関節の亜全周〜全周に及ぶ欠損の再建においては第１選択になり得る皮弁である。

【参考文献】

1) Hyakusoku H, et al: The perforator pedicled propeller (PPP) flap method: Report of two cases. J Nihon Med Sch 74: 367–371, 2007
2) Ono S, et al: Application of multidetector-row computed tomography in propeller flap planning. Plast Reconstr Surg 127: 703–711, 2011
3) Ono S, et al: Clinical applications of perforator based propeller flaps in upper limb soft tissue reconstruction. J Hand Surg Am 36: 853–863, 2011
4) Stevanovic M, et al: Soft-tissue coverage of the elbow. Plast Reconstr Surg 132: 387e–402e, 2013
5) Aslan G, et al: The propeller flap for postburn elbow contractures. Burns 32: 112–115, 2006
6) Salgarello M, et al: The effect of twisting on microanastomotic patency of arteries and veins in a rat model. Ann Plast Surg 47: 643–646, 2001
7) Izquierdo R, et al: The effect of twist on microvascular anastomotic patency and angiographic luminal dimensions. J Surg Res 78: 60–63, 1998
8) Demirseren ME, et al: Island rat groin flaps with twisted pedicles. Plast Reconstr Surg 114: 1190–1194, 2004
9) Demir A, et al: The effect of twisting on perforator flap viability: An experimental study in rats. Ann Plast Surg 56: 186–189, 2006
10) Chang SM, et al: The development of the distally based radial forearm flap in hand reconstruction with preservation of the radial artery. Plast Reconstr Surg 106: 955–957, 2000
11) Safak T, et al: Free transfer of the radial forearm flap with preservation of the radial artery. Ann Plast Surg 45: 97–99, 2000
12) Chang SM, et al: Distally based radial forearm flap with preservation of the radial artery: Anatomic, experimental, and clinical studies. Microsurgery 23: 328–337, 2003
13) Ho AM, et al: Radial artery perforator flap. J Hand Surg 35A: 308–311, 2010
14) Bertelli JA, et al: The neurocutaneous flap based on the dorsal branches of the ulnar artery and nerve: A new flap for extensive reconstruction of the hand. Plast Reconstr Surg 101: 1537–1543, 1998
15) Karacalar A, et al: Use of a subcutaneous pedicle ulnar flap to cover skin defects around the wrist. J Hand Surg 23A: 551–555, 1998
16) Holevich-Madjarova E, et al: Island flap supplied by the dorsal branch of the ulnar artery. Plast Reconstr Surg 87: 562–566, 1991
17) Masquelet AC, et al: Anatomical basis of the posterior brachial skin flap. Anat Clin 7: 155–160, 1985
18) Murakami M, et al: Reconstruction of elbow region defects using radial collateral artery perforator (RCAP) -based propeller flaps. J Plast Reconstr Aesthet Surg 65: 1418–1421, 2012
19) Hyakusoku H, et al: The square flap method. Br J Plast Surg 40: 40–46, 1987
20) Ono S, et al: Imaging studies for preoperative planning of perforator flaps: An overview. Clin Plast Surg 2016; 44, in press.

8

前腕から肘外側

根本　充

基本的な考え方

肘周囲に皮膚軟部組織欠損が生じると骨や関節，神経が露出し，速やかに血流の豊富な組織で被覆しないと感染や拘縮の危険に曝されることになる。

肘の皮膚軟部組織再建は関節可動部であり，丈夫でしなやかな組織での再建が望ましい。しかし，肘周囲からの皮弁採取には限界があり，欠損の原因，大きさ，再建すべき組織を勘案して局所皮弁，区域皮弁，遠隔皮弁，遊離皮弁のなかから適切な皮弁を選択する。

肘周囲の筋膜や筋を含めた筋膜皮弁や筋皮弁は皮弁の血流が安定しており，丈夫でしなやかな組織という点からも有用である。穿通枝皮弁は主たる血管を犠牲することなく，島状皮弁として回転，前進させることによって皮弁の移動距離を確保することができる優れた皮弁であるが，デザインや手術操作に経験を要する。

解剖

前腕から肘外側の再建に用いる局所皮弁や区域皮弁に関与する動脈のうち，肘関節より近位橈側では上腕動脈から分かれた上腕深動脈から分岐する橈側側副動脈や中側副動脈があり，橈骨動脈から分岐する橈側反回動脈と吻合する。上腕尺側では正中神経，尺骨神経とともに走行する上腕動脈から上尺側側副動脈が分岐し，さらに正中神経とともに走行する上腕動脈から下尺側側副動脈が上腕筋の前面で分岐する。これらの尺側側副動脈は尺骨動脈から分岐する尺側反回動脈と吻合する。

肘関節より遠位では橈骨動脈から橈側反回動脈が分岐し，橈側反回動脈は上腕二頭筋の前面を通る。橈骨動脈は円回内筋の前面を通り，橈骨神経浅枝とともに末梢側へ走行する。尺骨動脈は尺側反回動脈と総骨間動脈に分岐する。尺側反回動脈は前枝と後枝に分かれ，前尺側反回動脈は円回内筋上腕骨頭と浅指屈筋上腕尺骨頭の間を通り，下尺側側副動脈と吻合する。後尺側反回動脈は尺側手根屈筋を通り，尺側中枢背側へ向かい上尺側側副動脈と吻合する。総骨間動脈は長母指屈筋と深指屈筋の間を走行し，前骨間動脈と後骨間動脈に分かれる。さらに後骨間動脈は浅層伸筋群と深層伸筋群の間を通って反回骨間動脈を分岐する。

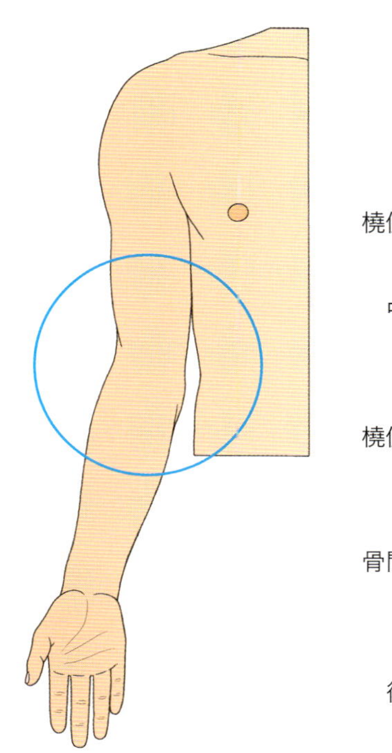

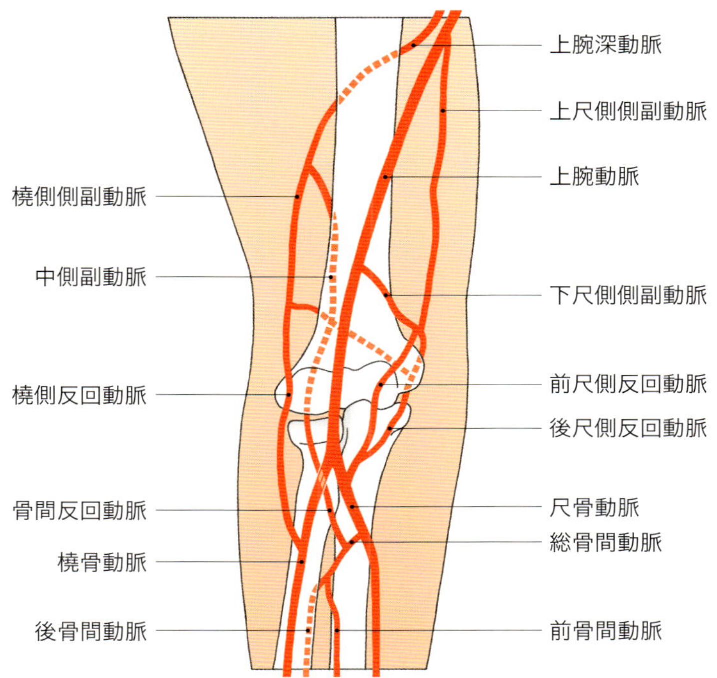

右上腕、肘、前腕を正面から見た図

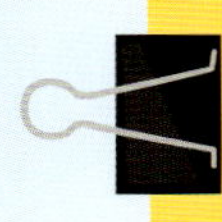

選択できる治療法・皮弁とその特徴

1 乱走型（random pattern）による局所皮弁

➡p148 ➡p150

色調・質感に優れており，移動する方向により細分化されている。回転軸（pivot point）を中心にして移動する皮弁として回転皮弁（rotation flap），転位皮弁（transposition flap），はめこみ皮弁（interpolation flap）があり，皮弁を伸展させて移動する皮弁として前進皮弁（advancement flap）がある。

2 橈側反回動脈皮弁（radial recurrent artery flap）

橈骨動脈から分岐した橈側反回動脈を栄養動脈とする皮弁であり，Maruyama ら[1]や Culbertson ら[2]によって報告された。橈側反回動脈は上腕二頭筋を横切るようにして腕橈骨筋と上腕筋の間を中枢側へ走行し，橈側側副動脈と吻合する。皮弁は腕橈骨筋，上腕二頭筋の筋膜を含めるように挙上し，橈側側副動脈は結紮処理する。皮弁の幅が 6cm までならば縫縮可能である[3)4)]。

3 尺側反回動脈皮弁（ulnar recurrent artery flap）

尺骨動脈から分岐した尺側反回動脈を栄養動脈とする皮弁である[5)6)]。尺骨反回動脈は前枝と後枝に分かれており，前尺側反回動脈は上腕骨内側上顆前面を中枢側へ走行し，下尺側側副動脈と吻合する。皮弁は上腕筋と上腕三頭筋の筋膜を含めるようにして下尺側側副動脈を結紮処理する。大きい皮弁が必要な場合には後尺骨反回動脈と上尺側側副動脈を含めるように皮弁を挙上する。

4 穿通枝皮弁（ perforator flap）

➡p154 ➡p156

穿通枝皮弁は皮弁移動の自由度が高く，皮弁の厚さ調整が容易であり肘周囲の再建に用いる皮弁として有用性が高い[7)~9)]。穿通枝が筋間中隔を通っていれば皮弁の挙上は容易であるが，筋肉を穿通していることが多いので剥離操作を含む皮弁の挙上には経験を要する。

5 肘筋弁（anconeus muscle flap）

肘筋は尺側反回動脈，反回骨間動脈，橈側反回動脈からの分枝により栄養されている[10)]。筋肉を採取することによる障害はほとんどなく，肘頭から外側にかけての小欠損に適応する。

6 腕橈骨筋（皮）弁
（brachioradialis musculocutaneous flap）

腕橈骨筋は橈側反回動脈からの分枝によって栄養されており，深層には橈骨神経が走行している[11)]。肘関節外側の前面から後面にかけての被覆に適している[12)13)]。筋弁として用いる場合には植皮が必要である。

7 尺側手根屈筋（皮）弁
（flexor carpi ulnaris musculocutaneous flap）

尺側反回動脈からの分枝により栄養されている。尺側手根屈筋は上腕頭と尺骨頭の２筋頭から構成されており，この間を尺骨神経が走行しているので剥離操作の際には注意が必要である。肘関節の前面から内側，後面にかけての中程度の欠損に被覆に適している[14)15)]。

❽ 長橈側手根伸筋（皮）弁
（extensor carpi radialis longus musculocutaneous flap）

長橈側手根屈筋は橈側反回動脈からの分枝によって栄養されている。腕橈骨筋，短橈側手根伸筋に囲まれており，近位では境界が明瞭でないことがある。腕橈骨筋（皮）弁が使えない場合に適応となる[16)17)]。

❾ 橈側前腕皮弁（radial forearm flap）

橈骨動脈を栄養血管とする血流の安定した皮弁である[18)]。長い血管柄を確保できるので肘関節周囲中程度欠損の被覆には理想的な皮弁[19)]だが，主要血管を犠牲にすることになるので適応には熟慮が必要である。

❿ 尺側前腕皮弁（ulnar forearm flap）

尺骨動脈を栄養血管とする皮弁である。尺骨動脈には尺骨神経が伴走していることや主要血管の１つである尺骨動脈を犠牲にすることになる[20)21)]ので慎重な適応が求められる。

⓫ 遠隔皮弁（distant flap）

一期的再建では広背筋皮弁が有用である[22)23)]。局所皮弁や区域皮弁での再建が困難であり，有茎の広背筋皮弁が適応できない場合や遊離皮弁移植に適した吻合血管が存在しない場合には二期的再建を行う。二期的再建では腹部皮弁を挙上することになる。二期的再建は固定期間が長くなるので肩関節や肘関節の拘縮に注意が必要である。

⓬ 遊離皮弁（free flap）

再建に必要な組織，欠損の大きさ，採取部の犠牲を勘案して皮弁を選択する。機能的な筋移植を目的にするならば，薄筋皮弁，広背筋などを含む皮弁を挙上し，皮膚軟部組織のみの再建であれば，前外側大腿皮弁や鼠径皮弁を選択する。

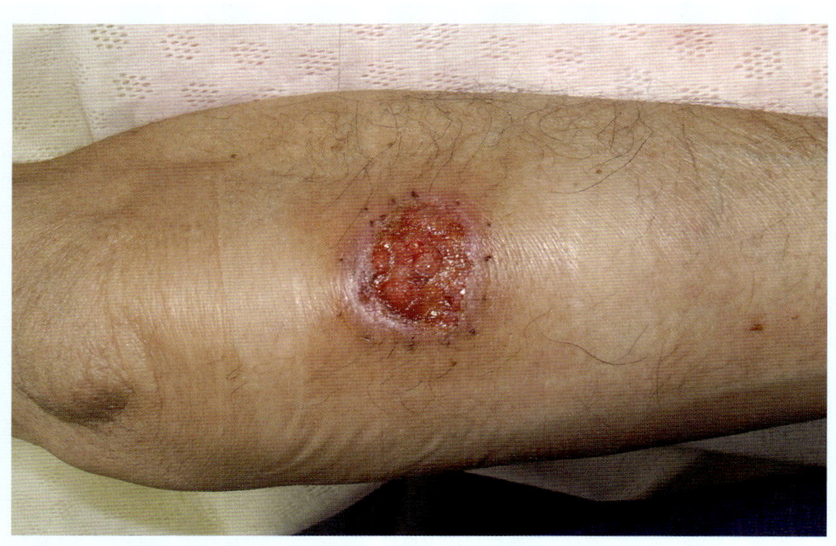

❶ 腫瘍切除後の前腕近位皮膚欠損
（大きさ 32 × 27mm）

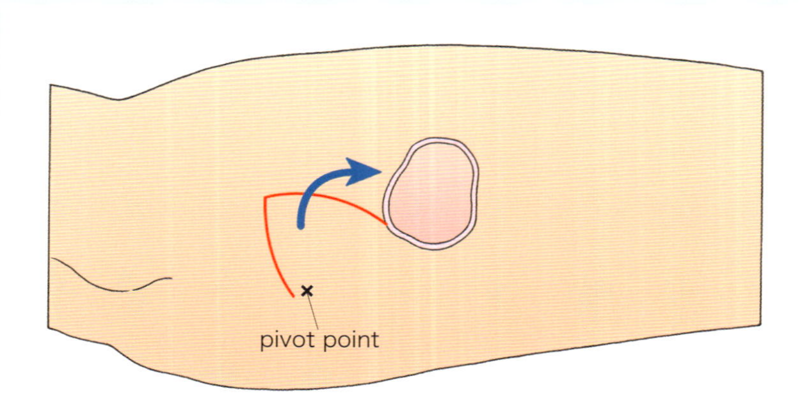

❷ デザイン
転位（横転）皮弁は側方からの皮弁を横転させて欠損部を被覆する。皮弁が欠損部遠位まで十分に届くように皮弁の長軸を長めにした。

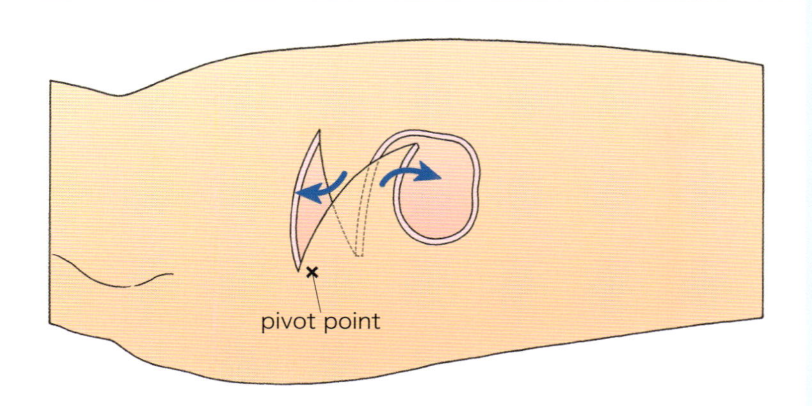

❸ 皮弁内の血流を安定させるために筋膜を含めた筋膜皮弁として挙上し，2つの皮弁を入れ替えるように側方から横転させて欠損部を被覆した。皮弁に筋膜を含めることで皮弁の移動距離が制限される場合には，筋膜下の剥離を十分に行うことで移動距離を確保する。

3

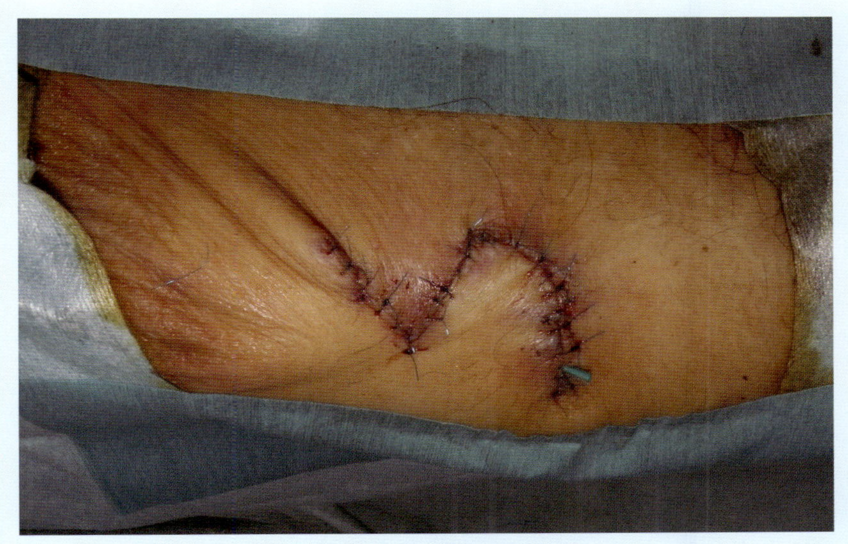

❹ 皮弁下にはドレーンを留置して手術を終了した。

4

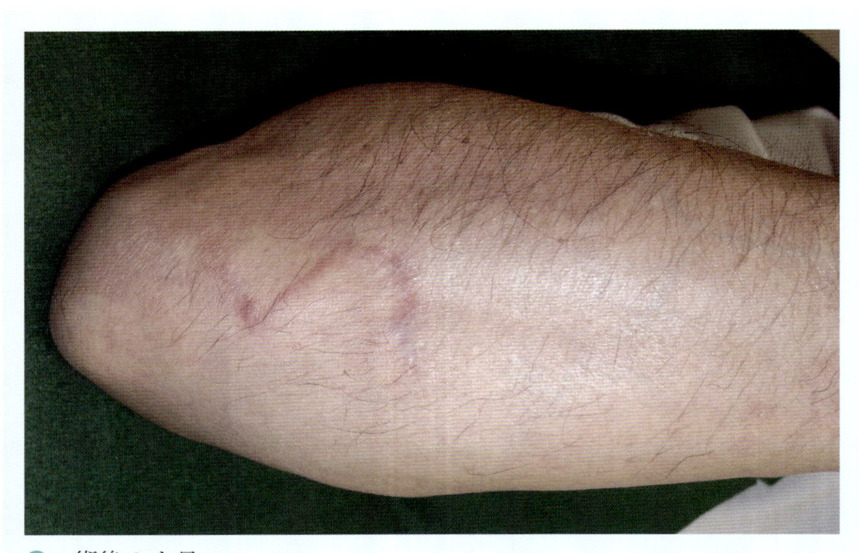

❺ 術後６カ月

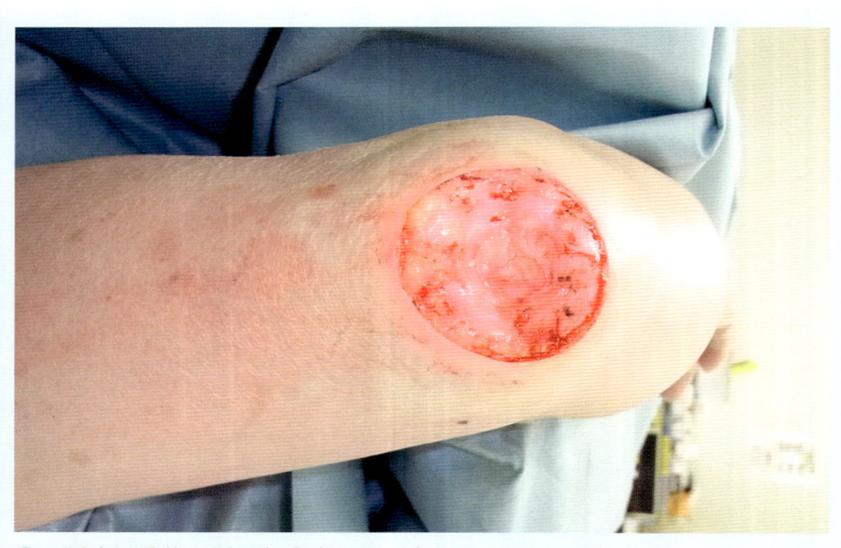

❶ 腫瘍切除後の肘頭部皮膚欠損（大きさ 39 × 40mm）

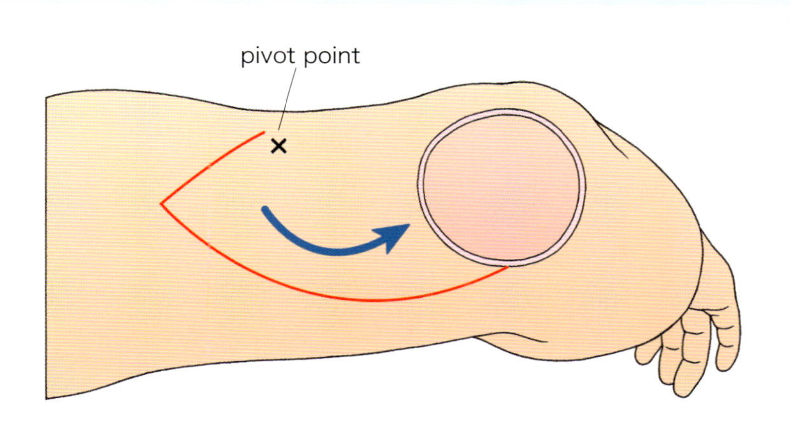

❷ デザイン

回転皮弁は欠損部に対して大きくデザインし，回転させるように移動させて欠損部を被覆するようにした。

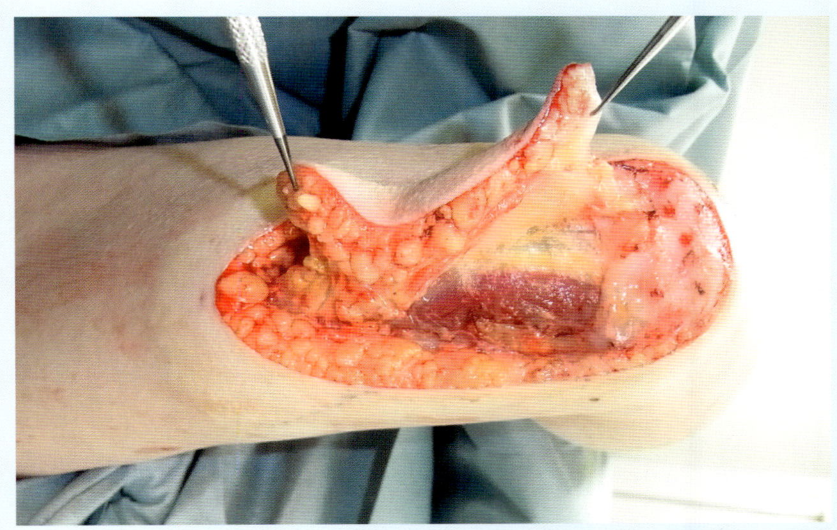

❸ 安定した血流と丈夫な組織で肘頭部を被覆するために筋膜を含めた筋膜皮弁として挙上した。

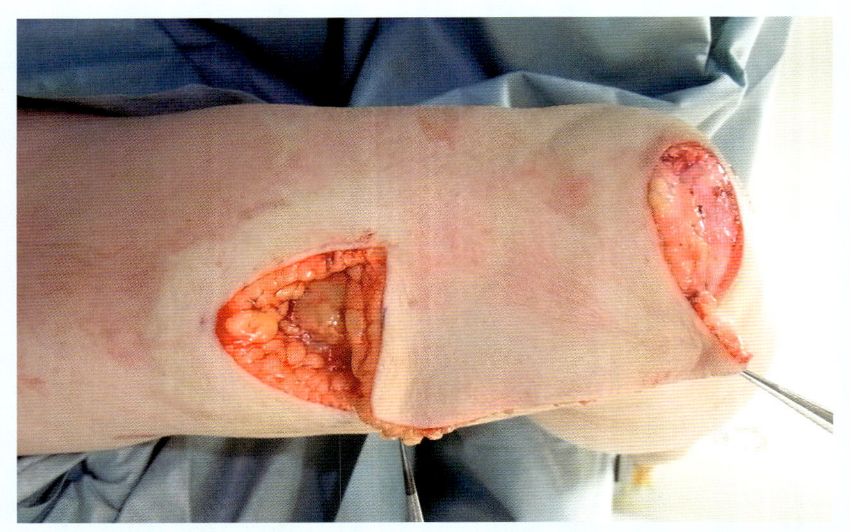

❹ 挙上した筋膜皮弁を回転，移動させて，欠損部を被覆した。皮弁の回転，移動距離が不足する場合には筋膜下の剥離を十分に行う。

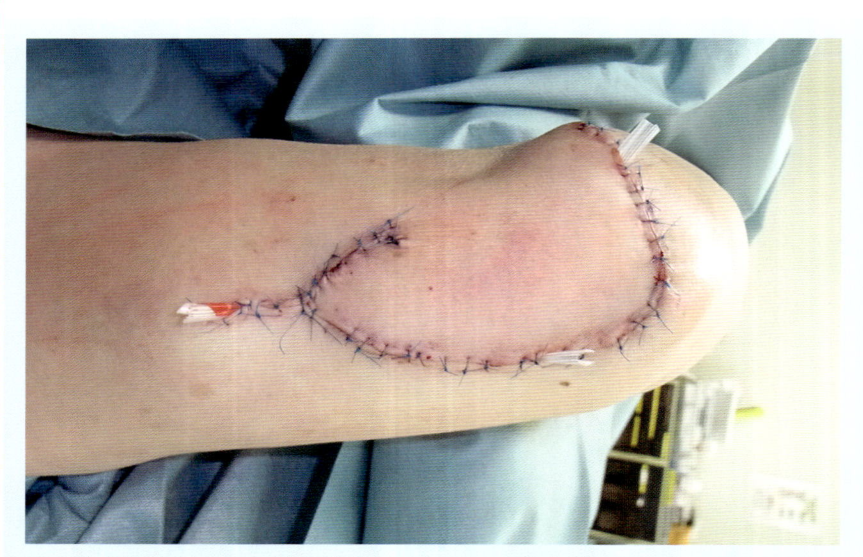

❺ 皮弁採取部は V-Y 法で縫合し，ドレーンを留置して閉創した。

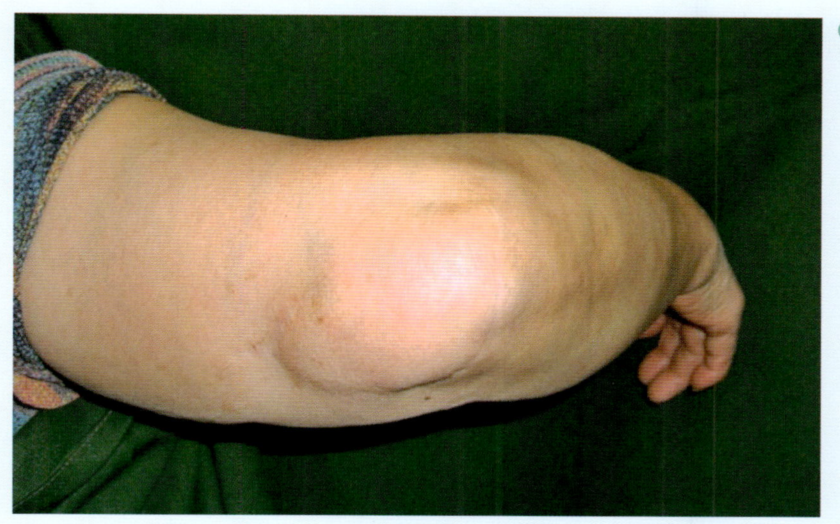

❻ 術後 1 年 6 カ月
瘢痕は目立たず，肘関節の可動域制限も認めない。

Pitfallと解決法

前腕から肘外側にかけての皮膚軟部組織欠損を局所皮弁で再建する上で注意すべき点は，肘関節の肢位によって欠損の大きさや再建した皮弁にかかる緊張が変わってくることである。肘関節の肢位に影響されない皮膚軟部組織欠損であれば，乱走型（random pattern）による局所皮弁での再建が可能である。しかし，肘関節の肢位により欠損の大きさや緊張具合が変化するようであれば，過不足なく肘関節可動域が得られる大きさの動脈皮弁や穿通枝皮弁を選択すべきである。ただし，皮弁採取部が縫縮できないほどの皮弁が必要であれば，遠隔皮弁や遊離皮弁での再建を考慮する。

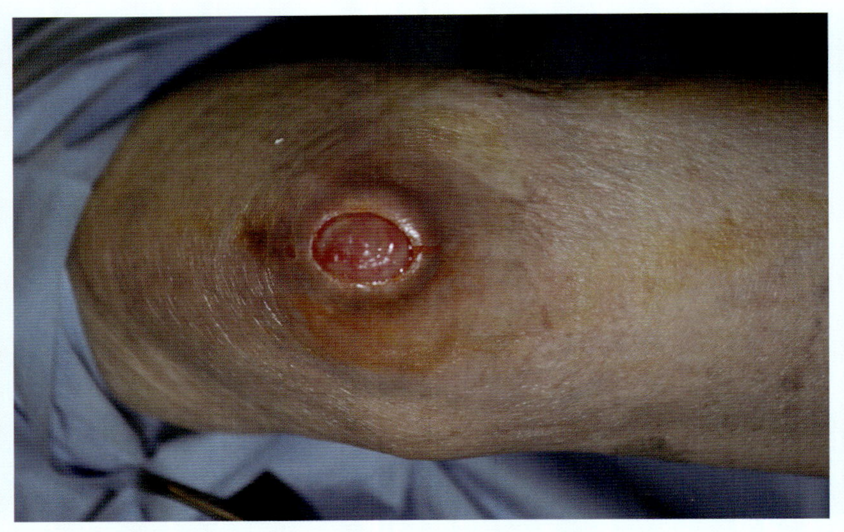

❶ 滑液胞炎後の肘頭部皮膚潰瘍
（大きさ 15 × 25mm）

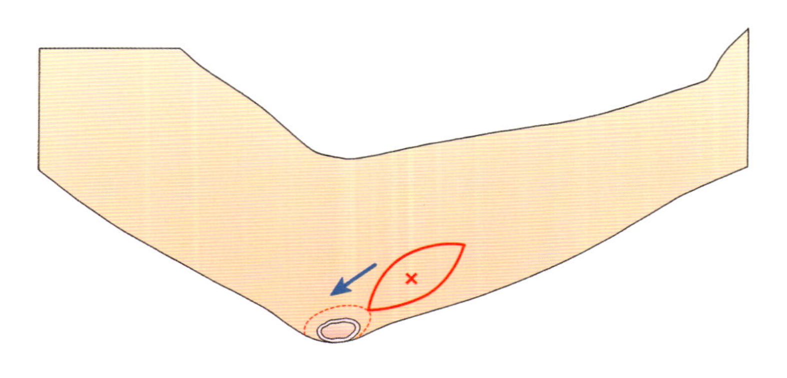

❷ デザイン

超音波装置やドップラー血流計を用いて，あらかじめ橈側反回動脈の走行と穿通枝を確認した。デブリードマン後に生じた皮膚欠損（大きさ 25 × 35mm）に対して，穿通枝が皮弁（大きさ 25 × 60mm）の中央に位置するようにデザインした。

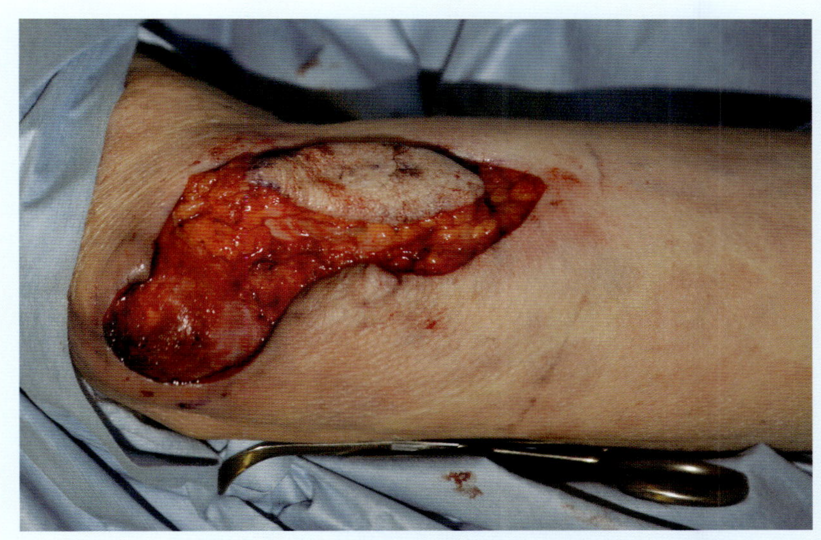

❸ 穿通枝は筋層を穿通していることも多く，穿通枝周囲の筋組織や筋膜を含めることで安定した血流が確保できるように皮弁を挙上した。

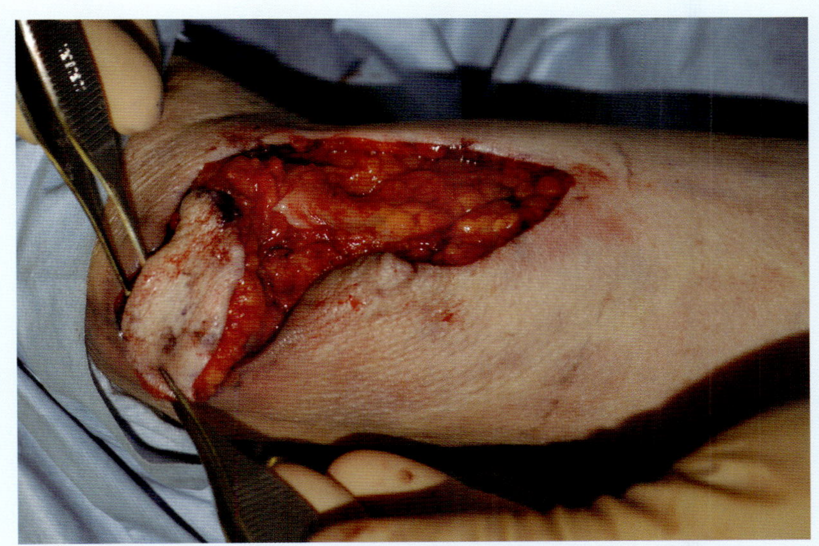

❹ 皮弁を無理に縫合すると穿通枝の血流を障害するので，皮弁が欠損部遠位まで緊張なく移動できるように皮弁茎部である橈側反回動脈方向へ穿通枝の剥離を進め，皮弁を移動させた。

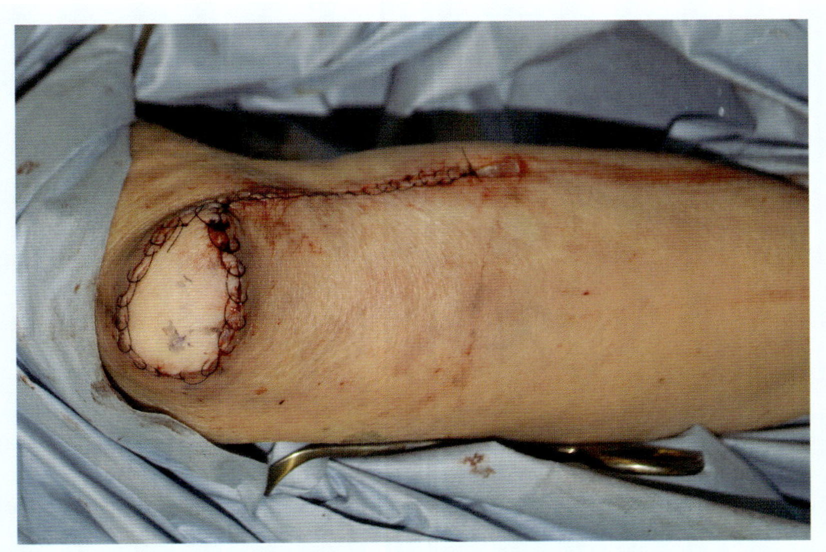

❺ 皮弁を緊張なく移動させ，縫合した。皮弁採取部にはドレーンを留置して手術を終了した。

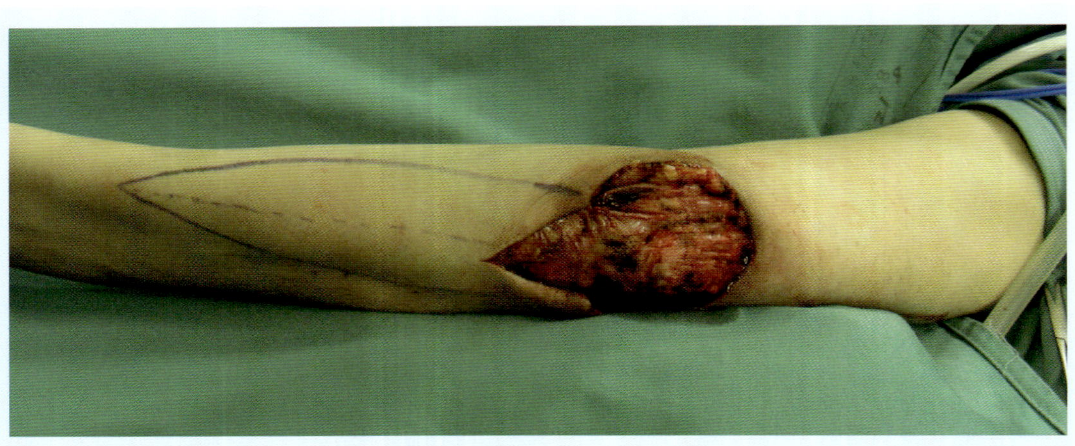

❶ 肘潰瘍デブリードマン後の皮膚欠損
（大きさ 65 × 100mm）

前腕尺側からの穿通枝皮弁による V-Y 前進皮弁を計画したが，前腕からの皮弁のみでは肘関節屈曲時に可動域制限が生じるため，上腕内側からも皮弁を挙上することにした。

（吉竹俊裕ほか：皮膚筋炎に合併した肘部難治性皮膚潰瘍の 1 例.
形成外科 55：1375-1379, 2012 より引用）

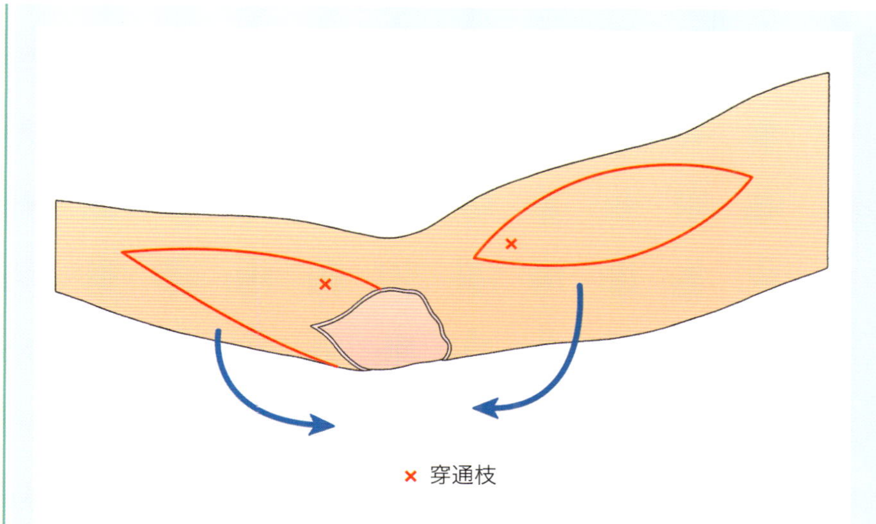

❷ デザイン

前腕で尺骨動脈および尺側反回動脈からの穿通枝を確認した。上腕では上腕動脈から分岐する尺側側副動脈および尺側反回動脈の走行とこれらの動脈から分岐する穿通枝を確認しておいた。皮弁の回転，移動方向から回転軸（pivot point）に含める穿通枝を選択し，皮弁のデザインを行った。

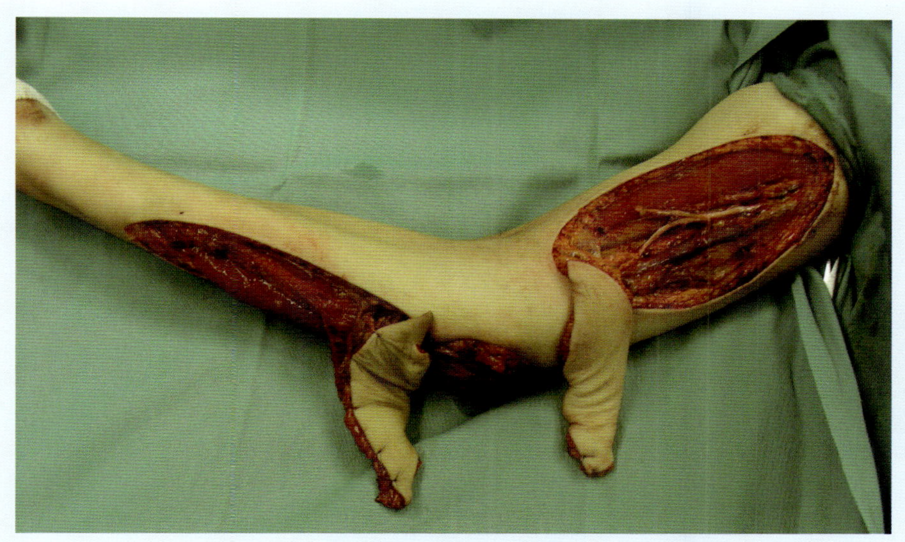

❸ 前腕から尺骨動脈の穿通枝を含めた大きさ 40 × 170mm の皮弁を挙上し，上腕からは尺側反回動脈と上腕動脈からの穿通枝を含めた大きさ 50 × 170mm の皮弁を挙上した。2 つの皮弁ともに約 180°回転させて，穿通枝にねじれによる血流障害がないことを確認した。

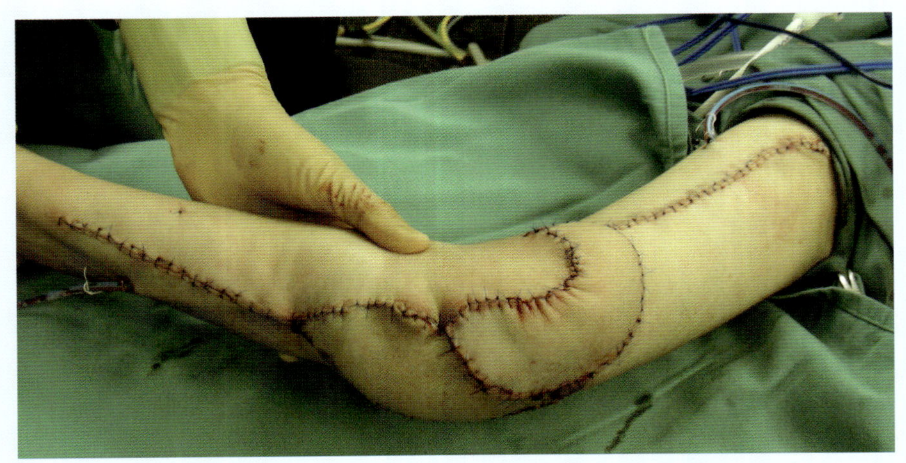

❹ 前腕からの穿通枝皮弁で肘外側を被覆し，上腕からの穿通枝皮弁で肘尺側の皮膚欠損を被覆した。皮弁採取部は植皮を必要とせず，持続吸引ドレーンを留置して縫縮した。

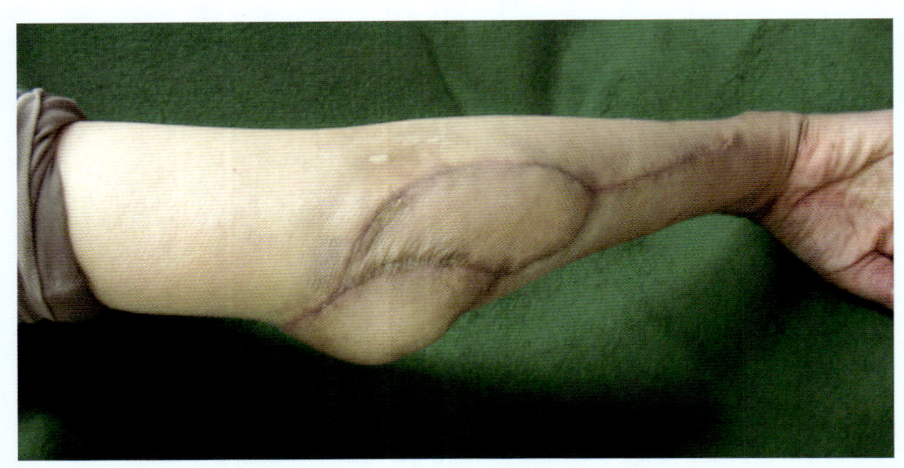

❺ 術後６カ月

右肘後面は丈夫でしなやかな組織で再建されており，皮膚潰瘍の再発は認めていない。また，肘関節可動域制限も生じていない。

Pitfallと解決法

穿通枝皮弁は被覆範囲に関して比較的自由度の高い皮弁である。画像診断技術の発達により穿通枝の詳細な走行を確認できるようになったが，皮弁に含めるべき穿通枝の選択を誤ると予定していた範囲を被覆できないことがある。皮弁に含める穿通枝の本数と回転軸（pivot point）の位置を術前から十分に検討しておくことが重要である。

【参考文献】

1) Maruyama Y, et al: The radial recurrent fasciocutaneous flap: Reverse upper arm flap. Br J Plast Surg 39: 458-461, 1986
2) Culbertson JH, et al: The reverse lateral arm flap for elbow coverage. Ann Plast Surg 18: 62-68, 1987
3) Lai CS, et al: The adipofascial turnover flap for elbow coverage. Ann Plast Surg 29: 496-507, 1992
4) Coessens B, et al: Clinical experience with the reverse lateral arm flap in soft tissue coverage of the elbow. Plast Reconstr Surg 92: 1133-1136, 1993
5) Maruyama Y, et al: The ulnar recurrent fasciocutaneous flap: Reverse medial flap. Plast Reconstr Surg 79: 381-387, 1987
6) Hayashi A, et al: Ulnar recurrent adipofascial flap for reconstruction of massive defects around the elbow and forearm. Br J Plast Surg 57: 632-637, 2004
7) El-Khatib HA, et al: Use of an adipofascial flap based on the proximal perforators of the ulnar artery to correct contracture of elbow burn scars: An anatomic and clinical approach. Plast Reconstr Surg 109: 130-136, 2002
8) Frost-Arner L, et al: Local perforator flap for reconstruction of deep tissue defects in the elbow area. Ann Plast Surg 50: 491-497, 2003
9) Camuzard O, et al: Inferior cubital artery perforator flap for soft-tissue coverage of the elbow. J Bone Joint Surg Am 98: 457-465, 2016
10) Schmidt CC, et al: The anconeus muscle flap: Its anatomy and clinical application. J Hand Surg Am 24: 359-369, 1999
11) Sanger J, et al: The brachioradialis forearm flap: Anatomy and clinical application. Plast Reconstr Surg 94: 667-674, 1994
12) Rohrich R, et al: Brachioradialis muscle flap: Clinical anatomy and use in soft-tissue reconstruction of the elbow. Ann Plast Surg 35: 70-76, 1995
13) Lalikos JF, et al: Brachioradialis musculocutaneous flap closure of the elbow utilizing a distal skin island. Ann Plast Surg 39: 201-204, 1997
14) Meals R: The use of a flexor carpi ulnaris muscle flap in the treatment of an infected nonunion of the proximal ulna. Clin Orthop Relat Res 240: 168-172, 1989
15) Lingaraj K, et al: Case report: The split flexor carpi ulnaris as a local muscle flap. Clin Orthop Relat Res 455: 262-266, 2007
16) Ohtsuka H, et al: Reconstruction of a posterior defect of the elbow joint using a extensor carpi radialis longus myocutaneous flap: Case report. Br J Plast Surg 38: 238-240, 1985.
17) Janvicius RV, et al: The extensor carpi radialis longus muscle flap for anterior elbow coverage. J Hand Surg Am 17: 102-106, 1992
18) Timmons MJ, et al: The vascular basis of the radial forearm flap. Plast Reconstr Surg 77: 80-90, 1986
19) Jones NF, et al: Pedicled and free radial forearm flaps for reconstruction of the elbow, wrist, and hand. Plast Reconstr Surg 121: 887-898, 2008
20) Jaward AS, et al: The island sensate ulnar artery flap for reconstruction around the elbow. Br J Plast Surg 43: 695-698, 1990
21) Orgill DP, et al: Local fasciocutaneous flaps for olecranon coverage. Ann Plast Surg 32: 27-31, 1994
22) Mordick TG, et al: Pedicled latissimus dorsi transfer for immediate soft-tissue coverage and elbow flexion. Plast Reconstr Surg 99: 1742-1744, 1997
23) Stevanovic M, et al: Latissimus dorsi pedicle flap for coverage of soft tissue defects about the elbow. J Shoulder Elbow Surg 8: 634-643, 1999

9

合指症

黒川正人

基本的な考え方

合指症は指列誘導障害に分類される先天異常で，骨の癒合を認める骨性合指症と，軟部組織のみの癒合である皮膚性合指症に分類される。また，合指の程度では指尖部まで癒合している完全合指症と，指尖部に達しない不完全合指症に分類される。頻度としては中指・環指の合指症が最も多く，次に環指・小指，中指・環指・小指と続く。

手術時期に関しては，以前は 6 歳頃が適応といわれていたが，徐々に年齢が下がり 1 歳半〜2 歳となり，現在では 1 歳前後とされている。骨性合指症や母・示指間合指症，環・小指間合指症など，成長によって骨変形を来たす可能性のある場合はより早期に手術を行うことが推奨されている。

合指症の分離に対する局所皮弁の応用では，指間部の再建と指側面の再建に局所皮弁が用いられる。指間部の再建では水かき形成の予防が重要であり，第 1 選択として背側矩形皮弁が用いられる。しかし，他にも種々の皮弁が報告されている。合指の分離後の指側面の再建では，局所皮弁のみで完全に被覆することが困難であり，遊離植皮と組み合わせて用いられることが多い。この場合も術後瘢痕拘縮を最小限に抑える工夫が必要である。

解剖

骨性合指症の場合は，指骨の変異を認めることがある。皮膚性合指症でも指動脈の変異があるために，分離する場合には注意が必要である。また，複数指の合指症では中間の指に指動脈を含めないと術後の劣成長を来たすことになる。血管造影検査や造影 CT 検査などを行って，各指に有効な血管が含まれるように分離を計画する。

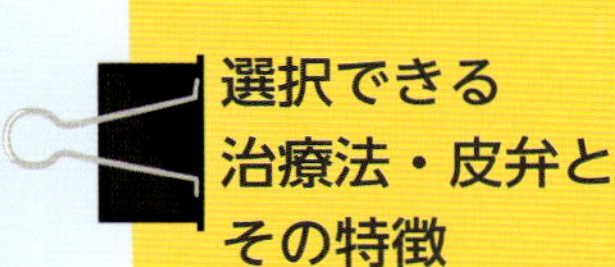

1. 指間形成

❶ Double opposing Z-plasty（interdigital butterfly flap）

Shaw らによって発表された，相対する Z 形成術を並べた方法で，軽度の合指症に適応がある。

❷ 5 皮弁 Z 形成術

➡p164

Mustardé が内眼角形成に用いた方法を Hirshowitz らが指間形成に用いた。相対する Z 形成術と V-Y 形成術を組み合わせた方法である。軽度の合指症に適応がある。

❸ Dorsal flap with double-opposing lateral digital extensions

➡p165

児島らが発表した方法で，指間の背側矩形皮弁を指側面に延長して Y 字型とする方法である。軽度の合指症に適応がある。

❹ Three square flap

➡p166

Bandoh らが発表した方法で，指間部に 3 個の矩形皮弁を作成して，指間を形成する方法である。軽度の合指症に適応がある。

❺ 背側三角皮弁

Zeller によって発表された方法で，合指症の分離に初めて指間部の皮弁を用いた方法である。皮弁先端が時に壊死に陥ることがある。

❻ 背側・掌側三角皮弁

➡p167

Norton によって初めて発表された。掌側と指背側の皮膚の色調が異なるために術後の指間部の奇異感が生じる。また，皮弁先端の壊死にも注意を要する。

❼ 背側矩形皮弁

➡p168

Oldfield らによって発表された方法で，現在最も用いられている方法である。その理由は以下の 3 点から有用と考えられる。①指間部の皮膚は背側と同じ皮膚の性質を有している。②背側の皮膚は薄く，柔軟性に富み，皮弁を作成しやすい。③指間部の傾斜は背側から掌側に約 45°の傾斜をもつために，背側皮弁はその再現が容易である。

8 掌側矩形皮弁

Felizet らにより発表された方法であるが，前述のように背側皮弁の方が術後の整容性が勝る。

9 背側・掌側矩形皮弁

Islin は背側と掌側の 2 つの矩形皮弁を指間部で縫合する方法を発表した。

10 島状皮弁 ➡p170

合指症の指部分の皮膚を，指側面の再建に最大限に利用するために手背に島状皮弁を作成して，前進移動する方法を Colville が発表した。皮弁は背側中手動脈の枝によって栄養される。

Sherif は手背からの島状皮弁を用いることで，遊離植皮を行うことなく，指側面の被覆が可能であったと報告している。

2. 指側面

1 直線状切開＋遊離植皮 ➡p171

Zeller により発表され，最も古典的な方法である。Blackfield は直線状の瘢痕を避けるために指関節部で Z 形成術を加え，同部において皮膚欠損部を分断して遊離植皮を行った。Skoog は小三角皮弁を加えた。

2 矩形皮弁＋遊離植皮 ➡p174

Didot は背側および掌側に指側面に幅広い基部を有する矩形皮弁を作成し，互いに分離した指を被覆した。Bidwell は背側に作成した指側面に基部を有する大きな矩形皮弁で一側の指を被覆し，他側には遊離植皮を行った。Colville は指皮線を横断しないように指節ごとに矩形皮弁を作成し，一側をこの矩形皮弁で被覆し，他側には遊離植皮を行った。

❸ 三角皮弁

➡p175

Faniel は背側および掌側に反対方向の大きな Z 字状の切開を加えて，4 個の三角皮弁を作成し，分離した指を被覆した。しかし，指間部の皮弁作成は行っていない。Niranjan らはジグザグ状切開（三角皮弁）と指背側の三葉皮弁によって遊離植皮を行わずに指の分離を行った。Sherif は手背の島状皮弁とジグザグ状切開を用いて遊離植皮を行わずに分離した指を両側ともに被覆した。

❹ ジグザグ状切開（三角皮弁）＋遊離植皮

➡p177

Cronin は指間部の皮弁作成とともに，指の分離にジグザグ状切開を初めて発表した。皮弁のみでは指の被覆が行えず，各指に遊離植皮も追加している。Gurdin は同様にジグザグ状切開を行い，一指は三角皮弁で被覆して，他指にのみ遊離植皮を行った。Zachariae や児島は術後成績を検討し，瘢痕拘縮を予防する目的で指掌側全体に及ぶ大きなジグザグ状切開を加え，遊離植皮も行っている。

❺ エキスパンダー法

ティッシュ・エキスパンダーを指背側に埋入して皮膚を拡張する方法である。しかし，遊離植皮が完全に不要となるわけではない。

3. 指尖部

➡p180

❶ Buck-Gramcko の方法

末節骨の癒合する完全合指症の場合は，指を分離した時に末節骨が露出する。その被覆の方法として種々の方法が報告されているが，局所皮弁を用いる方法では Buck-Gramcko の方法が有名である。

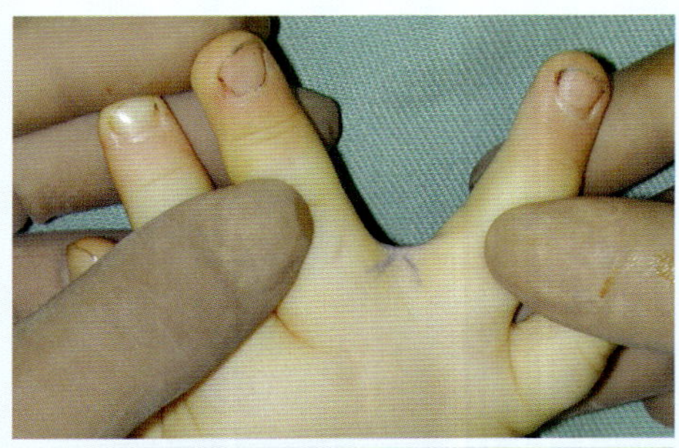

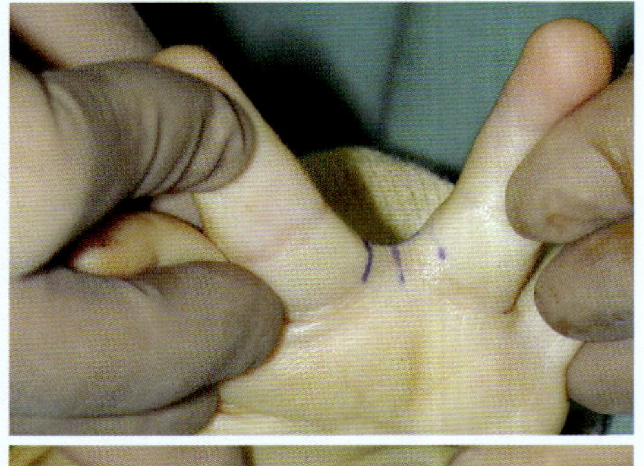

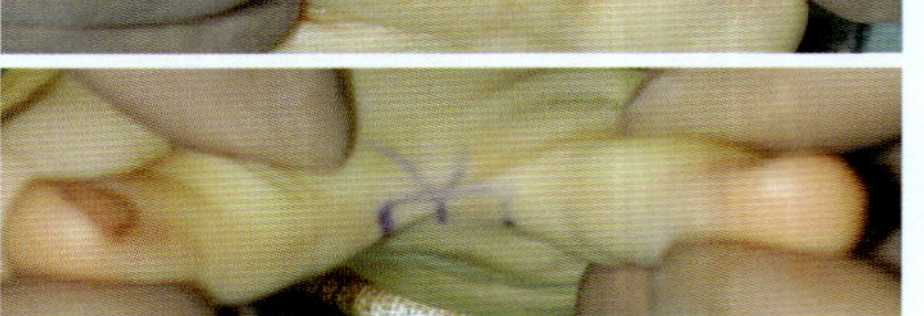

5皮弁Z形成術は軽度の合指症に用いられる。相対するZ形成術とV-Y形成術を組み合わせた方法で，指間部の瘢痕拘縮にもよく用いられる。

❶ 背側に3個の三角皮弁を作成し，V-Y形成術の要領で，中央の三角皮弁を指間形成に用いる。両側の三角皮弁は掌側の矩形皮弁とZ形成術の要領で入れ替えを行う。これは，指側面基部の延長に効果がある。

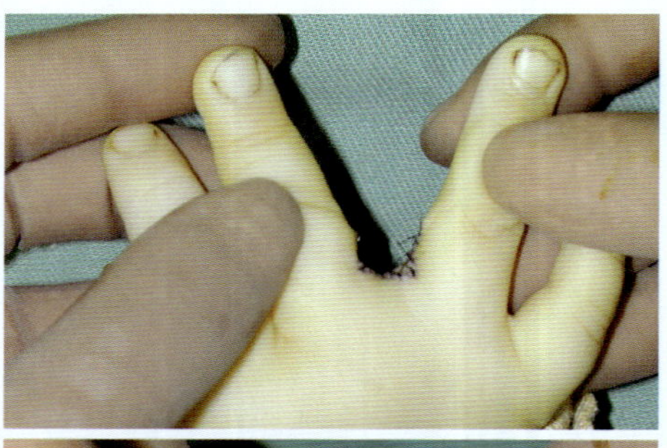

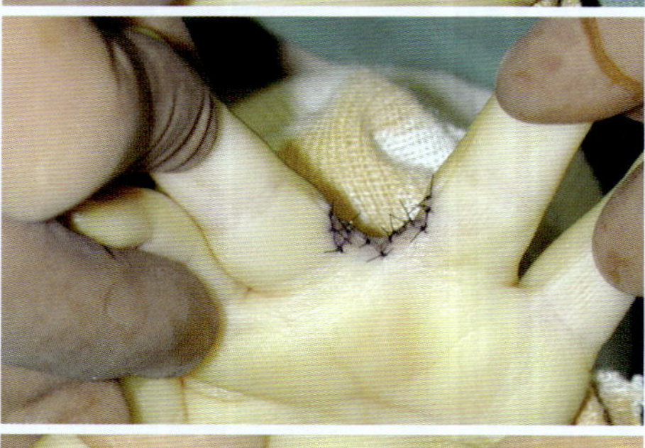

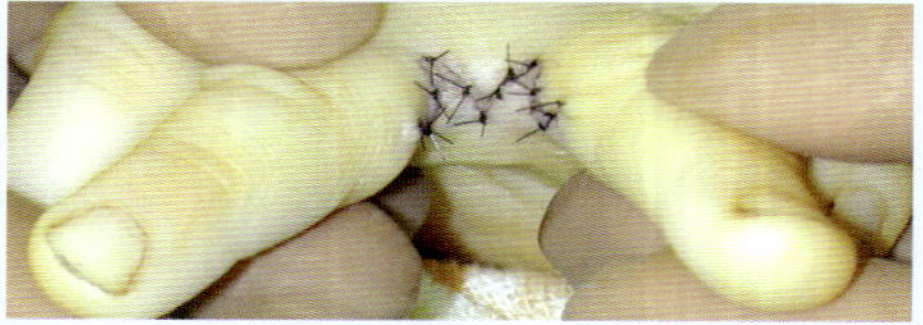

❷ 掌側の矩形皮弁は，三角皮弁と縫合するために，矩形皮弁のトリミングを行って三角皮弁に対応させることがある。

しかし，指間部の場合，指背側の三角皮弁は柔らかいため，トリミングを行わずに掌側の矩形皮弁に合わせて縫合しても問題はない。

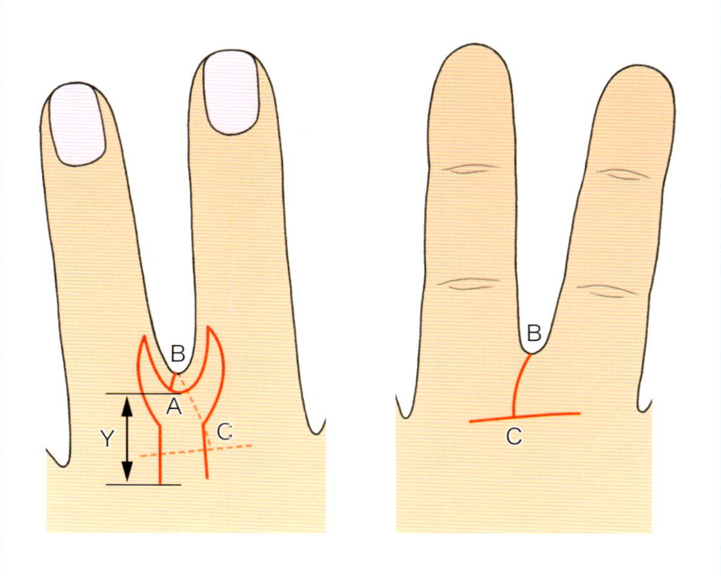

Kojimaらが発表した方法で，背側矩形皮弁を指側面に延長してY字型にする方法である。皮弁基部から皮弁先端までは3.5〜4.5㎝と長くなるが，背側中手動脈の指背への分枝と指動脈背側枝と血管網を形成していることにより，皮弁の血行はその先端まで良好に保たれる。

❶ デザインする時にはY＝AB＋BCとなるようにする。

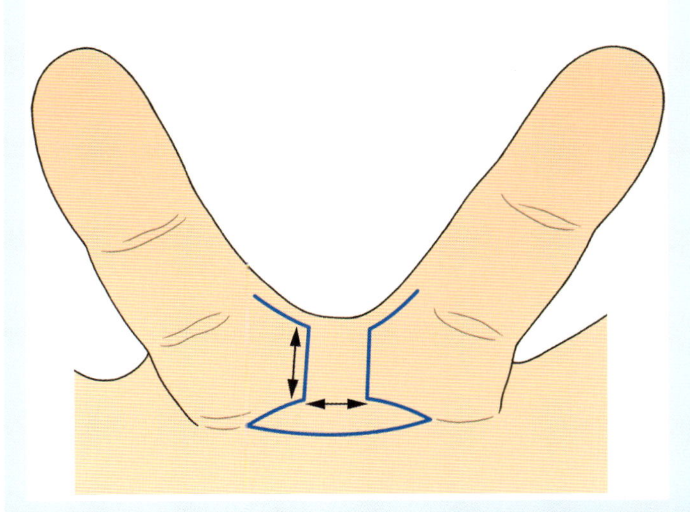

❷ 指側面の先端から皮弁を挙上し，神経血管側を損傷しないように注意を払う。皮弁基部からY字皮弁分岐部手前までの長さが指間の距離となる。

Y字皮弁分岐部手前の幅が，新たに再建された指間部の幅となる。

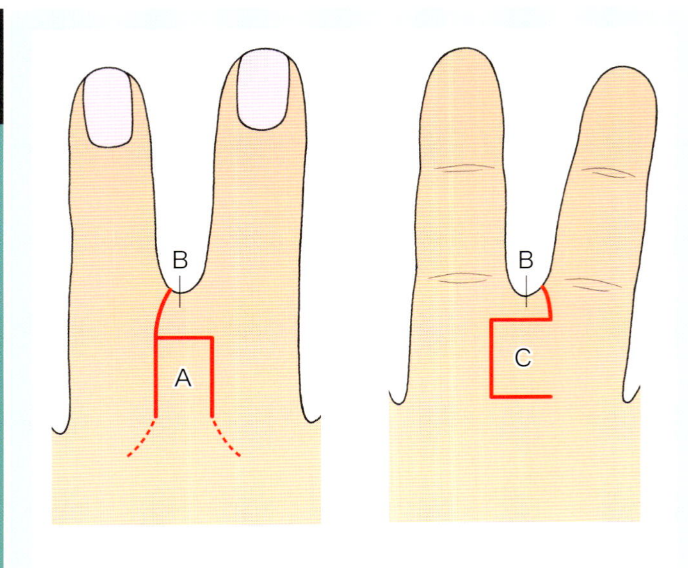

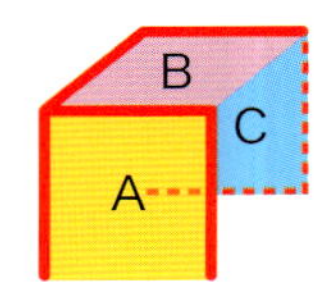

❶ 軽度合指症の指間背側，腹側，指間の峰に，それぞれ1辺の長さが等しい矩形皮弁を3個挙上する。

ただし，指間部の挿入するA flapは指間の長さを考慮して延長し，前進皮弁とすることもある。

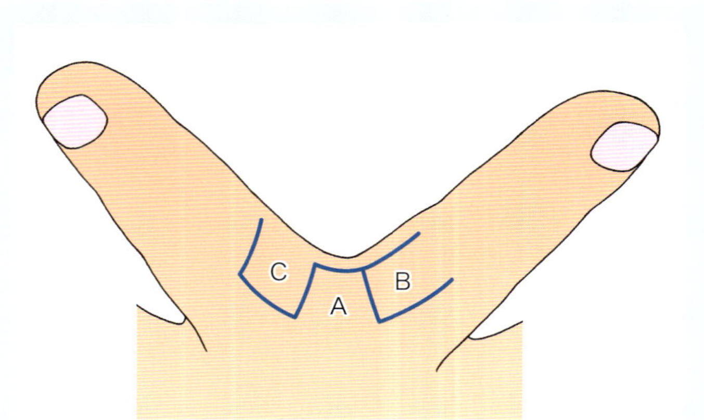

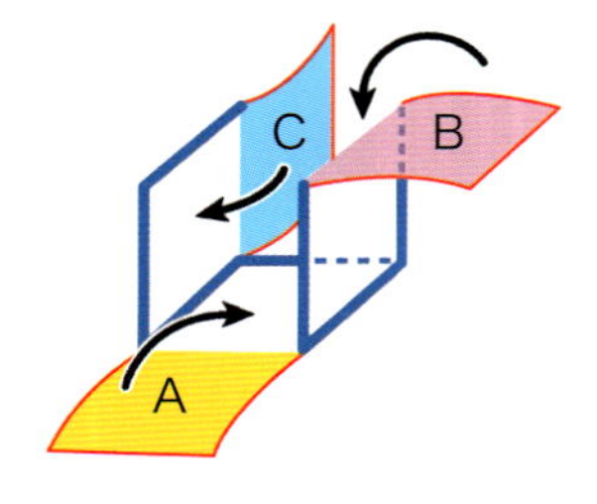

❷ A flapにて指間部を形成し，B flap・C flapは指基部側面の被覆に用いられる。

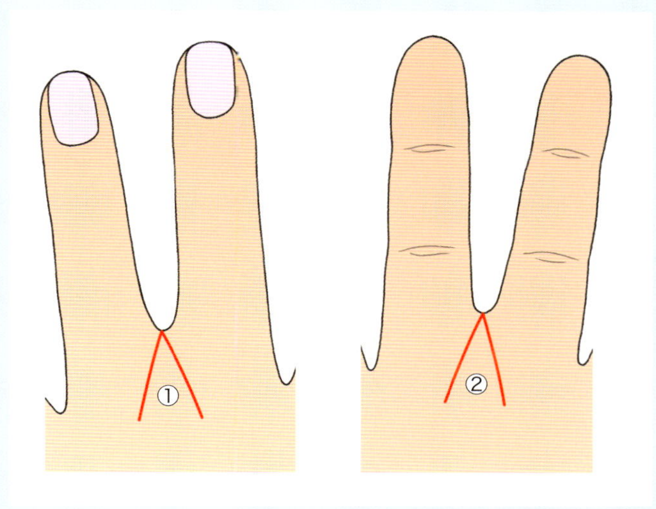

❶ 背側と掌側から，おのおの三角皮弁を挙上する。三角皮弁の挙上では，背側と掌側の三角皮弁の軟部組織の厚さをほぼ均等とすることで，皮弁先端の血流不全の予防となる。

ただし，このように皮弁を挙上しても皮弁先端の血流不全を来たすことがある。

1

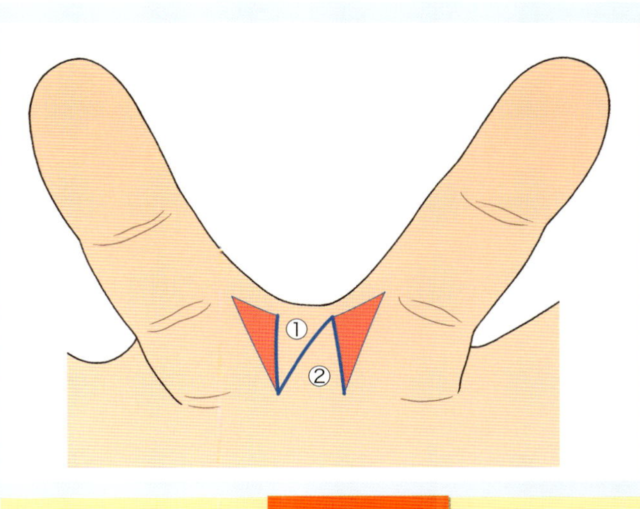

❷ それぞれの皮弁を移動して，隣接して縫合し，指間を再建する。

皮弁採取部は遊離植皮を行う。

Pitfallと解決法

以下の点から，後述する背側矩形皮弁に取って代わられた。皮弁先端の血流が不安定で，壊死に陥る場合がある。また，背側と掌側の皮弁は色調，皮膚の質感が異なるために目立ちやすい。

2

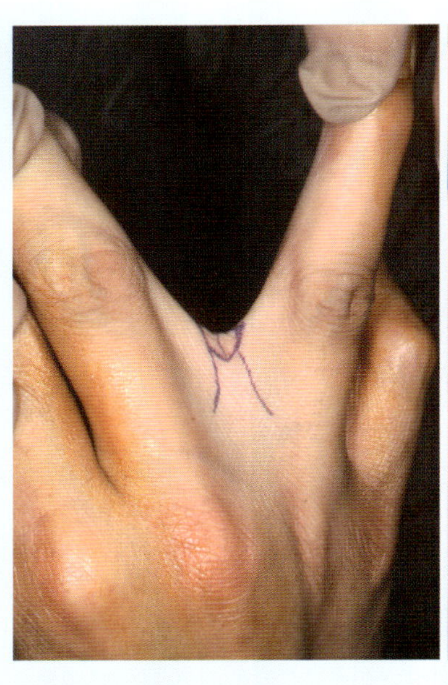
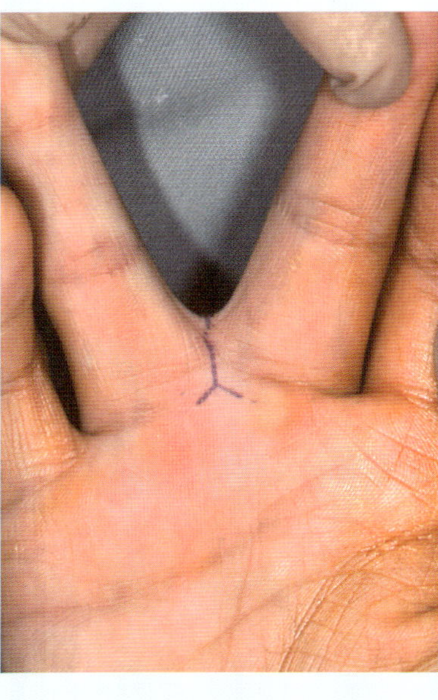

矩形皮弁は現在，指間形成術で最も多く用いられている。

不完全合指症，成人例

❶ 背側矩形皮弁の一変法の作図。矩形皮弁の先端は浅いM字状とした。皮弁血流が不良とならないように掌側より切開して，矩形皮弁に十分な軟部組織を付けて挙上する。

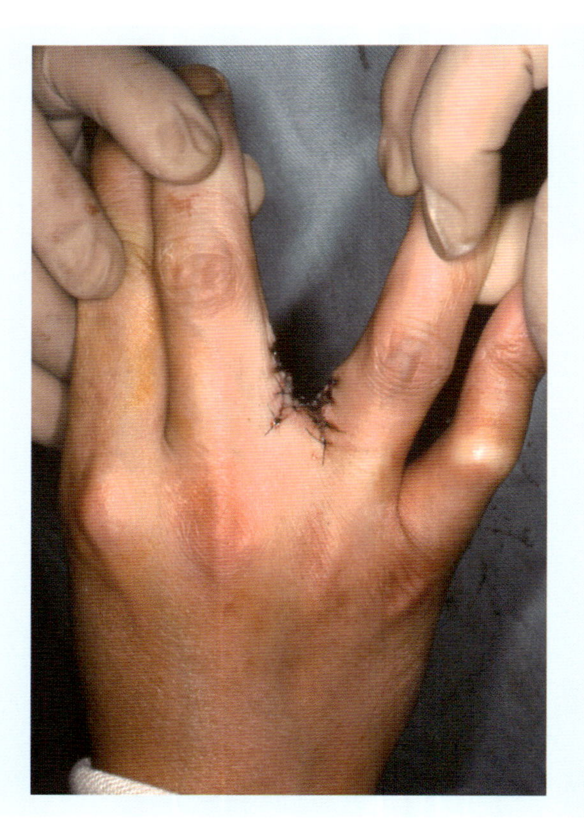

❷ 術後の指間皮膜の上昇を考慮して，皮弁は手掌指節皮線よりもやや深く挿入する。

つまり，掌側の横切開を手掌指節皮線より2〜3mm中枢側に設定することで，指間は深くなる。

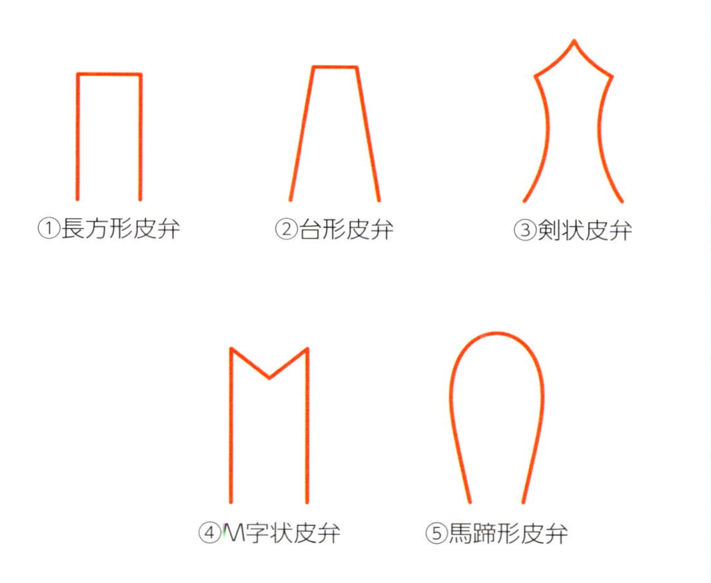

❸ 背側矩形皮弁のバリエーション

ほかにも種々のバリエーションがある。いずれも術後の指間部の瘢痕拘縮を予防することが目的である。

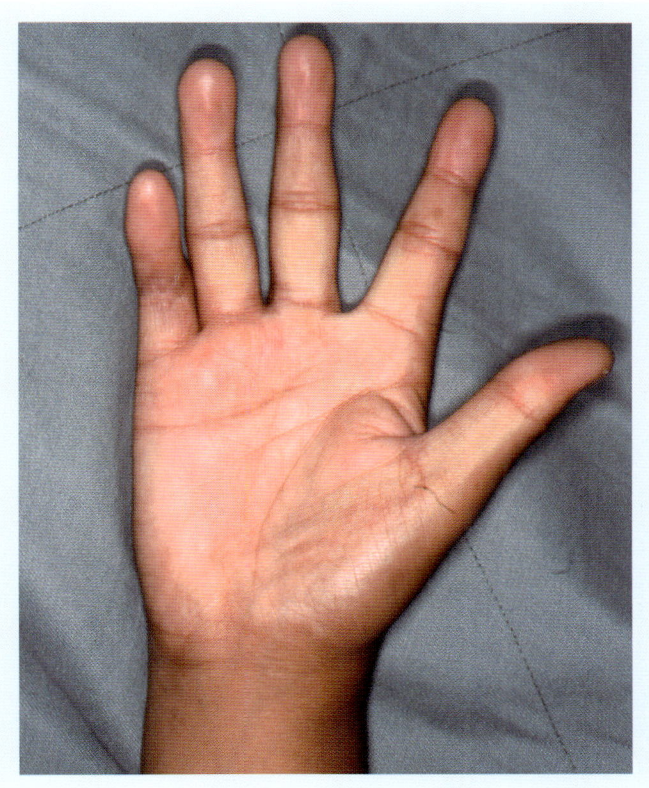

❹ 術後1年の状態

十分な深さの指間が形成されている。

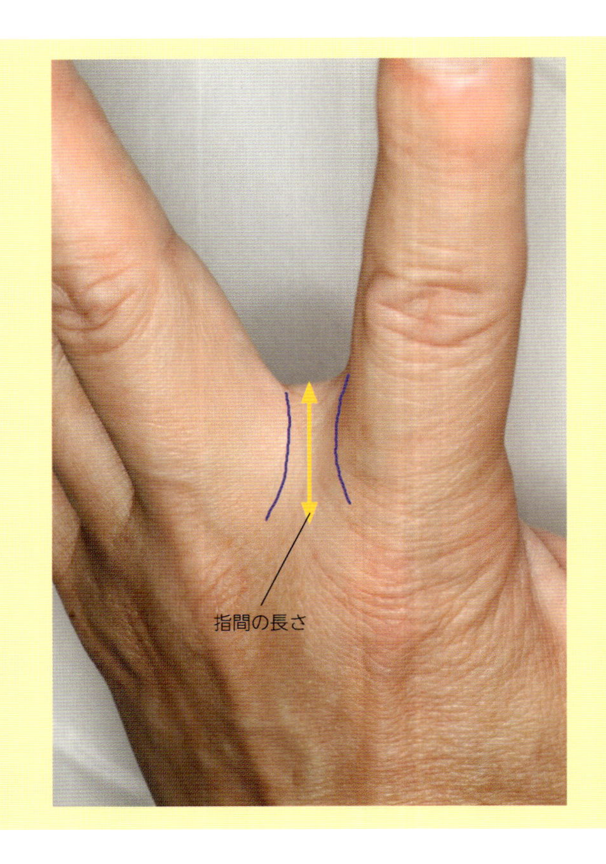

Pitfallと解決法

①皮弁の長さは，隣接する指間の長さを計測して，それを参考に決める。

②術後指間の上昇を考慮して，掌側近位部の切開は手掌指節皮線よりもやや近位側となるように作図を行う。

③指の分離後には，まず指間部の矩形皮弁を縫合するが，この時に緊張が強い場合には切開を延長する。

④術後3カ月間はテープによる指間部の圧迫を指導する。ただし，乳幼児では困難なことも多い。

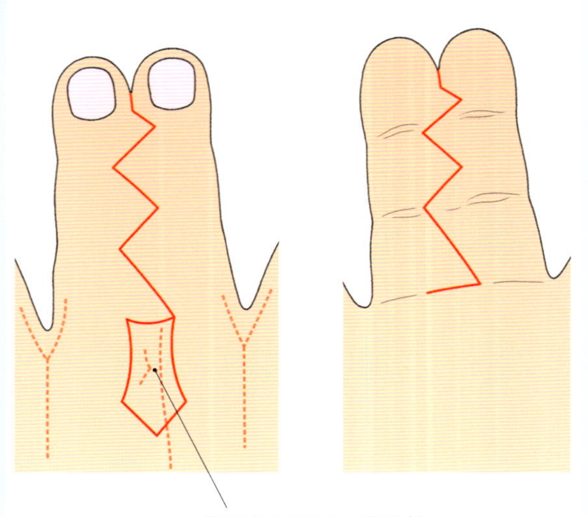

Sherif の方法

❶ ドップラー血流計などを用いて背側中手動脈の穿通枝を同定する。この穿通枝を含むように島状皮弁をデザインする。

皮弁は背側中手動脈の枝によって栄養される。そのため島状皮弁の挙上には，まず背側中手動脈を見つけて慎重に剥離を行う。

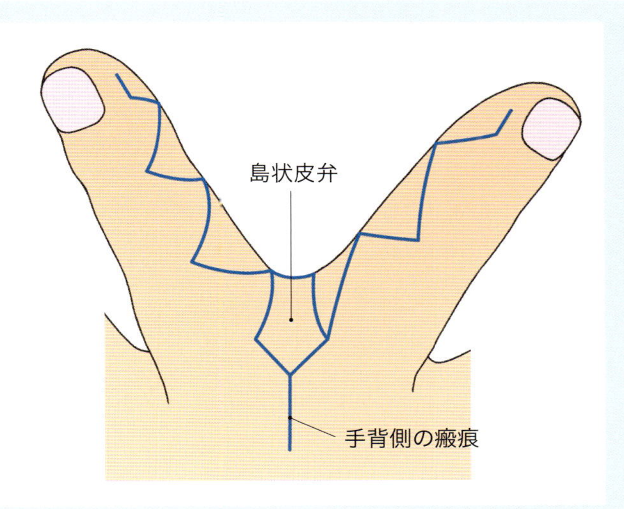

❷ 皮弁は前進皮弁として指間部に移動する。皮弁採取部である手背に瘢痕を生じることが欠点である。

Pitfallと解決法

Sherifは遊離植皮を行うことなく，指側面の被覆が可能であったと報告しているが，指のinfantaile fatの切除は必要となる。

2

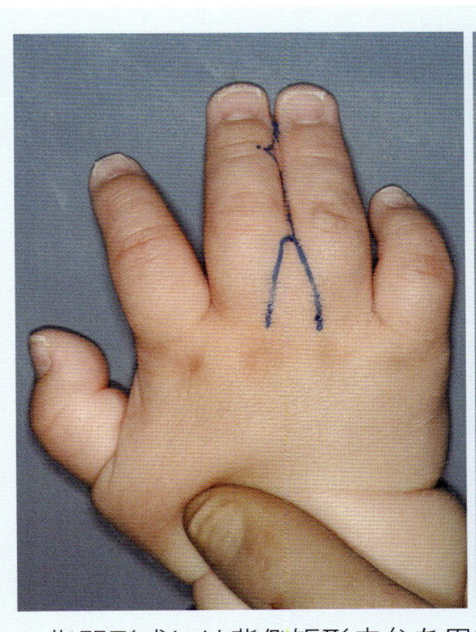
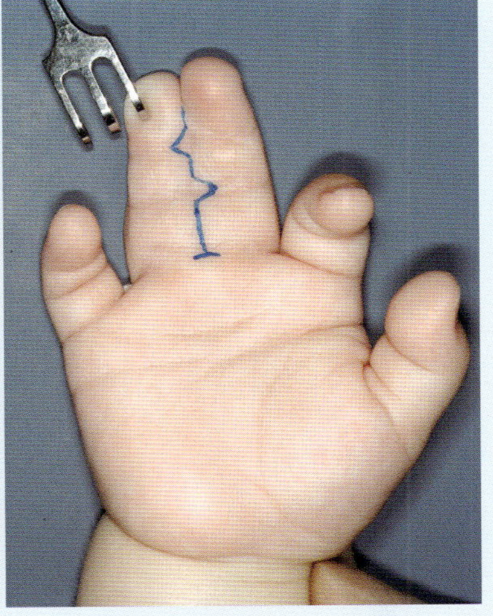

指間形成には背側矩形皮弁を用い，指側面の再建には直線状切開に小三角皮弁を組み合わせた方法を用いる。

❶ 小三角皮弁は遠位・近位指節間皮線に合わせる。おのおのの小三角皮弁は同側指の皮弁採取部を被覆するように作図を行う。

1

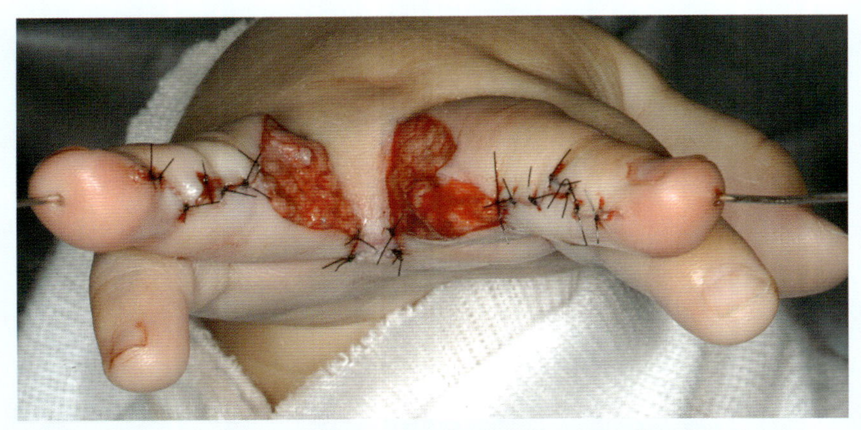

❷ まずキルシュナー鋼線を用いて，分離した指を伸展位固定とする。

末梢部より可及的に縫縮するが，小三角皮弁を用いて同側指の皮弁採取部を被覆する。中指は中節まで完全に縫縮し，環指は中節部の中央まで縫縮が可能であった。

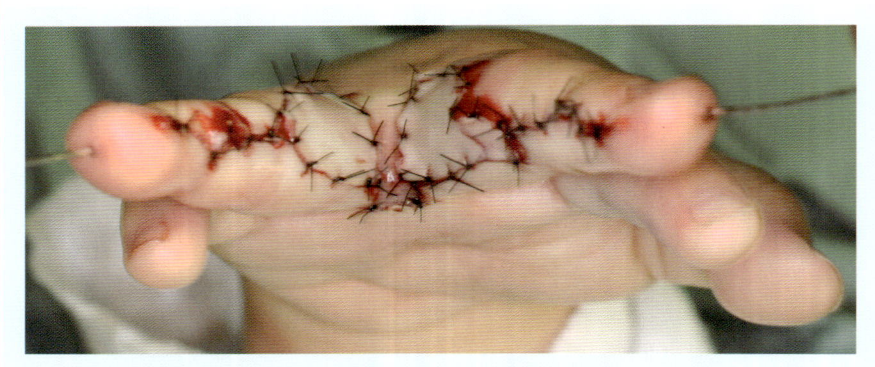

❸ 残存する皮膚欠損部には脛骨内果より遊離植皮を行う。

Pitfallと解決法

遊離植皮を行う前に駆血は解除して指の血流を必ず確認する。血流不全の場合には，縫縮部の中で緊張の強い部分の抜糸を行う。

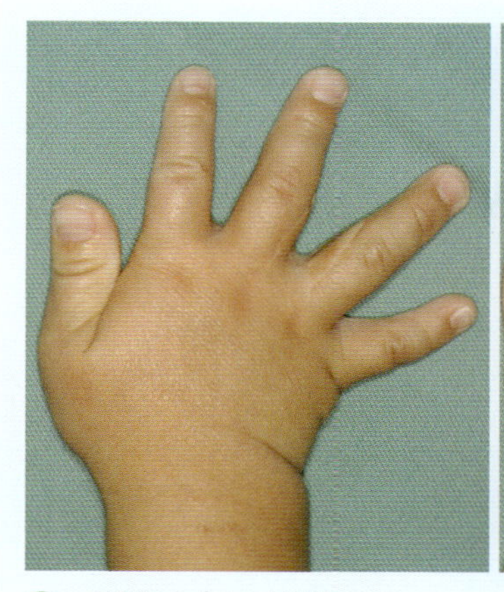
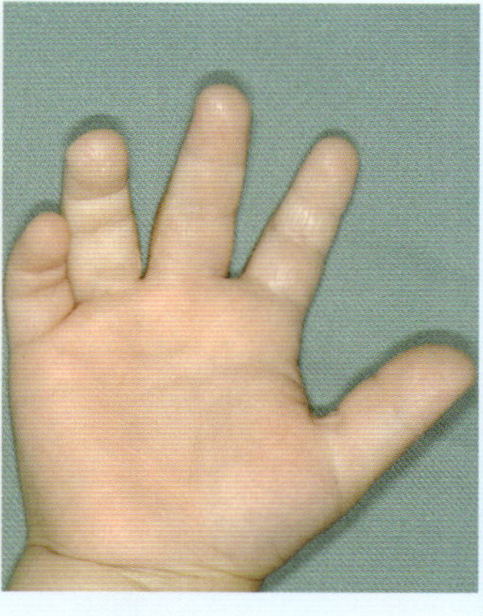

❹ 術後３年の状態
指間部の上昇や瘢痕拘縮，指の変形も認めない。

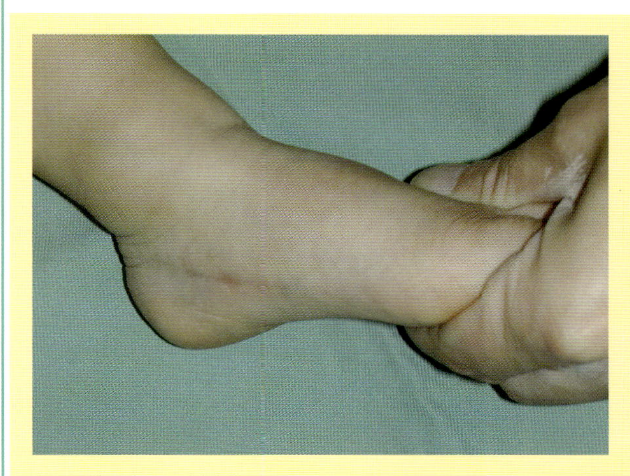

左脛骨内果部から採皮後６カ月
瘢痕は比較的目立たない

Pitfallと解決法

植皮採取部位の選択

植皮の採取部のうち，術後色素沈着を来たしにくい部位として脛骨内果部と土踏まずがある。

脛骨内果部は小児では比較的大きな植皮片が採取でき，採皮部の縫縮が可能である。また，術後瘢痕も少ないために，採皮部として用いやすい。

土踏まずは，全層採皮の場合には土踏まずにも植皮が必要となる。一方，分層採皮の場合は植皮は不要であるが，肥厚性瘢痕を形成することが多い。

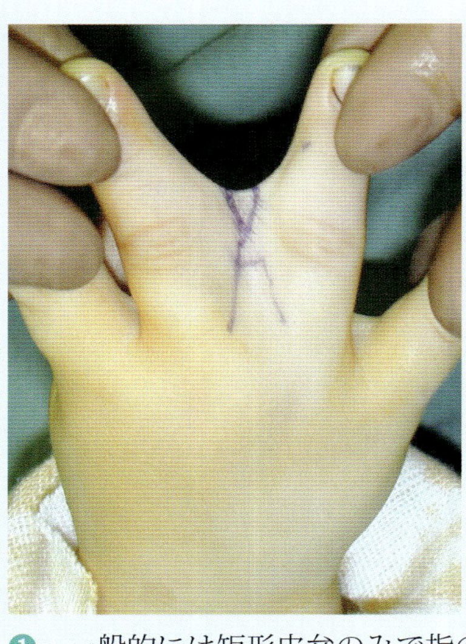
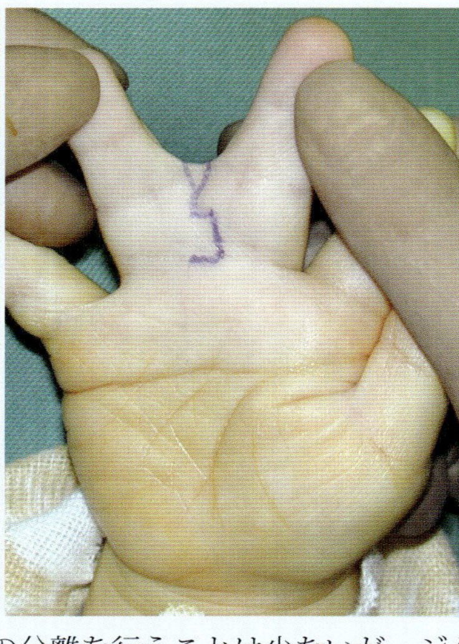

指間形成には背側矩形皮弁を用い，指側面の再建に矩形皮弁を用いる。

❶ 一般的には矩形皮弁のみで指の分離を行うことは少ないが，ジグザグ状切開と組み合わせて一指の基部を被覆するために用いることがある。

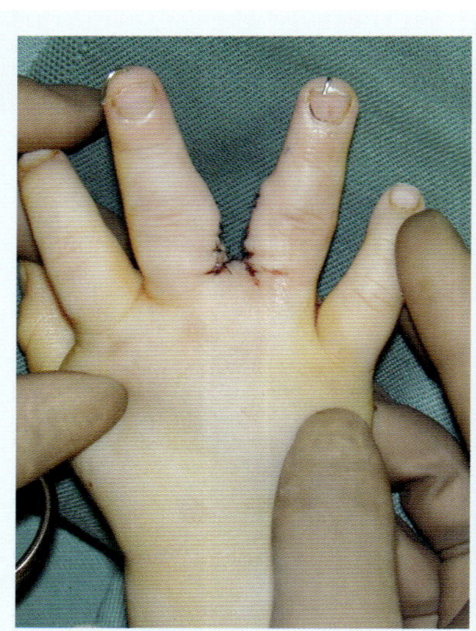
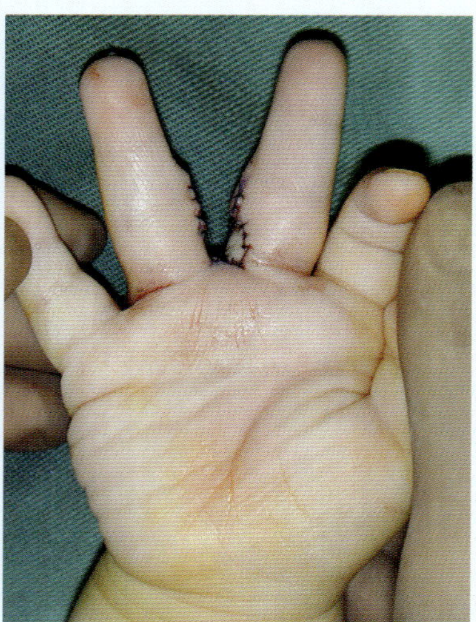

❷ 環指は矩形皮弁で被覆し，植皮は不要であった。

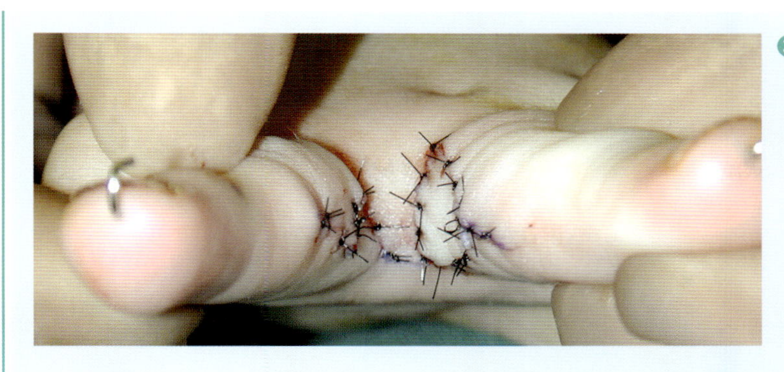

❸ 中指の皮膚欠損には，指間部の余剰皮膚を遊離植皮として用いた。

Pitfallと解決法

植皮生着のコツ

遊離植皮を行う場合には，キルシュナー鋼線を用いて患指を伸展位にて固定する。このことで植皮片のずれが少なくなり，植皮が安定して生着する。

キルシュナー鋼線は術後約2週間で抜去する。

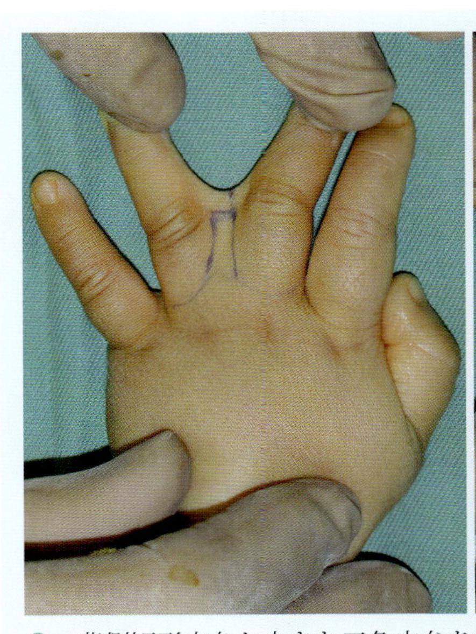

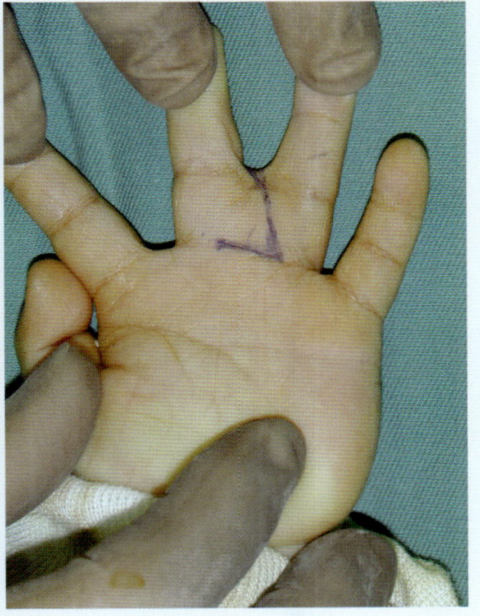

❶ 背側矩形皮弁と大きな三角皮弁を組み合わせて作図する。

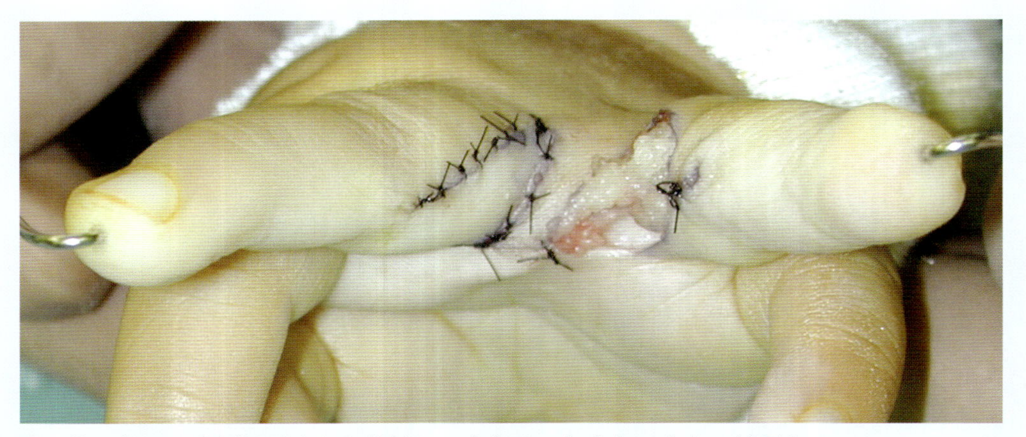

❷ 指間部には背側矩形皮弁を移植し，中指は三角皮弁で完全に被覆する。

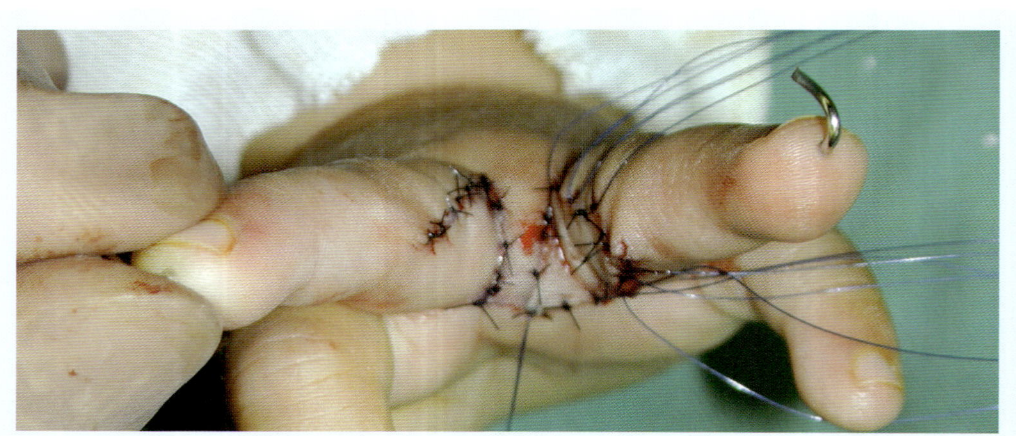

❸ 背側矩形皮弁を作成したために，環指は皮膚が不足して遊離植皮が必要であった。

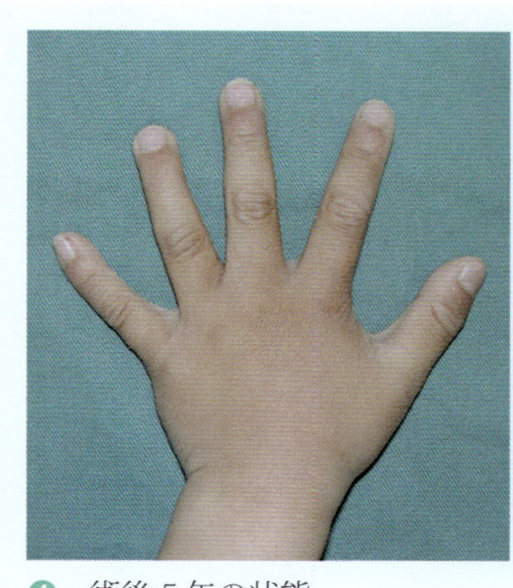
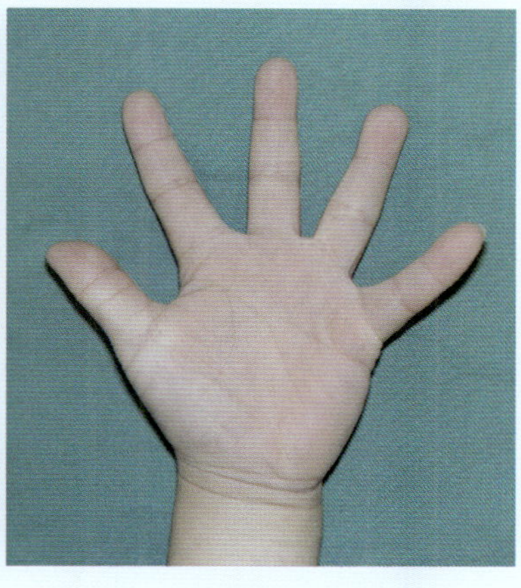

❹ 術後５年の状態
指間部の上昇，瘢痕拘縮は認めない。植皮部も目立たない。

手術手技10 ジグザグ切開(三角皮弁)＋遊離植皮

ジグザグ状切開は現在，最も頻用されている方法で，さまざまなバリエーションがある。指背側に関しては直線状切開でもジグザグ状切開でも，術後成績に大きな差はないようである。

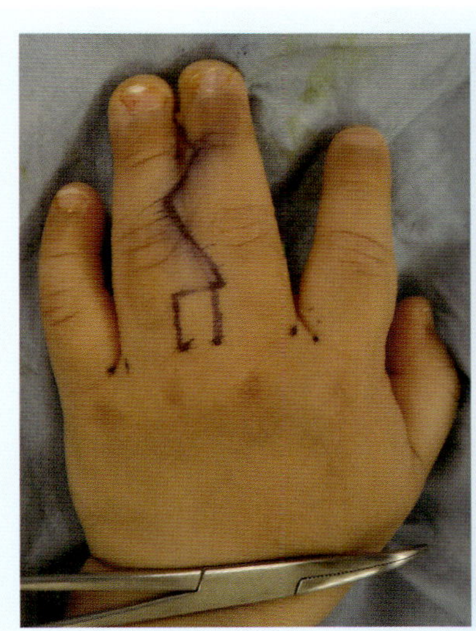
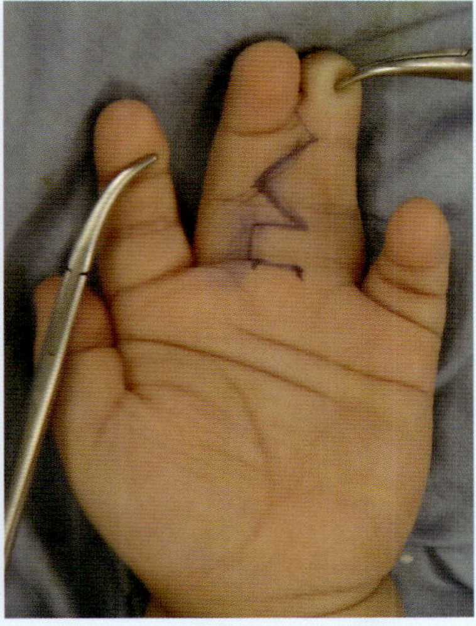

❶ 背側短形皮弁とジグザグ切開でデザインする。
背側の三角皮弁と掌側の三角皮弁が縫合時に重ならないように，デザインを行う時に注意する。

写真は佐賀大学形成外科　安田聖人先生から提供

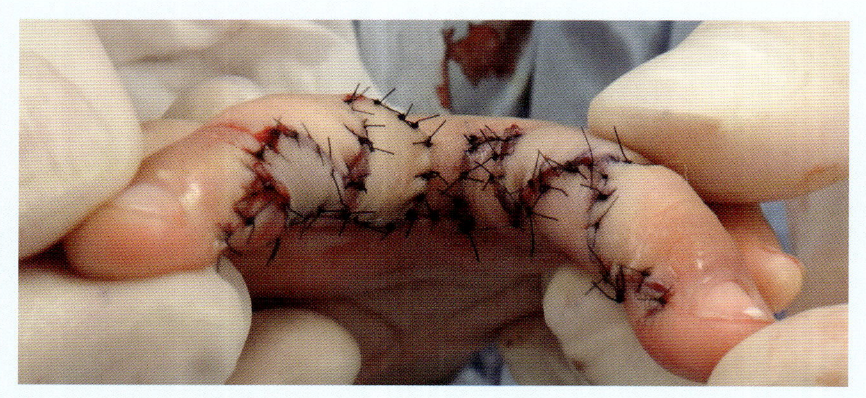

❷　本症例では，環指はすべて三角皮弁で被覆して，中指にのみ遊離植皮を行った。

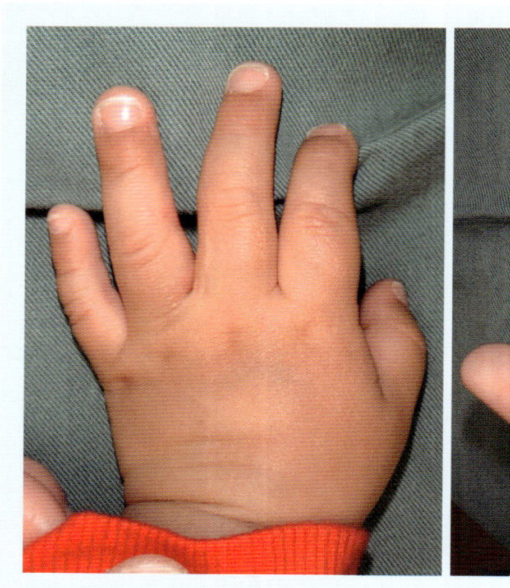

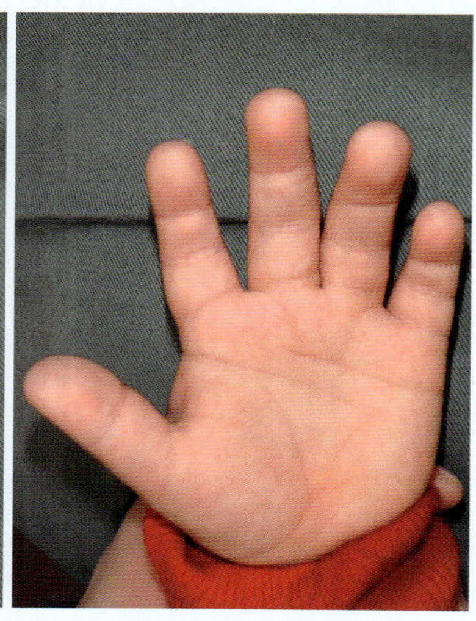

❸　術後 1 年の状態

瘢痕拘縮や指の変形は認めない。また，環指尺側はすべて皮弁で被覆されているために，瘢痕も目立たない。

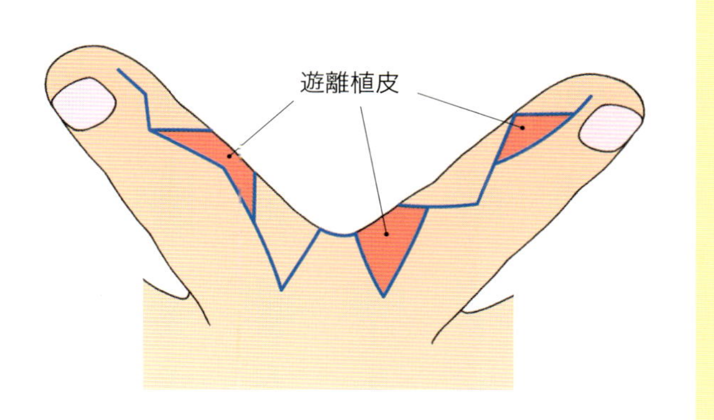

丸毛らの方法

Pitfallと解決法

皮弁の大きさの決めかた

一側の指に対して，遊離植皮を行わずに皮弁のみで閉鎖する場合には，反対側が正常であれば反対側の同じ指の周径を計測する。両側性の合指症の場合には，隣接する指（中指・環指合指症の場合は，小指よりも示指が適当である）の周径を計測する。その値を参考に皮弁の大きさを決める。

ただし，丸毛らは指のバランスを考慮すると，二指ともに三角皮弁と遊離植皮を交互に行うのがよいと述べている。

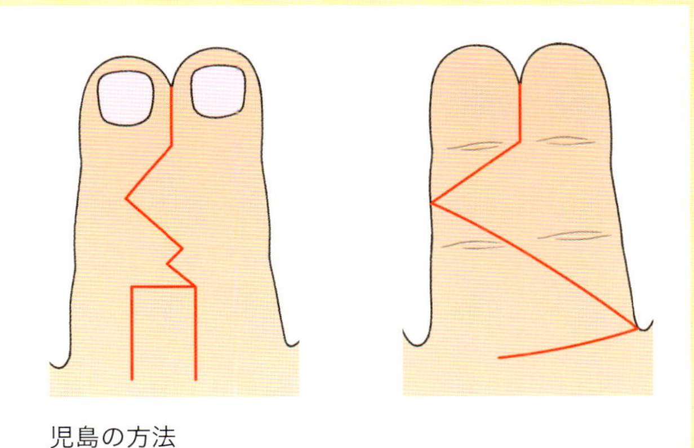
児島の方法

Pitfallと解決法

合指症のジグザグ状切開について

指正中部までの小さなものが多く報告されていたが，術後成績の検討から大きなジグザグ状切開がよいとの意見もある。

児島は背側では小さなジグザグ状切開を用い，掌側では指掌側全体に及ぶ大きなジグザグ状切開を用いている。

背側では小さいジグザグ状とする理由は以下の２点である。指背側で大きなジグザグ状切開を加えると瘢痕が目立つために整容的に問題がある。また，指背側は小さいジグザク状切開としても瘢痕拘縮を来たしにくいためである。

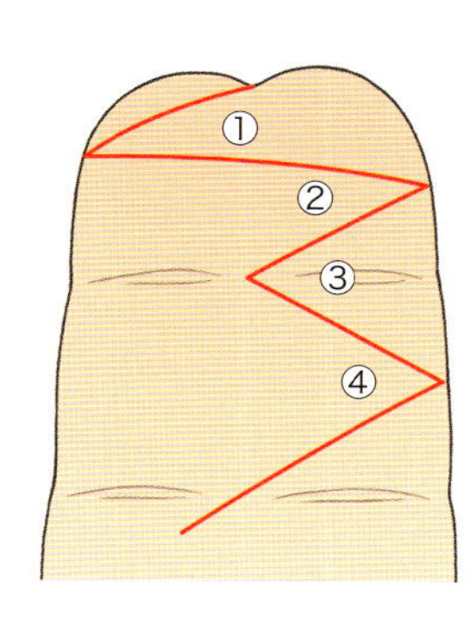

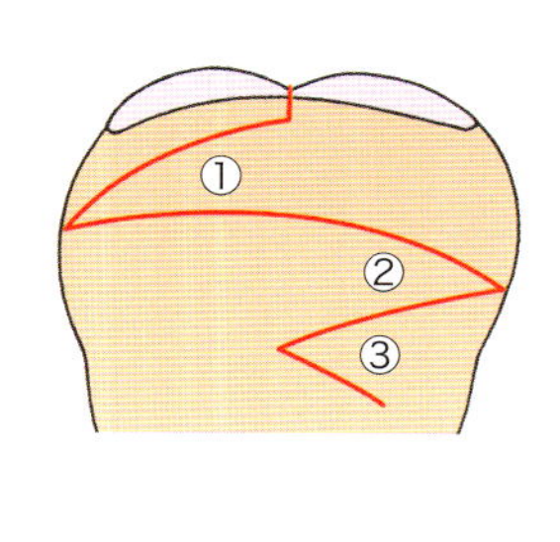

❶ 指腹部に作成した2個の細い小三角皮弁（皮弁①，②）を指側面に回転して末節骨断面を被覆する方法である。

末梢側の三角皮弁は爪甲縁から約3mm離して爪甲と平行となるように作図する。いずれの皮弁も皮弁先端が爪甲の基部まで十分に達するように，長く作成する必要がある。

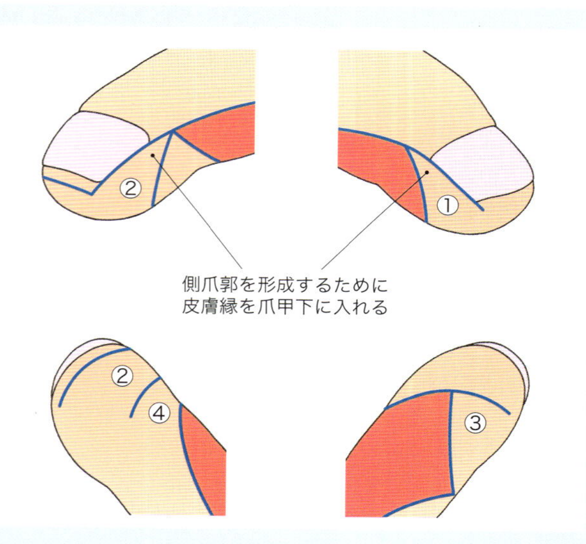

❷ 分離した一側の末節部はほぼ皮弁で被覆できるが，他側は遊離植皮が必要となる。そのために，遊離植皮で再建された側の末節部は瘢痕拘縮を来たす可能性が高く，知覚の回復も悪い。

Pitfallと解決法

細い三角皮弁で側爪郭を形成するために，分離した爪甲下に皮膚が入り込むように縫合する。

【参考文献】

1) 黒川正人：Z 形成術．形成外科治療手技全書Ⅱ巻，波利井清紀ほか監，pp116-124, 克誠堂出版，東京，2017.

2) 児島忠雄：手の皮弁手術の実際．克誠堂出版，東京，1997

3) 児島忠雄：手の先天異常—合指症．形成外科 43：47-57，2000

4) 津下健哉：手の外科の実際　改訂第 7 版．南江堂，東京，2011

5) Sherif MM: V-Y dorsal metacarpal flap: a new technique for the correction of syndactyly without skin graft. Plast Reconstr Surg 101：1861-1865, 1998

6) Buck-Gramcko D：Progress in the treatment of congenital malformations of the hand. World J Surg 14：715-724, 1990

編集者略歴

◉ 第2巻　責任編集

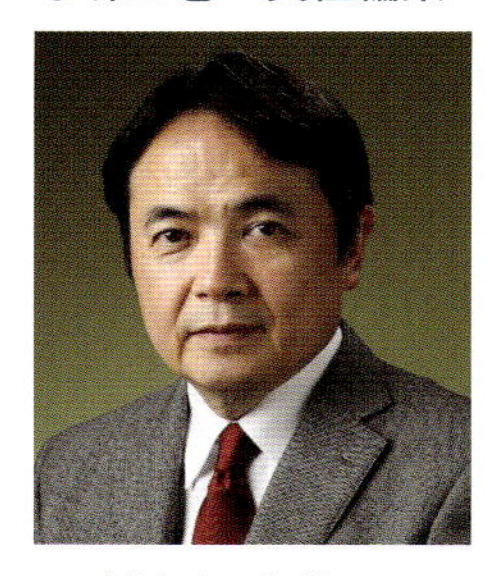

平瀬 雄一
(ひらせ ゆういち)
Yuichi Hirase M.D., Ph.D.

1982年　東京慈恵会医科大学卒業
1986年　米国サンフランシスコへ留学
　デービスメディカルセンターでProf. Harry Buncke（ハリー・バンキ教授）に師事。マイクロサージャリーを習得
1992年　東京慈恵会医科大学講師
1993年　米国デービスメディカルセンター 客員教授
1997年　慈恵医大柏病院形成外科診療医長
2000年　埼玉成恵会病院形成外科部長（埼玉手の外科研究所）
2010年～現在
　四谷メディカルキューブ手の外科・マイクロサージャリーセンター長

日本手の外科学会認定専門医
日本形成外科学会認定専門医
皮膚腫瘍外科分野指導医

【主な著書】
2004年　「やさしいマイクロサージャリー」（克誠堂出版）
2009年　「やさしい皮弁」（克誠堂出版）
2013年　「Ortho-plastic surgery」編著（克誠堂出版）
2017年　「Practical techniques of flap surgery」（Springer）　など多数

◉ 第1巻　責任編集

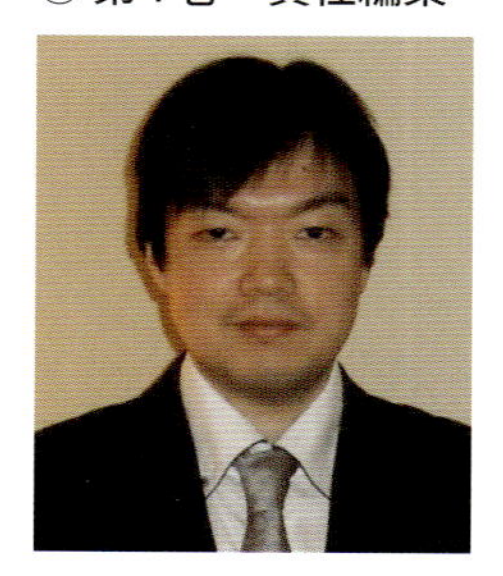

小川　令
(おがわ れい)
Rei Ogawa　M.D., Ph.D., F.A.C.S.

1999年　日本医科大学医学部卒業
　日本医科大学形成外科入局
2005年　日本医科大学大学院修了
　日本医科大学形成外科助手
　会津中央病院形成外科部長
2006年　日本医科大学形成外科講師
2007年　米国ハーバード大学ブリガムウィメンズ病院形成外科組織工学・創傷治癒研究室研究員
2009年　日本医科大学形成外科准教授
　同大学メカノバイオロジー＆メカノセラピー研究室主任研究員
2013年～現在
　東京大学形成外科非常勤講師（兼任）
2015年～現在
　日本医科大学大学院 形成再建再生医学分野 大学院教授
　日本医科大学形成外科学教室 主任教授

日本形成外科学会認定・形成外科専門医
日本熱傷学会認定・熱傷専門医
日本創傷外科学会認定・創傷外科専門医
日本抗加齢医学会認定・抗加齢医学専門医
日本再生医療学会認定・再生医療認定医
日本美容外科学会認定・美容外科教育専門医

【主な著書】

2010年　「Color Atlas of Burn Reconstructive Surgery」(Springer)
2012年　「きずのきれいな治し方」改訂第2版 編著（全日本病院出版会）
2015年　「瘢痕・ケロイドはここまで治せる」編著（克誠堂出版）　など多数

◉ 第3巻　責任編集

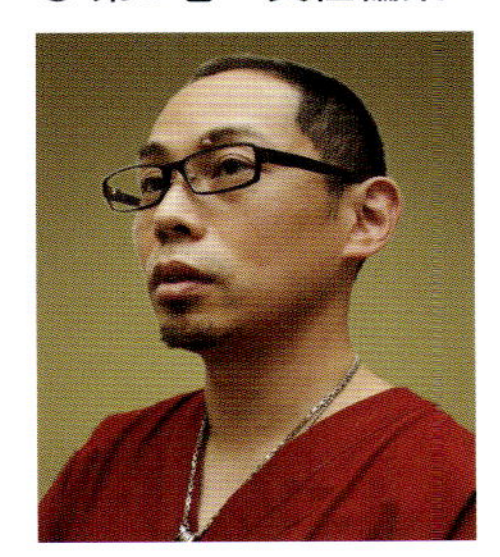

工藤 俊哉
（くどう としや）
Toshiya Kudo M.D.

2001年　北里大学医学部卒業
　　　　北里大学附属病院形成外科入局・研修・ローテーション
2003年　横浜市立市民病院形成外科・頭頸部腫瘍再建班
　　　　マイクロサージャリーを習得
2004年　順天堂大学整形外科へ転向入局・順天堂大学附属順天堂医院勤務
2005年　独立行政法人労働者健康福祉機構 東京労災病院
2008年　順天堂大学附属浦安病院勤務
2009年　大阪清恵会病院 国内留学
2010年　順天堂大学附属浦安病院 助手
2014年～現在
　　　　順天堂大学浦安病院外傷再建センター長兼任

日本整形外科学会認定専門医

【主な著書】

2014年　「開放骨折の被覆法⑵－遊離皮弁移植－. 関節外科」（メジカルビュー社）
2015年　「最新 重症開放骨折の治療：治療の標準化を目指して（第4回）軟部組織再建の概念と種類. 整形外科サージカルテクニック」（メディカ出版）
2016年　「挫滅四肢外傷の治療. 関節外科」（メジカルビュー社）
2017年　「重症開放骨折の治療 治療の標準化を目指して（第10回）下肢の遊離皮弁による再建. 整形外科サージカルテクニック」（メディカ出版）

局所皮弁　第2巻　上肢・手指　〈検印省略〉

2017年4月 1 日　第1版第1刷発行
2018年8月10日　　〃　第2刷発行
定　価（本体9,800円＋税）

編　集　小川　令，工藤 俊哉，平瀬 雄一
発行者　今井　良
発行所　克誠堂出版株式会社
〒113-0033　東京都文京区本郷3-23-5-202
電話　03-3811-0995　振替　00180-0-196804
URL　http://www.kokuseido.co.jp

印刷・製本：株式会社シナノパブリッシングプレス
イラストレーション：勝山 英幸
デザイン・レイアウト・組版：佐野 裕子，株式会社シナノパブリッシングプレス

ISBN 978-4-7719-0477-4 C3047　¥9,800E